Physiotherapie
Das Ausbildungsscript

Herausgeber:
Dr. Werner Siems
Gert Loosen
Dr. Renate Siems

Redaktionelle Bearbeitung:
Sören Schway

Band IIIa
Klinische Anwendungen
Traumatologie, Chirurgie, Orthopädie, Sportmedizin,
Rheumatologie, Neurologie, Schmerztherapie

Impressum

Physiotherapie - Das Ausbildungsscript
Band IIIa: Klinische Anwendungen
Traumatologie, Chirurgie, Orthopädie, Sportmedizin, Rheumatologie, Neurologie, Schmerztherapie

Herausgeber:	Dr. Werner Siems, Gert Loosen, Dr. Renate Siems
Redaktionelle Bearbeitung:	Sören Schway

Autoren:

Gert Loosen	Physiotherapeut / Dozent / MT / cert. MDT / Mitglied Society of Orthopaedic Medicine / Diplom ETGOM
Kevin Matheja	PT-Schüler KortexMed
Daniela Rehse	PT-Schülerin KortexMed
Sören Schway	PT-Schüler KortexMed
Dr. Renate Siems	Ärztin / Dozentin / Anästhesie / Intensivmedizin / Spezielle Schmerztherapie / TCM
PD Dr. Dr. Werner Siems	Arzt und Biochemiker / Dozent / Geschäftsführer / Ärztlicher Leiter
Arne Sund	PT-Schüler KortexMed
Silvia Wachsmann	PT-Schülerin KortexMed
Victor Wazinski	PT-Schüler KortexMed
	KortexMed GmbH Hindenburgring 12 A, 38667 Bad Harzburg

Wichtiger Hinweis:
Das Werk, einschließlich aller seiner Teile, ist urheberrechtlich geschützt. Jede Verwertung außerhalb der engen Grenzen des Urheberrechtgesetzes ist ohne Zustimmung des Verlages unzulässig und strafbar. Das gilt insbesondere für Vervielfältigungen, Übersetzungen, Mikroverfilmungen und die Einspeicherung und Verarbeitung in elektronischen Systemen.

1. Auflage
© 2011 Verlag Wissenschaftliche Scripten
Kaiserstraße 32, 08209 Auerbach/V.
Tel.: 03 744/2241 97   Fax: 03 744/2241 98

ISBN: 978-3-942267-23-6

Vorwort

In diesem Band des bereits bewährten Ausbildungsscriptes für Physiotherapie von KortexMed Bad Harzburg – man kann die Response in GoogleBooks und in den Bewertungen von Amazon verifizieren – werden die wichtigsten Krankheitsbilder und die bei diesen Krankheitsbildern gängigen physiotherapeutischen Anwendungen vorgestellt. Dies erfolgt für die Fachgebiete Traumatologie und Chirurgie, Orthopädie mit der Unterteilung Orthopädie des Beckens und der unteren Extremität, Orthopädie des Schultergürtels und der oberen Extremität und Orthopädie der Wirbelsäule und des Rumpfes, dann für die Fachgebiete Sportphysiotherapie, Rheumatologie, Neurologie und schließlich Schmerztherapie.

Das Buch soll der klinischen Medizin dienen, der optimalen Behandlung unserer gemeinsamen Patienten. Das Buch – wenn es sich auch nur Ausbildungsscript nennt und bei einem kleinen aufstrebenden Verlag im Vogtland erscheint – hat den Anspruch the state of the art in physiotherapy zu beschreiben, in gemeinsamer Arbeit von Dozenten und Schülern, jawohl von Schülern, die noch kritisch und selbstkritisch sind. Und diesem hohen Anspruch wird das Buch auch gerecht. Und das in einem Land, das zur Zeit leider nicht die Spitze der internationalen Physiotherapie repräsentiert und das zerrissen ist durch die leider nicht konform gehende Arbeit und Repräsentanz verschiedener physiotherapeutischer Berufsverbände.

Eine wissenschaftliche Herangehensweise an die klinischen Anwendungen setzt voraus, Wirkungen der jeweiligen Methoden und Anwendungen zu kennen. Aus diesem Grunde wurden in den einzelnen Kapiteln die physiologischen, biochemischen und immunologischen Grundlagen, soweit bekannt, beschrieben, und zwar bei der Erläuterung der Krankheitsbilder. Die Autoren wollen den Schülern und Studenten auch vermitteln, welche Methoden und Anwendungen der Physiotherapie entsprechend den Grundsätzen von Evidenz-basierter Medizin (EBM) validiert sind und bei welchen Methoden und Anwendungen noch keine überzeugenden Wirkungsnachweise erbracht wurden. Im Interesse einer hohen Effizienz der Physiotherapie insgesamt und des einzelnen Physiotherapeuten kommt natürlich den validierten Methoden die größere Bedeutung zu. Andererseits wird eine solche Wertung Stimulus für die weitere Erforschung von Wirkmechanismen und zur Optimierung physiotherapeutischer Methoden und Anwendungen sein.

Band III dokumentiert die ideale Kombination von ärztlichem und physiotherapeutischem Unterricht. Diese Kombination ist der Schlüssel zum Erfolg in Ausbildung und beruflicher Praxis. Diese Kombination trainieren wir an der Fachschule für Physiotherapie von KortexMed in Bad Harzburg, einem kleinen verträumten Ort in der Mitte Deutschlands, einem Ort mit großen Traditionen in der Balneologie und Hydrotherapie, im Kurortwesen und in der Rehabilitation, einem Ort für Bildung und Gesundheit. Die Vereinigung von Theorie, Methodik und Praxis, die an KortexMed

Bad Harzburg praktiziert wird, ist bedeutsam für eine erfolgreiche Tätigkeit am Patienten – in Diagnostik, Prävention und vor allem Therapie.

Das Autorenteam besteht wiederum – wie in Band I und Band II – aus Dozenten und Schülern. Drei Dozenten und sechs Schülerinnen und Schüler haben die Kapitel geschrieben. Ohne den Anteil der ganz jungen Coautoren sind nach unserer Erfahrung sowohl wissenschaftliche Publikationen in anerkannten high impact-Journalen der Medizin und der Biochemie und auch Lehrbuchkapitel wie in diesem Buch nur die Hälfte wert. Kreativität, Wissbegierde und kritisches Denken von Schülern und Studenten sind die ideale Ergänzung von lexikalischem Übersichtswissen und klinischer Erfahrung von langjährigen Therapeuten und Dozenten. In der Zusammenarbeit und Diskussion mit jungen kritischen Geistern verharrt man nicht in eingefahrenen Bahnen. Insofern haben Herr Mattheja, Frau Rehse, Herr Schway, Herr Sund, Frau Wachsmann und Herr Wazinsky das Buch mit ihrem Engagement bereichert. Die Arbeit am Buch wird ihnen geholfen haben, gute Physiotherapeuten zu werden. Gert Loosen, Physiotherapeutischer Leiter an KortexMed, Dr. med. Renate Siems, erfahrene Anästhesistin und Intensivmedizinerin sowie Dozentin an KortexMed sowie Dr. Werner Siems, Ärztlicher Leiter und Geschäftsführer an KortexMed, sind ihren Schülerinnen und Schülern sehr dankbar für die konstruktive Mitarbeit beim Denken, Diskutieren und Schreiben.

Herausgeber und Autoren sind Herrn Heberlein vom Verlag Wissenschaftliche Scripten für die wiederum ausgezeichnete Zusammenarbeit dankbar. Wir hoffen, dass auch Band III von Schülern und Studenten gut angenommen wird. Last but not least soll nicht nur den Autoren der einzelnen Kapitel gedankt werden, sondern auch den Schülerinnen und Schülern von KortexMed Lisa Hanke, Marc Lewandowitz, Florian Marder, Kevin Mattheja, Paul Neumann, Daniela Rehse, Sören Schway, Romina Seilnacht, Corinna Spanke, Venja Tiedemann, Silvia Wachsmann, Victor Wazinski, die Anteil an der Erstellung von Photos, Zeichnungen, Schemata sowie Probelesungen der Texte hatten.

Bad Harzburg, im Mai 2011

Dr. Werner Siems
Ärztlicher Leiter KortexMed

Gert Loosen
Physiother. Leiter KortexMed

Dr. Renate Siems
Dozentin KortexMed

Inhaltsverzeichnis

1 Traumatologie und Chirurgie 9
DR. WERNER SIEMS, DR. RENATE SIEMS, GERT LOOSEN
1.1 Grundbegriffe der allgemeinen Traumatologie
und Chirurgie 9
1.1.1 Kontusion, Distorsion, Ruptur und Luxation 9
1.1.2 Frakturen 12
1.1.3 Osteosynthesen 18
1.1.4 Wunden und Wundheilung 19
1.1.5 Postoperative Zustände 21
1.1.6 Teilgebiete der Chirurgie 22
1.2 Anwendungen in Traumatologie und Chirurgie 23
1.3 Testfragen und Aufgaben 24

**2 Orthopädie des Beckens und der
unteren Extremität** 27
*DR. WERNER SIEMS, DR. RENATE SIEMS,
GERT LOOSEN, SÖREN SCHWAY*
2.1 Becken und Hüfte 27
2.1.1 Krankheiten im Bereich des Beckens und der Hüfte 27
*2.1.2 Physiotherapeutische Anwendungen im Bereich
des Beckens und der Hüfte* 34
2.2 Kniegelenk 40
2.2.1 Krankheiten im Bereich des Knies 40
2.2.2 Physiotherapeutische Anwendungen im Bereich des Knies ... 46
2.3 Fuß 51
2.3.1 Krankheitsbilder im Bereich des Fußes 51
2.3.2 Physiotherapeutische Anwendungen im Bereich des Fußes ... 56
2.4 Testfragen und Aufgaben 62

3 Orthopädie des Schultergürtels und der oberen Extremität ... 65
DR.WERNER SIEMS, DR.RENATE SIEMS,
GERT LOOSEN, SÖREN SCHWAY

3.1 Schultergürtel und Schulter ... 65
3.1.1 Krankheiten im Bereich des Schultergürtels und der Schulter ... 65
3.1.2 Physiotherapeutische Anwendungen im Bereich des Schultergürtels und der Schulter ... 72
3.2 Ellbogen ... 82
3.2.1 Krankheiten im Bereich des Ellbogens und des Unterarms ... 82
3.2.2 Physiotherapie im Bereich des Ellbogens und des Unterarms ... 84
3.3 Hand ... 91
3.3.1 Krankheiten im Bereich der Hand ... 91
3.3.2 Physiotherapie im Bereich der Hand ... 93
3.4 Testfragen und Aufgaben ... 100

4 Orthopädie der Wirbelsäule und des Rumpfes ... 103
DR. WERNER SIEMS, DR. RENATE SIEMS,
GERT LOOSEN, SÖREN SCHWAY

4.1 Anatomische Besonderheiten der einzelnen Wirbelsäulenabschnitte: Halswirbelsäule, Brustwirbelsäule und Lendenwirbelsäule ... 103
4.2 Krankheiten im Bereich der Wirbelsäule ... 106
4.3 Physiotherapeutische Anwendungen im Bereich der Halswirbelsäule ... 114
4.4 Physiotherapeutische Anwendungen im Bereich der Brustwirbelsäule ... 126
4.5 Physiotherapeutische Anwendungen im Bereich der Lendenwirbelsäule ... 132
4.6 Physiotherapeutische Anwendungen im Bereich der ISG ... 143
4.7 Testfragen und Aufgaben ... 149

| 5 | Sportphysiotherapie | 153 |

DR. WERNER SIEMS, GERT LOOSEN,
KEVIN MATHEJA, VICTOR WAZINSKY

5.1	Sportmedizinische Krankheitsbilder	153
5.1.1.	*Sportmedizinische Krankheitsbilder, kurz erläutert*	*155*
5.1.2	*Sportverletzungen des Sprunggelenkes*	*161*
5.1.3	*Bandverletzungen im Kniegelenk*	*165*
5.1.4	*Läsionen im TFCC (Triangulärer Fibro-Cartilaginärer Complex)*	*167*
5.1.5	*Läsionen von Nerven der oberen Extremität*	*167*
5.1.5	*Verletzungen an Hand, Handgelenken, Fingern, Daumen*	*168*
5.2	Klinische Anwendungen in der Sportphysiotherapie	172
5.3	Testfragen und Aufgaben	179

| 6 | Rheumatologie | 187 |

DR. WERNER SIEMS, GERT LOOSEN, DR. RENATE SIEMS

6.1	Die rheumatologischen Krankheitsbilder	187
6.2	Klinische Anwendungen in der Rheumatologie	201
6.3	Testfragen und Aufgaben	207

| 7 | Neurologie | 209 |

DR. RENATE SIEMS, GERT LOOSEN, DR. WERNER SIEMS,
DANIELA REHSE, SILVIA WACHSMANN

7.1	Die neurologischen Krankheitsbilder	209
7.2	Physiotherapeutische Anwendungen in der Neurologie	251
7.3	Testfragen und Aufgaben	265

| 8 | Schmerztherapie | 267 |

ARNE SUND, DR. RENATE SIEMS, DR. WERNER SIEMS

8.1	Bedeutung des Schmerzes für den Menschen und Definition des Begriffes	267
8.2	Schmerzphysiologie	268
8.2.1	*Schmerzentstehung*	*269*
8.2.2	*Schmerzweiterleitung*	*271*
8.2.3	*Differenzierung von akutem und chronischem Schmerz*	*273*

8.3	Schmerzdiagnostik	274
8.4	Schmerzarten	277
8.5	Schmerztherapie	280
8.5.1	*Medikamentöse Schmerztherapie - Analgetika*	*280*
8.5.2	*Physiotherapeutische Schmerztherapie*	*286*
8.5.3	*Ernährung und Schmerztherapie*	*293*
8.5.4	*TCM und Schmerztherapie*	*299*
8.5.5	*Akupressur durch Physiotherapeuten*	*304*
8.6	Testfragen und Aufgaben	307

Sachwörter **309**

1 Traumatologie und Chirurgie

DR. WERNER SIEMS, DR. RENATE SIEMS, GERT LOOSEN

1.1 Grundbegriffe der allgemeinen Traumatologie und Chirurgie

1.1.1 Kontusion, Distorsion, Ruptur und Luxation

Unter einer **Kontusion** versteht man eine lokale Schädigung der Gewebe und Blutgefäße im Sinne einer **Prellung** durch direkte oder indirekte Gewalteinwirkung. Die Symptome einer Kontusion sind:
- Weichteilschwellung
- Hämatom (Bluterguss)
- Schmerzen
- Bewegungseinschränkung

Bei der Diagnose spielen die Anamnese (Befragung des Patienten), die Inspektion, die Palpation, die Diagnostik von Motorik und Sensibilität (DMS) und möglicher Weise Röntgen-Aufnahmen die entscheidende Rolle.
Bei der Therapie, die unmittelbar nach dem schädigenden / traumatischen Ereignis erfolgt, also schon bei der Ersten Hilfe folgt man der Formel PECH:
- P = Pause
- E = Eis (Kühlen, Kryo-Therapie)
- C = Kompression
- H = hochlagern

Des weiteren sind bei der Behandlung die Gabe von Analgetika (Schmerzmitteln), manchmal Antiphlogistika (entzündungshemmende Mittel), die Ruhigstellung und evtl. Salben- oder Gelverbände wichtig.
Unter einer **Distorsion** versteht man eine Zerrung, Dehnung oder **Verstauchung**. Am häufigsten wird sicher der Begriff der Verstauchung verwendet. Die Ursachen für Distorsionen sind - wie bei den Kontusionen, also Prellungen - ebenfalls direkte oder indirekte Gewalteinwirkungen. Bei den Symptomen findet man neben den für Kontusionen typischen Symptomen Weichteilschwellung, Hämatom(en), Schmerzen und Bewegungseinschränkungen mitunter auch einen so genannten Hämarthros. Dies bedeutet, dass Blut im Gelenkinnenraum auftritt. Dies kann immer dann der Fall sein, wenn es bei der Verstauchung zu Kapselrissen eines Gelenkes gekommen ist.

Häufig spielen bei der Distorsion / Verstauchung die Beschwerden eines oder mehrerer Gelenke die wichtigste Rolle in der Symptomatologie. Günstiger Weise besteht aber nach einer Distorsion im jeweiligen betroffenen Gelenk noch kein wesentlicher Stabilitätsverlust. Die Therapie kann fast immer auf konservative Methoden beschränkt bleiben. Im Rahmen dieser Behandlung werden in der Regel zwei bis vier Wochen Ruhigstellung des betroffenen Gelenkes verordnet und eingehalten. Was die Dauer der Ruhigstellung, sei darauf hingewiesen, dass sie bei Schulter und Knie möglichst auf kleinere als die genannten Zeiträume beschränkt werden sollte, um einer hohen Einsteifungs-Gefahr dieser beiden Gelenke bei zu langer Ruhigstellung zu begegnen.

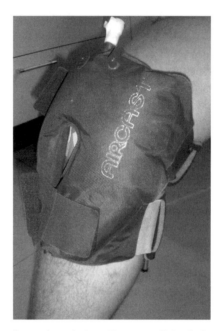

Abb. 1.1. Anwendung eines Cryopacks nach einem Trauma am Kniegelenk

Unter einer **Ruptur** versteht man den Riss, in der Regel eines oder mehrerer Bänder (Ligamentum, Ligamenta). Also spricht man auch von **Bandriss** oder **Bänderriss**. In der Ätiologie (Krankheitsentstehung) geht es ebenfalls um direkte und indirekte Gewalteinwirkungen. Bei der Symptomatologie besteht jetzt im Unterschied zur Distorsion im betroffenen Gelenk eine deutliche Instabilität. Prinzipiell kann es zur Ruptur aller möglichen Bänder des menschlichen Organismus kommen. Die Rupturen einiger Bänder sind jedoch besonders häufig. Die größte Häufigkeit von Rupturen findet man im so genannten fibulo-talaren Bandapparat, also im Außenbandapparat der

Sprunggelenke. Am allerhäufigsten ist dabei das Ligamentum fibulotalare anterius betroffen. Eine Ruptur dieses Bandes ist der häufigste Bänderriss beim Menschen überhaupt. Nicht immer reißt ein Band komplett durch. Oft kommt es zu einem Anriß eines oder mehrerer Bänder, also zu einer so genannten Teilruptur bzw. Teilrupturen. Die Behandlung einer Bandruptur kann konservativ oder operativ vorgenommen werden. Bei der Ruptur eines größeren Bandes ist eine operative Behandlung angezeigt, so z.b. bei einer Ruptur des vorderen Kreuzbandes, die oft operativ versorgt wird. Gleichermaßen trifft dies auf die Ruptur des Ligamentum patellae zu. Ebenso wird die Ruptur einer größeren Sehne operativ behandelt, z.b. die Ruptur der Achillessehne (Tendo calcanei). Bei Bandrupturen im fibulotalaren Bandapparat des Sprunggelenkes hat man im Langzeitergebnis keine signifikanten Unterschiede zwischen der konservativen und der operativen Therapie gefunden. Auch bei Rupturen kleinerer Ligamente in anderen Regionen gibt es die Möglichkeit einer konservativen Behandlung und Heilung der Ruptur(en). Die operative Therapie der Bandruptur erfolgt mittels Bandnaht / Bandplastik. Bei der Bandplastik wird häufig Material eines anderen Bandes oder eines Muskels verwendet. Im Rahmen der konservativen Therapie sollen die Ruhigstellung, z.b. mittels Gips-Schiene, für in der Regel sechs bis acht Wochen und die frühfunktionelle Therapie durch den Physiotherapeuten erwähnt werden. Selbstverständlich gehören zum konservativen Therapieanteil auch die Gabe von Analgetika und Antiphlogistika, bei längerer Ruhigstellung evtl. auch die Gabe von Antikoagulanzien.

Unter einer **Luxation** oder **Auskugelung** versteht man eine Gelenkverletzung mit vollständigem und dauerndem Kontaktverlust der knöchernen Partner eines Gelenkes. Unter Subluxation versteht man eine "beginnende" Luxation, bei der noch kein vollständiger und kein dauernder Kontaktverlust der das Gelenk formierenden Knochen besteht bzw. der Kontaktverlust nur kurzzeitig aufgetreten ist. So kann es z.B. bei Patienten mit habitueller Schulterluxation, also mit dispositioneller Neigung zur Luxation des Schultergelenkes (Articulatio glenohumerale) mitunter zu einer solchen beginnenden Ausrenkung kommen. Besonders häufig sind Luxationen eben der Articulatio glenohumeralis und der Articulatio femoropatellaris. Bei einer anatomischen Neigung zu solchen Luxationen (habituelle Luxation) sind schon geringgradige direkte oder indirekte Gewalteinwirkungen ausreichend, die Luxation hervorzurufen. Prinzipiell - besonders bei starken Gewalteinwirkungen - sind Luxationen auch in allen anderen Gelenken des menschlichen Körpers möglich. Bei gut knöchern gesicherten Gelenken sind selbstverständlich Luxationen nur durch schwere Gewalteinwirkungen hervorzurufen, z.B. in der Articulatio humeroulnaris (als eines der drei Teilgelenke der Articulatio cubiti = Ellenbogengelenk) oder in der Articulatio coxae (Hüftgelenk). Hüftgelenks-Auskugelungen treten dann z.B. bei schweren Verkehrsunfällen auf (siehe Auffahrunfälle mit Prellung des Knies gegen das Armaturenbrett, "Nachrutschen" des Rumpfes und hinterer Luxation der Hüfte, d.h. Herausgleiten des Femurkopfes im Bereich des hinteren Acetabulumrandes). Bei Luxationen, namentlich bei den Luxationen gut knöchern gesicherter echter Gelenke durch schwere Traumata, kommt es im Zuge der Luxation häufig zu Abrissen knöcherner Strukturen, z.b. zu einem Abriss von Teilen des Acetabulums. Auch bei nicht gut knöchern gesicherten Gelenken - wie z.b. der Articulatio glenohumeralis - kann bei der Luxation eine knöchern Läsion - siehe Hill-Sachs-Delle oder Bankart-Läsion - und eine Schädigung eines Labrums (siehe Labrum glenoidale) und damit eine Knorpel-Läsion auftreten. Eine solche knöcherne bzw. knorpelige Läsion verlangt in der Regel spezifische therapeutische Maßnahmen, z.b. die operative Anheftung des Labrum glenoidale im Schultergelenk. Was die Symptome einer Luxation betrifft, so sind die Weichteilschwellung, ein Hämatom, Schmerzen und Bewegungseinschränkungen unsichere Zeichen für eine Auskugelung. Sichere Zeichen für die Auskugelung sind eine Fehlstellung im Gelenk, eine so genannte "federnde" Fixation, die radiologisch sichtbare leere Gelenkpfanne sowie der dislozierte Gelenkkopf. Nicht selten treten bei Luxationen Komplikationen auf, vor allem im Sinne schwerer Weichteilverletzungen. Besondere Gefahren stellen größere Blutungen (venös oder sogar arteriell) und Nervenverletzungen dar. Weniger berichtet wird über Läsionen von Lymphgefäßen, die auch bei Luxationen auftreten und später zu einem sekundären Lymphödem führen können. Die Therapie einer Luxation kann konservativ oder operativ erfolgen. Die konservative Therapie besteht in der schnellen Reposition (unter Analgetikagabe oder in Anästhesie = Narkose) des luxierten Gelenkes und nachfolgender Ruhigstellung. Die operative Therapie besteht in der offenen (oder minimalinvasiven arthroskopischen) Reposition in Narkose. Das operative Vorgehen ist unerläßlich, wenn ein Repositionshindernis die konservative Therapie unmöglich macht. Die operative Korrektur von bei der Luxation aufgetretenen Zusatzverletzungen (z.b. an Knochen, an Knorpel, Gefäßverletzungen, Nervenverletzungen) wurde bereits erwähnt.

1.1.2 Frakturen

Eine **Fraktur** beschreibt die vollständige Durchtrennung eines Knochens (siehe Abb. 1.2 und Abb 1.3).

Zu deutsch spricht man also auch von **Knochenbruch**. Als Ursachen kommen auch hier direkte und indirekte Gewalteinwirkungen in Frage. Direkte Gewalteinwirkung bedeutet, dass der Bruch am Ort der Gewalteinwirkung aufgetreten ist. Indirekte Gewalteinwirkung bedeutet, das der Bruch fern der Gewalteinwirkung eingetreten ist. In der Symptomatologie sind auch bei Frakturen Weichteilschwellungen, Hämatome, Schmerzen und Einschränkungen der Beweglichkeit unsichere Zeichen für die Fraktur. Sichere Zeichen einer Fraktur sind:

- Sichtbare Knochenfragmente
- Fehlstellung(en)
- Crepitatio = Knochenreiben
- Abnorme Beweglichkeit und
- Evtl. Komplikationen

1.1 Grundbegriffe der allgemeinen Traumatologie und Chirurgie

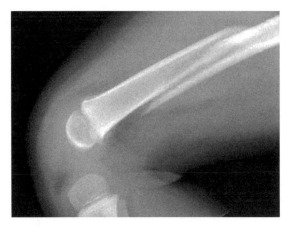

Abb. 1.2. Spiralfraktur des Femurs bei einem Kind

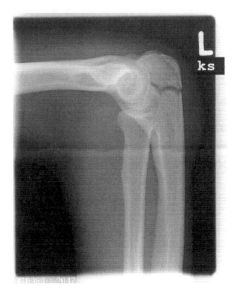

Abb. 1.3. Fraktur des linken Ellenbogens, konkret Fraktur im proximalen Teil der Ulna mit Abbruch des Olecranons

Man unterscheidet bei den Frakturen: Querbrüche, Schrägbrüche, Biegungsbrüche (mit einem Biegungskeil als drittes Fragment), Torsions- oder Spiralbrüche, Mehrfragmentbrüche (4-6 Fragmente) und Trümmerbrüche (> 6 Fragmente).

Im Unterschied zu den kompletten Frakturen gibt es **unvollständige Frakturen**. Dazu zählen **Fissuren, Impressionen, Kompressionen** und **Wulstbrüche**. Bei **Fissuren** sind Knochenrisse ohne vollständige Trennung aufgetreten. Bei **Impressionen** ist es zur Eindellung häufig platter Knochen (z.b. im Bereiche des Schädels = Cranium) gekommen. **Kompressionen** verursachen Stauchungsbrüche im spongiösen Bereich des Knochens. Und unter **Wulstbrüchen** versteht man Stauchungsbrüche der Metaphyse von Röhrenknochen.

Der Begriff der **pathologischen Fraktur** soll kurz erläutert werden. Man versteht unter einer pathologischen Fraktur einen Knochenbruch, der bei einer krankhaft veränderten Knochenstruktur auftritt. Die Ursache können **Knochenerkrankungen** wie Osteoporose, Osteomalazie oder Glasknochenkrankheit, **Tumoren** (primäre Knochentumoren oder Metastasen, die sich im Knochen abgesiedelt haben) oder auch **Entzündungen** wie Osteomyelitis oder ein Abszeß sein. Der Begriff der pathologischen Fraktur ist schwer vom Terminus der Spontanfraktur abzugrenzen. Unter **Spontanfraktur** versteht man eine Fraktur ohne adäquate Gewalteinwirkung. Die Ursachen sind hierbei eben auch all die Knochenerkrankungen bzw. Tumoren bzw. Entzündungen, die bereits genannt worden sind. Unter einer **Ermüdungsfraktur (Ermüdungsbruch)** versteht man, dass durch chronische Überbelastung eine Fraktur entsteht. Häufig verläuft dieser Prozess schleichend. Der Ermüdungsbruch, der mit einer Art Materialermüdung und deren Konsequenzen verglichen werden kann, kann z.B. im Bereiche des Fusses oder der Wirbelsäule auftreten. Man kennt die Marschfraktur von Soldaten, bei der ein oder mehrere Metatarsalknochen betroffen sind. Es gibt auch die so genannte Schipperkrankheit, bei der es zum Abriss eines Dornfortsatzes der Wirbelsäule kommt. Der Schultergürtel wird beim Heben und Tragen über muskuläre und ligamentäre Verbindungen an den Dornfortsätzen der unteren HWS stabilisiert. Meist soll bei der Schipperfraktur der Dornfortsatz des 7. Halswirbels, also der Vertebra prominens, betroffen sein.

Bei **offenen Frakturen** besteht eine offene Verbindung zwischen dem Frakturspalt und der Außenwelt. Man unterteilt in Grad 1, 2 und 3.

- Grad 1:
  Durchspießung der Haut von innen ohne erhebliche Schädigung der übrigen Gewebe, geringe Infektionsrate
- Grad 2:
  ausgedehnte Hautverletzung von außen mit geringer Schädigung der umgebenden Strukturen, höhere Infektionsrate
- Grad 3:
  ausgedehnte Eröffnung der Fraktur mit größeren Haut- und Weichteildefekten, Schädigung von Nerven und / oder Gefäßen, sehr hohe Infektionsrate

Bei der so genannten **Frakturkrankheit** kommt es zu einem **Immobilisationsschaden**, und zwar sowohl durch die Gipsbehandlung als auch durch eine lange Ruhigstellung bis hin zu langen Liegezeiten. Zu den Symptomen gehören Knochenentkalkung, Knorpelatrophie, Kapselschrumpfung, Bandinsuffizienzen, muskuläre Atrophien und Trophikstörungen. Unter Trophik versteht man die Versorgung / Ernährung eines Gewebes mit Substraten und mit Sauerstoff. Bei schweren Trophikstörungen ist ein Übergang zum Morbus Sudeck möglich. Durch längere Liegezeiten kann es zu zusätzlichen Symptomen und Risiken kommen. Dazu gehören z.b. die Risiken bzw. das Auftreten von Pneumonie, Dekubitus, Thrombose, Embolie (Lungenembolie) und von Infektionen des Urogenital-Traktes.

Die **Frakturheilung** kann als primäre Frakturheilung oder als sekundäre Frakturheilung ablaufen. Primäre Frakturheilung bedeutet, dass bei anatomischer Reposition, optimaler Ruhigstellung und optimaler Durchblutung die Osteone direkt den Frakturspalt überbrücken. Bei der sekundären Frakturheilung läuft die Heilung des Knochens über verschiedene Kallusstufen, eine Art Zwischengewebe, das erst allmählich zu Knochen differenziert wird.

Frakturheilungsstörungen können durch allgemeine Faktoren und / oder lokale Faktoren auftreten. Allgemeine Faktoren können sein: hohes Lebensalter, suboptimaler Ernährungszustand, Medikamenteneinnahme – z.b. sollen hier Kortison, Dicumarole, Zytostatika genannt werden, Bestrahlungen, Allgemeinerkrankungen wie AVK (Arterielle Verschlußkrankheit), Diabetes mellitus. Lokale Faktoren, die eine Frakturheilungs-Störung hervorrufen können, sind z.B. Infekte, fehlerhafte, instabile Osteosynthesen, eine fehlende Ruhigstellung, Z.n. häufigen Repositionsversuchen, eine Fragment-Distraktion, Mineralverluste, also Störungen des Calcium-Phosphat-Stoffwechsels, Gewebsverluste, Scherkräfte, Z.n. Trümmerfraktur, Weichteilinterponate. Bei einer Frakturheilungsstörung kommt es zu signifikanten Verzögerungen des Knochenheilungsprozesses. Mitunter bleibt die Frakturheilung noch nach 4-6 Monaten aus. Eine Pseudarthrose ist der Begriff für ein so genanntes Falsch- oder Scheingelenk. Hierbei ist es zu einem Ausbleiben der Frakturheilung noch nach 8 Monaten gekommen. Solche Pseudarthrosen beobachtet man am häufigsten im Bereiche des Unterschenkels (Crus; Tibia und Fibula).

Spezielle Frakturen im Kindesalter sind die **Grünholzfrakturen** und **Frakturen mit Epiphysenfugen-Verletzungen**. Bei der Grünholzfraktur bleibt der kräftige Periostschlauch vollständig oder teilweise erhalten, während die Kortikalis ganz oder teilweise gebrochen ist. Diese Verletzung ist vergleichbar mit dem Bruch eines grünen Astes.

Die Frakturen mit Epiphysenfugen-Verletzungen werden üblicherweise nach AITKEN eingeteilt. Bei einer Epiphysenfugenlösung kann die Therapie konservativ erfolgen. Bei der Epiphysenfugenlösung mit metaphysärem Fragment (AITKEN 1-Fraktur) wird in der Regel konservativ behandelt. Bei der Epiphysenfraktur ohne metaphysäres Fragment (AITKEN 2-Fraktur) behandelt man in der Regel operativ.

Ebenfalls operiert wird in der Regel eine Epiphysenfraktur mit metaphysärem Fragment (AITKEN 3-Fraktur). Verletzungen der Epiphysenfugen können möglicherweise später zu Wachstumsstörungen und abnormaler knöcherner Stellung in einem Gelenk führen.

Zur Therapie von kindlichen Frakturen: Frakturen des wachsenden Skeletts werden bis auf wenige Ausnahmen konservativ behandelt. Die Vorbehalte gegen eine konservative Behandlung von Extremitäten-Frakturen des Erwachsenen gelten im Kindesalter nicht. Die nach Ruhigstellung in Gips oder Extension zu beobachtende Teilversteifung der Gelenke bildet sich beim Kind unter dem spielerischen Gebrauch der Extremität in wenigen Wochen zurück. In gleichem Maße wird die Muskulatur wieder auftrainiert. Dekubitusgeschwüre, Thrombosen und Pneumonien durch Bettruhe sind beim Kind fast unbekannt. Operativ behandelt werden in der Regel durchweg folgende Frakturen bei Kindern: Frakturen vom Typ Aitken 2 und 3, Schenkelhalsfrakturen, Epiphysiolysis capitis femoris, Frakturen, welche konservativ nicht reponiert bzw. stabilisiert werden können, offene Frakturen (zumindest 2. und 3. Grades), gelegentlich Frakturen im Rahmen eines Polytraumas.

Frakturen können – je nach Lokalisation, Schwere und Komplikationen – konservativ oder operativ behandelt werden. Bei der konservativen Therapie spielen die Reposition, die Fixation (z.B. Gips, Schiene etc.), die Extensionsbehandlung (Streckverband) und eine frühfunktionelle Therapie die entscheidende Rolle. Bei der Extensionsbehandlung wird die direkte Extensionsbehandlung von der indirekten Extensionsbehandlung unterschieden. Bei der direkten Extensionsbehandlung erfolgt ein direkter Zug am Knochen über Drähte, Nägel und Schrauben. Dabei kommt es nicht zu einer absoluten Ruhigstellung. Bei der indirekten Extensionsbehandlung erfolgt der Zug z.B. über Pflasterzüge. Die direkte Extensionsbehandlung birgt Gefahren für den Patienten: Nerven- und Gefäßschäden durch unsachgerecht eingebrachte Drähte (Zu oberflächlich eingebrachte Drähte können den Knochen sogar durchschneiden), Bohrkanalinfektionen mit der Entwicklung einer Osteomyelitis (Entzündung im Bereiche des Knochenmarks), eines Gelenkempyems, eines Weichteilabszesses oder einer Phlegmone. Es soll noch bemerkt werden, dass eine absolute Ruhigstellung durch eine Extensionsbehandlung nicht zu erreichen ist. Bei jedem Betten oder Umlagern kommt es zu Bewegungen im Frakturbereich.

Häufig werden bei der Frakturbehandlung **Gipsverbände** angewendet. Die Technik der Anlage eines Gipsverbandes beinhaltet: Fixation der Wattepolsterung mit einer Kreppbinde, das Einwickeln des Markierungsschlauches, das Anbringen einer Gipslongette an der Dorsalseite, die Fixation mit zirkulären Gipsbindentouren, das Aufschneiden des Gipses bis auf den letzten Faden über dem liegenden Schlauch, die Entfernung des Schlauches.

Gefahren bei Gipsverbänden sind:

Zirkulationsstörungen durch zu engen Gips
Bei jeder frischen Fraktur treten Schwellungen im Frakturbereich auf, deshalb sollte auch nie zirkulär eingegipst werden. Infolge der Zirkulationsstörungen kann es dann zu Sensibilitäts- und Durchblutungsstörungen kommen, des weiteren zu starken Schmerzen, zur bläulichen Verfärbung der Finger und Zehen. Es besteht dann die Gefahr der ischämischen Muskelnekrose.

Nervenschäden
Hierbei handelt es sich um Druckschäden oberflächlich liegender Nerven durch mangelnde Polsterung.

Drucknekrosen
Es können regelrechte Dekubital-Ulzera entstehen.

Die „Frakturkrankheit" mit verschiedenen Folgen der Immobilität: Inaktivitätsatrophie von Knochen und Muskulatur, Gelenkversteifung durch Schrumpfung des Kapsel-Band-Apparates und Bewegungseinschränkungen durch Verklebungen der Sehnengleitlager und des Gelenkrezessus.

Häufige Frakturen und Fraktur-Typisierung

Häufige Frakturen im Erwachsenenalter sind die **Schenkelhalsfrakturen (SHF)**. Gemeint ist eine Fraktur des Femurschenkelhalses. Man unterscheidet nach der Lokalisation die medialen, die intermediären und die lateralen Schenkelhalsfrakturen. Nach der Ätiologie unterscheidet man die Abduktionsfrakturen und die Adduktionsfrakturen. Und dann wird eine Schenkelhals-Fraktur (SHF) noch nach der Steilheit des Frakturspaltes unterschieden. Eine so genannte Pauwels1-Fraktur charakterisiert SHF mit einem flachen Winkel des Frakturspaltes von bis zu 30°, die Pauwels2-Fraktur steht als Begriff für eines SHF mit einem Frakturwinkel von 30 bis 70°. Und schließlich spricht man von Pauwels3-Fraktur bei einem Winkel des Frakturspaltes >70°.

Auch recht häufig kommt es zu den **distalen Radius-Frakturen**. Auch hier werden verschiedene Fraktur-Typen unterschieden. Die Colles fracture ist die Fraktur loco typico, also der Fraktur-Typ am typischen Ort, also die häufigste Form der distalen Radius-Fraktur. Die Colles fracture wird von der Smith fracture unterschieden. Zur Ätiologie scheint es – auch in Anbetracht der Häufigkeit der Typen der distalen Radius-Frakturen – logisch, dass die häufigste Fraktur in der Gelenkstellung auftritt, die man bei einem Sturz reflektorisch einstellt, nämlich in der Extension, mit der man sich sehr schnell vor den gefährlichen Folgen eines Sturzes stützen möchte. Also wird die Colles fracture auch als Extensionsfraktur bezeichnet. Und für die wesentlich seltenere Smith fracture ist logischer Weise der Begriff Flexionsfraktur ein Synonym. Dann gibt es als distale Radius-Frakturen noch die Frakturen mit Beteiligung der Articulatio radiocarpea: die Barton-Fraktur und die umgekehrte Barton-Fraktur. Und dann gibt es noch die Galeazzi-Fraktur, bei der eine distale Radius-Fraktur eine Luxation der distalen Ulna hervorgerufen hat. Bei den proximalen Ulna-Frakturen kommt es in analoger Weise häufig zu einer Luxation des Radiusköpfchens. Diese Kombination der Fraktur mit einer Luxation wird als Monteggia-Fraktur bezeichnet. Es gibt dann Frakturen an allen möglichen Knochen, an den Röhrenknochen und an den platten Knochen. So gibt es **Humerusfrakturen**, die wiederum in proximale (hohe) Humerusfrakturen und distale Humerusfrakturen unterschieden werden. So, wie es Frakturen von Radius und Ulna gibt, gibt es in analoger Weise auch Frakturen der Tibia und Frakturen der Fibula. Bei den **Fibula-Frakturen** erfolgt eine Einteilung nach Weber. **Weber A-Fraktur** bedeutet, dass die Fibula distal der Höhe der Syndesmose frakturiert ist, **Weber B-Fraktur** meint eine Fraktur der Fibula in Höhe der Syndesmose, und **Weber C-Fraktur** beschreibt eine Fibulafraktur proximal der Syndesmose. Dann gibt es noch eine hohe Weber C-Fraktur, die auch als **Maisonneuve-Fraktur** bezeichnet wird. Bei der Maisonneuve-Fraktur tritt in der Regel die Kombination einer hohen Fibula-Fraktur mit einer Verletzung am Innenknöchel (Malleolus medialis) auf.

Bei den **Beckenfrakturen** unterteilt man in vier große Gruppen: die **Beckenrandfrakturen**, die **Abriss-Frakturen**, die **Beckenringfrakturen** und die **Acetabulumfrakturen**.

Es wird generell zwischen gelenkfernen und gelenknahen Frakturen unterschieden. Die Fraktur kann auch mit einer direkten Gelenkbeteiligung aufgetreten sein. Dabei zeigen sich dann ein Kapselriss, eine Gelenkschwellung (Gelenkerguss), ein Hämarthros und in der Labordiagnostik meist erhöhte Entzündungsparameter.

1.1.3 Osteosynthesen

Die operativen Verfahren bei Frakturen beinhalten das korrektive Verbinden (Synthese) der Teile des durchtrennten Knochens. Solche operativen Verfahren nennt man demzufolge auch Osteosynthese. Die Formen der Osteosynthesen sind multipel. Einige Formen von Osteosynthesen sollen genannt werden: Marknagelung (Marknagel-Osteosynthese), weitere Nagelungen, z.B. Einbringen eines Ender-Nagels, Zuggurtungsosteosynthese (typisches Verfahren nach Cubitalfraktur mit Abriss des Olecranons, Fixateur interne, Fixateur externe, Verplattung (Plattenosteosynthese), Verschraubung (Schraubenosteosynthese). Bei jeder Form der Osteosynthesen gibt es dann unterschiedliche Typen des Materials, oft auch des operativen Zuganges und der Implantation. So gibt es bei den Verschraubungen z.B. die Anwendung als Spongiosa-Schraube oder als Kortikalis-Schraube. Es gibt Stellschrauben, es gibt dynamische Schrauben. Selbstverständlich gibt es verschiedenste Arten von Nägeln, auch von Platten, z.B. 6-Loch-Platten, 4-Loch-Platten etc., es gibt Standardteile, es gibt individuell gefertigte Teile, und es gibt Teile aus unterschiedlichem Material. Meist werden Titanlegierungen verwendet. Die Standardisierung und Typisierung des zur Osteosynthese verwendeten Materials erfolgt nach AO (Arbeitsgemeinschaft für Osteosynthese)-Kriterien. Die Arbeitsgemeinschaft für Osteosynthese schafft auch den wissenschaftlichen Vorlauf für die weitere Optimierung der Methoden der Osteosynthese.

1.1.4 Wunden und Wundheilung

Eine Wunde ist die Trennung des Gewebszusammenhanges an der Körperoberfläche oder im Inneren des Körpers mit oder ohne Gewebsverlust, meist verursacht durch Gewalteinwirkung. Manchmal kann eine Wunde auch ohne äußere Gewalteinwirkung entstehen, z.b. infolge einer Krankheit wie Ulcus cruris bei einem Patienten mit Diabetes mellitus oder bei einem Patienten mit Arterieller Verschlusskrankheit (AVK). Bei der Heilung von Wunden werden verschiedene Stadien durchlaufen. In der Regel entsteht als Ergebnis der Wundheilung eine Narbe. Man unterscheidet offene mechanische Wunden, geschlossene mechanische Wunden, thermische und aktinische Wunden. Zu den letzteren gehören Wunden durch Erfrierungen, Verbrennungen, Verbrühungen, durch schädigende Strahlen und Verätzungswunden. Verätzungswunden durch Säuren sind durch Koagulationsnekrosen, Verätzungswunden durch Laugen durch Kolliquationsnekrosen gekennzeichnet. Zu den offenen mechanischen Wunden zählen Schnittwunden, Lappenwunden, Platzwunden, Risswunden, Schürfwunden, Ablederungen, Bisswunden und Wunden durch Schussverletzungen. Unter den offenen mechanischen Wunden sind die Platzwunden am häufigsten. Platzwunden und Schürfwunden gehören auch zu den Gruppen besonders häufiger Sportverletzungen. Geschlossene mechanische Wunden können z.b. durch Prellungen (Kontusionen) oder durch Quetschungen entstehen.

Prozesse der Wundheilung

Die Wundheilung beinhaltet auch die Hämostase (Blutstillung) einschließlich der Koagulation (Blutgerinnung). Hämostase inklusive Koagulation wird in „Physiotherapie – Das Ausbildungsscript" Band I: Basiswissen unter 4.11.1 Blutstillung und Blutgerinnung (S. 115 bis S. 118) beschrieben. Dieses Kapitel aus Band I sei dann zur Wiederholung und zum besseren Verständnis an dieser Stelle empfohlen.

Die Wundheilung selbst verläuft in drei Stadien, die als Substratphase, Proliferationsphase und Differenzierungsphase bezeichnet werden. Im folgenden werden diese drei Phasen kurz beschrieben:

Die **Substratphase** läuft im Zeitraum von 0-4 Tagen nach der Verletzung ab. Der Defekt wird primär abgedichtet. Es kommt unmittelbar nach Wundentstehung zur Einblutung in den Wundbereich. Der Wundbereich wird mit Blut und Lymphe aufgefüllt. Innerhalb von Sekungen und Minuten laufen die Prozesse der Hämostase einschließlich der Koagulation und die Bildung des Fibrinpfropfes ab. Parallel kommt es zu entzündlichen Reaktionen, auch wenn die Wunde primär nicht verunreinigt und infiziert ist.

Die **Proliferationsphase** läuft im Zeitraum von 5-14 Tagen nach der Verletzung ab. Das zerstörte Gewebe wird ersetzt, die Wundfläche wird verkleinert und später verschlossen. In dieser Phase kommt es zur Einsprossung von Kapillaren, zur Fibroblastenproliferation und Fibroblastenaktivierung und damit auch zur Bildung von kollagenen Fasern und anderen Produkten der Fibroblasten für die extrazelluläre Matrix.

Eine zunehmende Wundfestigkeit bildet sich dadurch heraus, dass sich das Fibrinnetz zusammenzieht (Retraktion), was zur Annäherung der Wundränder beiträgt, auch dadurch, dass immer mehr Fibroblasten in das stabile Fibrinnetz einwachsen und den Thrombus bindegewebig umbauen. Es entsteht ein zell- und gefäßreiches Granulationsgewebe mit tiefrotem Wundgrund.

Die **Differenzierungsphase** läuft in der Regel ab der dritten posttraumatischen Woche ab. In dieser Phase kommt es zur Zunahme der Reißfestigkeit durch weitere Kollagensynthese und gewebs-typische Anordnung der kollagenen Fasern in den Hauptspannungseinrichtungen der entsprechenden Hautregion Die Hautfestigkeit und die Hautelastizität werden durch die Bindung von Cross-Links zwischen den Kollagenfasern wieder normal. Die Rekapillarisierung läuft auf Hochtouren. Da jetzt auch die Fibrinolyse abgeschlossen ist, bestehen keine Ernährungsprobleme mehr für das geheilte Gewebe. Es kommt zum Wiedererlangen der Gewebefunktion. An der unmittelbaren Verletzungsstelle ist eine Narbe entstanden.

Man spricht von primärer Wundheilung, sekundärer Wundheilung und Störungen der Wundheilung. Die primäre Wundheilung verläuft in Analogie zur Knochenbruchheilung mit einem primären Zusammenwachsen der Wundränder unter Ausbildung einer minimalen Bindegewebsbrücke, die man als Narbe bezeichnet. Wenn die Wundränder glatt waren, ist die Narbe sehr dünn und später kaum noch sichtbar. Größere und tiefere Narben können durchaus Probleme verursachen, und zwar in Hinsicht auf die regionale Durchblutung oder – bei Gelenknähe – für die Beweglichkeit eines Gelenkes. Es ist bekannt, dass eine Narbe die Tendenz zur Schrumpfung besitzt. Bei der so genannten sekundären Wundheilung wird ein meist tiefer oder breiter Defekt mit relativ weit entfernten Wundrändern zunächst mit Granulationsgewebe aufgefüllt. Der Ersatz des zerstörten Gewebes erfolgt von der Peripherie der Narbe her. Auch diese Art der Wundheilung führt zum Ziel, dauert aber länger.

Wundheilungsstörungen

Besonders lange und mit zusätzlichen Belastungen verbunden veläuft die Wundheilung bei Wundheilungsstörungen. Störungen der Wundheilung können durch lokale oder durch allgemeine Faktoren verursacht werden. Die Wundheilungsstörungen kann man in aseptische und septische einteilen. Septische Wundheilungsstörungen sind durch pathogene Mikroben oder deren Toxine bedingt.

Ein Wundhämatom ist eine Ansammlung von Blut oder geronnenem Blut im Wundspalt. Der Wundspalt wird dadurch auseinander getrieben. Dieser Prozess ist sehr schmerzhaft. Kleinere Blutmengen können meist noch gut resorbiert werden. Größere Blutmengen und Koagel verflüssigen aber und sedimentieren. Der dabei entstehende fast farblose Überstand wird als Serum bezeichnet. Bei Verbleiben im Körper können Hämatome auch narbig organisiert werden, was häufig zu späteren Beschwerden oder Funktionsminderungen führen kann.

Bei Wundrandnekrosen ist der Wundrand nicht mehr durchblutet, sondern wandelt sich nekrotisch um. Bei einer solchen Entwicklung muss die Wunde nicht auseinander weichen. Allerdings „demarkiert" sich das nekrotische Gewebe und führt ohne spezielle Behandlung zu einer verzögert heilenden Wunde mit auch kosmetisch schlechtem Wundheilungsergebnis.

Wunddehiszenz ist das Auseinanderweichen der Wundränder. Meist wird diese Komplikation erst zum Termin der Entfernung des Nahtmaterials sichtbar. Manchmal kann aber die sich entwickelnde Spannung auch zum Ausreißen der Fäden beitragen, so dass die Wunde klafft. Wenn dies nach Bauchoperationen auftritt, können ggf. Exkrete wie Magensaft, Darmsaft, Stuhl, Galle in die freie Bauchhöhle gelangen, so dass es zum höchst gefährlichen Krankheitsbild der Peritonitis kommen kann. Der Platzbauch ist ein spezieller Fall der Nahtinsuffizienz bei Wunddehiszenz, bezogen auf das Abdomen. Wenn ein Platzbauch auftritt, erfolgt dies einige Tage nach der Operation. Septische Wundheilungsstörungen werden nach ihren Erregergruppen eingeteilt. So unterscheidet man pyrogene (mit Fieber verbundene), putride (mit Eiterbildung verbundene), anaerob unspezifische und anaerob toxische Wundinfektionen. Zu den wichtigen Faktoren, die potentiell Störungen der Wundheilung hervorrufen, gehören:

- Infektionen (Bakterien, Viren, Pilze, ...)
- Spannung der Wundränder
- Fehl- oder Mangelernährung
- Mangelnde Ruhigstellung
- Medikamente (Zytostatika, Antikoagulanzien, Immunsuppressiva)
- Venöse Insuffizienz
- Unverträglichkeit von eingebrachtem Material
- Allergische Reaktionen
- Wunddehiszenz
- Hohes Lebensalter
- Tumoren
- Entstehung von Seromen
- Diabetes mellitus
- Nikotinabusus

1.1.5 Postoperative Zustände

Nachdem der Patient aus der Narkose erwacht, ist es wichtig, dass er bald wieder selbständig aufstehen kann. Die Mobilisation des Patienten kann von Kreislaufschwankungen mit kurzzeitigem Bewusstseinsverlust (orthostatische Dysregulation) begleitet sein, weshalb ein Physiotherapeut vor Ort sein sollte. Weitere Gefahren an den ersten Tagen nach einer Operation sind Darmatonie, Blutzuckerschwankungen und eine schmerzbedingte Schonhaltung mit oberflächlicher Atmung. Zudem treten häufig eine starke Anämie, eine kompensatorische Tachykardie und ein erhöhter Sympathikotonus auf.

1.1.6 Teilgebiete der Chirurgie

Die Chirurgie ist nicht nur die „Krone der Medizin" seitens ihrer Bedeutung für die Gesundheit bzw. Wiederherstellung der Gesundheit für die Bevölkerung. Sie ist darüber hinaus auch ein sehr großes Fachgebiet der klinischen Medizin, das ständig aktuellen Updates unterworfen wird. Dies betrifft in den letzten Jahren unter anderem die Modernisierung neurochirurgischer Verfahren, angiochirurgischer (gefäßchirurgischer) Techniken, die immer mehr um sich greifende minimal-invasive Therapie-Strategie („Schlüsselloch"-Chirurgie), die Anwendung computer-gestützter operativer Verfahren, die Optimierung der Transplantation von Organen und Geweben, die Ausführung operativer Verfahren durch Vertreter ursprünglich klassischer internistischer Fachgebiete → siehe kardiologische Interventionen durch Internisten (Kardiologen).

In der Tabelle werden einige Bereiche / Teilgebiete der Chirurgie und auch weiterer operativer Fachgebiete – z.B. Urologie oder Orthopädie - aufgezählt.

Tab. 1.1. *Teilgebiete der Chirurgie/operativen Medizin und korrespondierende Fachgebiete*

- Unfallchirurgie — Sportmedizin, Intensivmedizin
- Bauchchirurgie — Gastroenterologie
- Gefäßchirurgie — Angiologie
- Neurochirurgie — Neurologie, Opthalmologie, Oto-Rhino-Laryngologie
- Kosmetische Chirurgie — Dermatologie
- Gelenkchirurgie — Orthopädie
- Operative Gynäkologie — Gynäkologie und Geburtshilfe, Pädiatrie
- Tumorchirurgie — Onkologie, Geriatrie
- Operative Phlebologie — Angiologie, Lymphologie
- Leberchirurgie — Hepatologie
- Schulter-, Ellb.-, Handchir. — Orthopädie, Neurologie
- Urologie — Nephrologie
- Transplantationschirurgie — Nephrologie, Gastroenterologie, Kardiologie, Pulmologie, Immunologie, Angiologie

1.2 Anwendungen in Traumatologie und Chirurgie

Therapieinhalte für eine physiotherapeutische Begleitung an postoperativen Tagen sind:
- Pneumonieprophylaxe
- Thromboseprophylaxe
- Hilfsmitteltraining, z.B. Üben des Gehens mit Unterarmgehstützen (siehe Abb.)
- Kreislaufstabilisierung; Kreislauf- und Atemgymnastik im Liegen für immobile Patienten (Intensivtherapiestation)
- Sturzprophylaxe
- Verbesserung der Selbständigkeit des Patienten (ADL-Training)
- Kreislaufgymnastik im Sitz vor dem Aufstehen oder als Teilziel, falls der Stand noch nicht erreicht werden konnte
- Kurze Standphase vor dem Bett mit Kontrolle der Kreislaufstabilität, der Therapeut übt sichernde Hilfestellung aus.
- Kurze Gehübungen im Zimmer des Patienten (z.B. Toilettengang)
- Gehübungen auf dem Stationsflur (zwischendurch immer wieder Puls messen und ggf. Pausen einlegen)
- Treppentraining: Der Therapeut hat eine wichtige sichernde Funktion. Voraussetzung hierfür ist ein stabiler Kreislauf.
- Liegt eine postoperative Darmatonie vor, ist die Durchführung einer Kolonmassage hilfreich. Zu einer postoperativen Darmatonie tragen Antibiotika bei, die die Darmflora negativ beeinflussen.

Formen der physiotherapeutischen Übungen mit dem Patienten/der Patientin können sein:
- Mobilisierung im Liegen
- Mobilisierung an der Bettkante
- Mobilisierung in den Stand
- Mobilisierung zur Toilette
- Mobilisierung im Flur
- Mobilisation nach Herzoperationen: Hier darf der Patient die Arme nicht über Herzhöhe anheben, um den Blutrückfluss Richtung Herz nicht zu erhöhen und somit das Herz nicht unnötig zu überlasten.

- Mobilisierung nach Wirbelsäulenoperationen: In der Anfangszeit sollte der Patient die Wirbelsäule nicht rotieren. Der Physiotherapeut achtet auf **en bloc Bewegungen** beim Transfer (aus der RL in den Sitz) und beim Gehen (keine Rumpfrotation, kein Mitschwingen der Arme).
- Mobilisierung nach Schädeloperationen: Gefahr von Krampfanfällen (generalisierte Anfälle fokaler Genese), nützlich ist die Hochlagerung des Oberkörpers bei 30° (niedrigster intrazerebraler Druck).

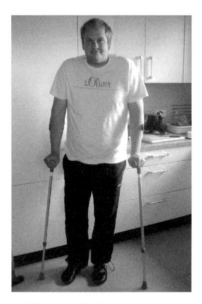

Abb. 1.4. Training des Gehens mit Unterarmgehstützen

1.3 Testfragen und Aufgaben

Nennen Sie 6 Frakturheilungsstörungen!

Was ist eine pathologische Fraktur? Wodurch kann sie zustande kommen (2 Beispiele)?

Nennen Sie die beiden Gelenke, die am häufigsten luxieren!

Nennen Sie die vier großen Gruppen der Beckenfrakturen!

1.3 Testfragen und Aufgaben

Nach welcher Formel erfolgt die Akutbehandlung einer Distorsion im Rahmen einer Sportverletzung? Bitte die einzelnen Bestandteile der Therapie kurz erläutern!

Was ist eine Arthritis? Wozu führt eines immer wieder auftretende (rezidivierende) Arthritis in der Regel?

Was versteht man unter einer Ankylose, was unter einer Arthrodese?

Was versteht man unter einer Osteosynthese? Nennen Sie vier Formen von Osteosynthesen!

Nennen Sie die Namen von drei häufigen Arthrosen!
Nennen Sie mindestens 3 radiologische Zeichen einer Arthrose!

Welche Medikamente werden bei einer Arthritis verordnet (Medikamentengruppen nennen)?

Was ist eine Distorsion, was ist eine Luxation, was ist eine Fraktur?

Welches sind die drei häufigsten Lokalisationen für Frakturen bei stark ausgeprägter Osteoporose?

Sie führen mit Ihrem Patienten ein statisches Stabilitätstraining durch. Mit welchem Verfahren können Sie Schwerpunktverlagerungen sichtbar machen?

Was versteht man unter dem Begriff „lagerungsstabil"? Was ergibt sich daraus für die physiotherapeutische Therapie?

Was versteht man unter dem Begriff „bewegungsstabil"? Was ergibt sich daraus für die physiotherapeutische Therapie?

Was versteht man unter dem Begriff „belastungsstabil"? Was ergibt sich daraus für die Therapie?

Was versteht man unter dem Begriff „Gelenkstabilität"?

Nennen Sie 5 Warnzeichen, die auf eine Entzündung im Verletzungsbereich hindeuten!

Was versteht man unter vollbelastendem Gehen?

Was versteht man unter „Z.n. OP"?

Was versteht man unter „postoperativ"?

Was bedeutet folgender Satz in einem Behandlungsplan: „Anlage der Kniegelenksorthese in 0-0-30°"

Was versteht man unter passivem Bewegen?

Was versteht man unter aktiv-assistivem Bewegen?

In der Patientenakte lesen Sie den Begriff „Redon". Worum handelt es sich?

Im Behandlungsplan eines Krankenhauses steht folgender Satz: „Mobilisation des Kniegelenks passiv 0-90° und aktiv 10°-90°". Was ist folglich zu tun?

Welches physiotherapeutische Konzept kombiniert passive Mobilisationen mit aktiven Bewegungen?

Bezüglich der Hyperthermie während der Entzündungsphase ist folgende Aussage falsch: (1P)
A Das Ausmaß der Hyperthermie kann als Maß für den entzündlichen Prozess
   angesehen werden.
B Der Ort der größten Hyperthermie korreliert mit dem Ort der größten Schmerzwahrnehmung.
C Eine Verbesserung der klinischen Symptomatik korreliert mit einer Reduktion der Temperatur.
D Persistierende Symptome sind durch eine bleibende Hypothermie gekennzeichnet.
E Ein Temperaturunterschied von mehr als 1,5-2°C ist als überschießende Entzündungsreaktion anzusehen.

Was versteht man unter „CPM"?

Welche Aussage bezüglich einer Ruhigstellung falsch?
A nicht alle Ligamente reagieren gleich schnell und intensiv
B das vordere Kreuzband verliert weniger von seiner Stabilität als das Innenband
C Insertionen des Bandes verlieren schneller an Stabilität als die Bandmitte
D Immobilisationsschäden von Bändern sind weitestgehend irreversibel
E nach einer Ruhigstellung kommt es eher zu knöchernen Ausrissen

Nennen Sie 4 Prinzipien des Mulligan-Konzeptes!

Um die Grundlagen des Mulligan-Konzepts zu beschreiben, erfand Brian Mulligan das Akronym „PILL". Was ist darunter zu verstehen?

Weiterführende Literatur:

Ficklscherer A: BASICS Orthopädie und Traumatologie. Urban & Fischer / Elsevier, 2008.

Köhler M, Haritz D, Diedrichs V, Fleischhauer M: Leitfaden Physiotherapie in der Orthopädie und Traumatologie. Urban & Fischer / Elsevier, 2006.

Guethoff S, Saller T: Fälle wie im Hammerexamen Chirurgie, Traumatologie und Orthopädie: 18 Fälle und 267 Fragen wie im Hammerexamen – ausführlich und präzise kommentiert. Urban & Fischer / Elsevier, 2009.

Mayer C, Siems W: Hundert Krankheitsbilder in der Physiotherapie. Springer Medizin Verlag, Heidelberg, 2011.

Burstein AH, Wright TM: Biomechanik in Orthopädie und Traumatologie. Thieme, Stuttgart, 1997.

2 Orthopädie des Beckens und der unteren Extremität

DR. WERNER SIEMS, DR. RENATE SIEMS,
GERT LOOSEN, SÖREN SCHWAY

2.1 Becken und Hüfte

2.1.1 Krankheiten im Bereich des Beckens und der Hüfte

Kindliche Hüftdysplasie und Luxation
Synonyme: Dysplasia coxocongenita
Definition: unzureichende Pfannenüberdachung des Hüftkopfes, die zum vorzeitigen Hüftgelenksverschleiß führt
wird bei etwa 3 % der Neugeborenen festgestellt
→ häufigste angeborene Skelettfehlentwicklung
Ätiologie: mechanische, genetische, hormonelle Ursachen
Symptome: verspätetes Gehen, Schmerzen im Leistenbereich/seitlichen Hüftbereich, Duchenne – Hinken, positiver Trendelenburg-Test
Diagnostik: Sonographie, Röntgenaufnahme
Klinik: Inspektion → Asymmetrie: Seitendifferenz in Flexion und Extension
3 Schweregrade: Hüftreifungsverzögerung (Dysplasie)
Inkomplette Hüftausrenkung (Subluxation)
Komplette Hüftausrenkung (Luxation)
Therapie: konservativ: durch Extension, Spreizhosen und Schienen
operativ: durch Beckenosteotomie

Morbus Perthes
Synonyme: aseptische Hüftkopfnekrose, Mb. Legg-CalvePerthes
Definition: Absterben des Hüftkopfes durch Durchblutungsstörungen, tritt zwischen 4.-9.Lebensjahr auf, Jungen sind öfter betroffen als Mädchen
Ätiologie: Durchblutungsstörungen, hormonelle Schwankungen, Druckerhöhungen im Knochen oder Gelenk, genetische Disposition
Symptome: initialer Knieschmerz, Schonhaltung, Hinken, eingeschränkte Beweglichkeit des HG, Spätfolge → Arthrose
Diagnostik: Röntgen, klinische Untersuchung(IR, AB), Schmerzen evtl., Ultraschall, MRT

Stadien:	Initialstadium(Gelenkspaltverbreiterung) Kondensationsstadium (Verdichtung) Fragmentationsstadium (schollenartiger Zerfall) Reparationsstadium Ausheilungsstadium(Ausbildung eines neuen Hüftkopfes entweder Reparation oder Destruktionsstadium)
Therapie:	konservativ: Thomasschiene, Orthesen, Beckengipsverband in Entlastungsstellung, Petrie Cast, Stützen, Rollstuhl operativ: Beckenosteotomie nach Salter, Derotierende Varisierungsosteotomie, Triple Osteotomie

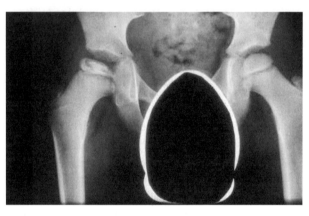

Abb. 2.1. Morbus Perthes: Degeneration des rechten Hüftgelenkkopfes.

Epiphysiolysis capitis femoris

Synonyme:	Epiphysenlösung, Epiphysiolysis
Definition:	Dislokation der proximalen Femurepiphyse, Kontinuitätstrennung des Knochens (partiell oder total) in der Epiphysenfuge als Sonderform eines Knochenbruches bei Jugendlichen
Ätiologie:	meistens als Zeichen einer Wachstumsstörung, seltener durch Traumata
Symptome:	Schmerzen im Knie und in der Vorderseite des Oberschenkels, Hüft- und Leistenschmerz allerdings sind eher atypisch
Diagnostik:	Röntgenaufnahme, Lauenstein-Aufnahme(Hüfte in 70°Flex und 50°Abduktion)
Klinik:	Dislokation der Femurepiphyse führt zu einer Beinverkürzung, die sich durch Hinken und außenrotiertem Bein bemerkbar macht, Scherenphänomen

2.1 Becken und Hüfte

Stadien: I (imminens) beginnende Lösung der Epiphyse
II (akuta) vollständige Ablösung der Epiphysenfuge
III (lenta) stetige Auflockerung der Epiphysenfuge

Therapie: < 20°: Spickung mit Kirschner-Draht unter Rö-Kontrolle, ME nach Epiphysenfugenschluß, proph. Spickung der Gegenseite

- 50°: intertrochantäre Korrekturosteotomie (Valgisations-Flexions-Derotation)=Reposition des Hüftkopfes

> 50°: subcapitale Osteotomie (Gefahr der p.o. Hüftkopfnekrose aufgrund der Schädigung der Kapselgefäße)

Beckenfrakturen

Ätiologie: traumatisch oder pathologisch

Einteilung: A: Beckenrandfrakturen
1. Kreuzbeinbruch
2. Schambeinbruch
3. Sitzbeinbruch
4. Darmbeinschaufelbruch

B: Beckenabrissfrakturen
1. Abrißfraktur der SIAS
2. Abrißfraktur der SIAI
3. Abrißfraktur des Tuberossiischii

C: Beckenringfrakturen
1. Sprengung der Ileosakralfuge
2. Symphysenruptur
3. vordere Beckenringfraktur
4. hintere Beckenringfraktur

Sonderformen:
1. Malgaigne-Fraktur vorderer und hinterer Beckenbruch ein-oder beidseitig
2. Schmetterlingsfraktur Dehnungsbruch, Sitzbein beidseitig

Symptome: Schmerz, Bewegungseinschränkungen beim Gehen, Belastungsschmerz beim Stehen und Sitzen

Diagnostik: Röntgenaufnahme im vorderen Strahlengang von 40°oben

Therapie: konservativ → stabile Beckenfrakturen
Operativ → instabile Beckenfrakturen durch eine Beckenzwinge oder Fixateur externe, später erfolgt eine Verplattung oder Verschraubung

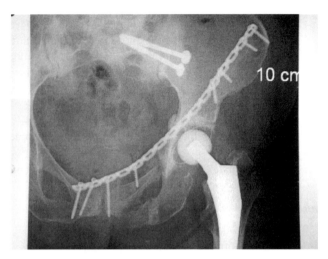

Abb. 2.2. Komplexe Beckenfraktur nach operativer Wiederherstellung

Alle gelenknahen Frakturen sind immer präarthrotische Deformitäten!

Coxarthrose

Definition: degenerative Erkrankung der Hüfte, radiologisch gekennzeichnet durch
1. Sklerosierung des Pfannendaches
2. Verschmälerung des Gelenkspaltes
3. Osteophytäre Anbauten
4. Osteolysen
5. Ankylose (Gelenkversteifung)

Ätiologie: Fehlbelastung/Überlastung, idiopathisch(primär), durch Erkrankungen der Hüfte im Kindesalter, Verschleiß, Traumen, Rheuma, hämatogene Infektion des Knochens

Symptome: Leistenschmerz mit Ausstrahlung auf den Oberschenkel, Bewegungseinschränkung, besonders in Bezug auf die Abduktion und Innenrotation

Diagnostik: Röntgenaufnahme und MRT zum Ausschluss einer Hüftkopfnekrose

Therapie: konservativ → Verordnung von PT, Antiphlogistika, Analgetika, operativ → Umstellungsosteotomie, Endoprothese (TEP zementiert/ zementfrei), Arthrodese (Gelenksversteifung)

2.1 Becken und Hüfte

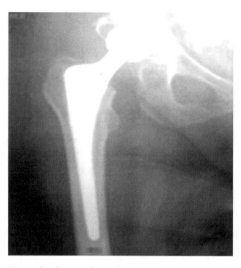

Abb. 2.3. TEP-Implantation nach schwerer Coxarthrose

Schenkelhalsfraktur

Definition: Frakturlinie am proximalen Femur zwischen Femurkopf und Trochanteren
Ätiologie: indirekte Gewalteinwirkung, Osteoporose
Symptome: **Abduktionsfraktur**: häufig asymptomatisch, Valgusstellung
Adduktionsfraktur: Schmerzen, Bewegungseinschränkung, Varusstellung
Fehlstellung (Beinverkürzung, Außenrotation)
Einteilung: a) nach Dislokation des Schenkelkopfes zum Hals
 1. stabil: Abduktionsfraktur
 2. instabil: Adduktionsfraktur
 b) nach Lokalisation
 1. mediale (80%)
 2. laterale
 3. intermediäre
 c) nach PAUWELS (Winkel zwischen Bruchlinie und Horizontalen)
 Pauwels 1: < 30° immer Abduktionsfraktur
 Pauwels 2: 30-70° fast immer Abduktionsfraktur
 Pauwels 3: > 70° Adduktionsfraktur
Diagnostik: Röntgenaufnahme

Therapie: Pauwels 1&2 Frakturen konservativ, Pauwels 3 Frakturen operativ
konservativ → Extension für 10 Wochen (hohe Komplikationsrate)
operativ → extramedullär: Pohlsche Laschenschraube,
Kondylenplatte
→ intramedullär: Ender-Nagelung, TEP,
Duokopfprothese
operativ: Kinder und Jugendliche → 2 Zugschrauben
junge Erwachsene < 45 J → 3 Zugschrauben
ältere Erwachsene 45-65 J → Winkelplatte oder DHS
alte Menschen > 65 J → hohe Komplikationsrate, TEP

Pertrochantäre und subtrochantäre Frakturen

Definition: Frakturlinie des Femurs unterhalb der Trochanteren
Ätiologie: traumatisch; typische Verletzungen des alten Menschen (Osteoporose und fehlende muskuläre Koordination)
Einteilung: stabil und instabil (mit Zerstörung des biomechanisch wichtigen medialen Tragpfeilers)
Symptome: Schmerzen im Hüftbereich, Druck- und Klopfschmerzhaftigkeit im Bereich des Trochanters major, betroffenes Bein wird in außenrotierter Stellung gehalten
Diagnostik: Röntgenaufnahme
Therapie: Osteosynthesen (Gammanagel, Gleitnagel, DHS)

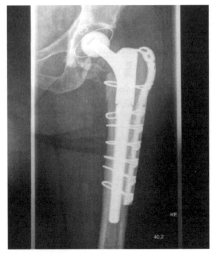

Abb. 2.4. *Z.n. subtrochantärer Fraktur links und Hybrid TEP Implantation mit Trochanter-Hakenplatte und Cerclagen-Versorgung*

Traumatische Hüftluxation

Definition:	Entfernung der Gelenkpartner Facies lunataacetabuli und Fovea capitis femoris in Folge von Gewalteinwirkung
Ätiologie:	traumatisch durch z.b. Verkehrsunfälle
	Anprall des in der Hüfte gebeugten Beines verursacht hintere Luxation
	Anprall des in der Hüfte abduzierten Beines verursacht vordere Luxation
Einteilung:	hintere Hüftluxation (75%) a) Luxatio iliaca b) Luxatio ischiadica
	vordere Hüftluxation (25%) c) Luxatio obturatoria d) Luxatio pubica
Symptome:	Beinfehlstellung, federnde Fixation, Schmerzen
Begleitverl.:	Zerreißung der am Hüftkopf versorgenden Kapselgefäße, Hüftkopfnekrose, Nervenschäden, Acetabulumfrakturen, Hüftkopffrakturen
Diagnostik:	Röntgenaufnahme, Arthrographie, CT
Therapie:	Rasche Reposition in Vollnarkose und Muskelrelaxation, anschl. 3 Wochen Bettruhe, OP bei Begleitverletzung

Femurschaftfrakturen

Definition:	Fraktur im Bereich des Femurschaftes
Ätiologie:	Direkte oder indirekte Gewalteinwirkung
Symptome:	sichere und unsichere Frakturzeichen, starke Schmerzen im Bereich des Femurschafts → keine Bewegung des Beines bzw. der Hüfte
Diagnostik:	Röntgenaufnahme
Therapie:	Erwachsene operativ: (präop. Suprakondyläre Extension), Marknagelung, Verriegelungsnagel, Plattenosteosynthese
	Kinder konservativ: Dauer 6-8 Wochen, Extensionsbehandlung, Overhead-Extension, ab 3. Lebensjahr Extensionstisch nach Weber

2.1.2 Physiotherapeutische Anwendungen im Bereich des Beckens und der Hüfte

Flexionsmobilisation

- Gegendruck am anderen Bein
- stelle sicher, dass maximale Flexion eingestellt ist
- Hand in Kniekehle!
- gleichzeitig etwas Traktion geben
- nach Mobilisierung Bein unter Traktion zurückführen
- nach Behandlung für 2-4 Stunden Nachschmerz zu erwarten (sollte der Patient länger Schmerzen haben, wurde therapeutisch überdosiert, ansonsten unterdosiert!)
- Indikation: Schmerzen, Bewegungseinschränkung

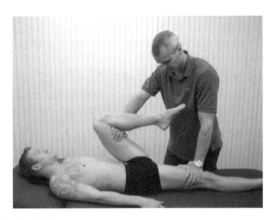

Abb. 2.5. Mobilisation der Flexion

Mobilisation der Innenrotation

- Knie in 90° Flexion
- Bein in Innenrotation fixieren
- Schub über die Hand am Becken nach ventral-lateral!
- Ausführung:
  - intermittierend
  - gehalten
  - rhythmisch-oszillierend
- Nachschmerz für 2-4 Stunden zu erwarten

2.1 Becken und Hüfte

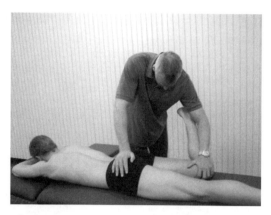

Abb. 2.6. *Mobilisation der Innenrotation*

Varianten:
- Mobilisation unter Traktion
- Mobilisation unter Kompression

Indikation:
- Schmerzen, Bewegungseinschränkung

Traktion nach distal
- Oberschenkel distal mit beiden Händen umfassen
- Rumpf rückneigen
- Varianten:
  - intermittierend
  - gehalten
  - rhythmisch-oszillierend

Varianten:
- Traktion unter stärkerer Flexion
- unspezifische Traktion untere Extremität
  - Zug über den Fuß
  - sehr effektive Technik für Hüft-, Knie- und Sprunggelenk
  - kann auch mit Impuls ausgeführt werden
- Intensivtraktion untere Extremität mit Impuls („Peitschenschlag", Abb. 2.7 und Abb. 2.8)

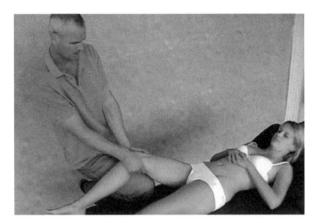

Abb. 2.7. Traktion nach distal

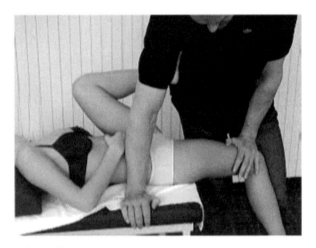

Abb. 2.8. Dehnung der Hüftbeuger

- wohl eine der effektivsten Traktionen der unteren Extremität
- Therapeut steht etwas seitlich des Beins
- Ferse darf nicht auf Behandlungsbank zum Liegen kommen (ansonsten käme es zu einer Hyperextension des Kniegelenks!)
- Traktion wird über seitlichen Ausfallschritt des Therapeuten herbeigeführt
- kann sehr gut mit Impuls ausgeführt werden (dabei schlägt die Wade des Patienten auf die Behandlungsbank auf!)

Indikation:
- frühes und mittleres Stadium der Arthrose

Variante:
- Traktion nach lateral

Dehnung Hüftbeuger
- gegenüberliegende Hüfte in maximale Flexion einstellen und Position fixieren
- Oberschenkel langsam in Extension drücken

Varianten:
- gehalten
- intermittierend
- rhythmisch-oszillierend
- Dehnung über Kniegelenk
- langsam in Extension und Adduktion führen
- nach Dehnung Oberschenkel passiv in die Flexion führen

Querfriktion M. adductor longus
- Oberschenkel mit Kissen unterlagern und in etwas Abduktion und Außenrotation einstellen
- etwas Haut aufnehmen
- mit allen Fingerkuppen verstärkt durch die andere Hand friktionieren
- 10 Minuten, nachdem Analgesie erreicht wurde

Querfriktion der Ischiokruralmuskulatur
- Ischiokruralmuskulatur durch etwas Knieflexion annähern
- etwas Haut aufnehmen
- Friktion mit allen Fingerkuppen verstärkt durch die andere Hand
- weite ausladende Bewegung
- 10 Minuten friktionieren, nachdem eine Analgesie erreicht wurde

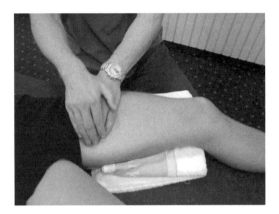

Abb. 2.9. Querfriktion des M. adductor longus

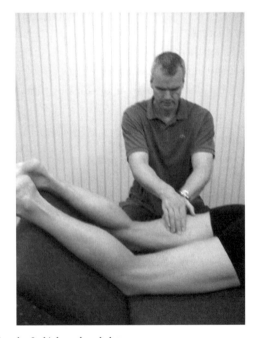

Abb. 2.10. Querfriktion der Ischiokruralmuskulatur

Positional Release Leiste

- Schmerzpunkt palpieren
- folgendes dem Patienten mitteilen: „ wenn auf einer Skala „10" Ihr jetziger Schmerz ist und „0" kein Schmerz bedeutet, wie ändert sich ihr Schmerz, wenn ich Ihr Hüftgelenk in eine andere Position bringe?"
- nun die schmerzfreie oder deutlich schmerzreduzierte Position durch Änderung der Einstellung des Hüftgelenks oder der Nachbargelenke suchen
- der Schmerz sollte sich auf den Wert „3" oder geringer reduzieren
- mindestens 90 Sekunden in der schmerzfreien oder schmerzreduzierten Position bleiben
- es dürfen keine neuen Schmerzen an einer anderen Stelle produziert werden

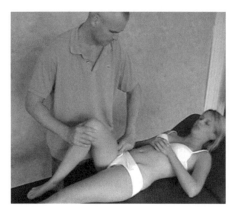

Abb. 2.11. *Positional Release Leiste*

Modifizierter Ober-Test

- Becken des Patienten gut durch das eigene Becken stabilisieren
- Hüfte in Neutralstellung einstellen
- Knie in 90° Flexion einstellen
- dann das Knie loslassen
- Normalerweise sollte der Oberschenkel in eine Adduktions-Position fallen. Der Tonus ist zu hoch, wenn der Oberschenkel in dieser Position verbleibt.

Indikation:
- Test des Tonus der lateralen Oberschenkelstrukturen
  Aus diesem Test lässt sich unmittelbar eine Dehntechnik ableiten: man führe den Oberschenkel langsam in die Adduktion.

Wiederbefund Hüfte

Welche Hüftbewegungen waren schmerzhaft und eingeschränkt? Wie hat sich die Situation nach der Behandlung verändert? Zur Beschreibung des Schmerzes Visuelle Analog Skala und Numerische Rating Skala verwenden. Außerdem ist die Verwendung standardisierter Fragebögen sinnvoll (z.b. Funktionsfragebogen Coxarthrose FFb-H-OA).

Es empfiehlt sich folgende Tests standardmäßig auszuführen:

- passive Flexion
- passive Innen- und Außenrotation
- passive Abduktion
- passive Adduktion
- passive horizontale Adduktion
- resistive Flexion
- resistive Extension
- resistive Abduktion
- resistive Adduktion
- passive Extension
- passive Innenrotation im Seitenvergleich
- resistive Innenrotation resistive Außenrotation
- resistive Knieflexion resistive Knieextension

Außerdem sollte man für den Alltag und Sport funktionelle Tests durchführen: Einbeinstand, Kniebeuge, Einbein-Kniebeuge, Ausfallschritte, Hüpfen auf einem Bein, Sprünge, etc.

2.2 Kniegelenk

2.2.1 Krankheiten im Bereich des Knies

Gonarthrose

Definition: degenerativer Knochen/Knorpelverschleiß des Kniegelenks
Ätiologie: primäre Qualitätsstörungen des Gelenkknorpels, Traumata, Entzündungen
Varus- oder Valgus-Fehlstellung,
Symptome: Schmerzen (häufig Anlaufschmerzen), Einschränkung der Gelenksbeweglichkeit → Verschlechterung des Gangbildes, evtl. Baker-Zysten bei Gelenkserguss

2.2 Kniegelenk

Diagnostik: Umfangsmessungen → um zu sehen, ob das Knie nach der Therapie anschwillt, dann die Intensität verringern, Wärme → Hinweis auf Arthritis, Tanz der Patella → Hinweis auf Schwellung, Röntgenaufnahme, MRT

Therapie: konservativ → Traktion (z. Bsp. mit Skischuh oder Gewichtsmanschette als Hausaufgabenübung), Eis, Massage, Elektrotherapie, TCM, Pendelbewegungen (Pendelstuhl)

Operativ → Arthroskopie mit Knorpelglättung, Osteotomien, Spülung, TEP

> Wenn möglich immer im schmerzfreien Bereich arbeiten. Zu empfehlen sind Schuhe mit weichen Sohlen und flachen Absätzen. Viel Bewegung, wenig Last!

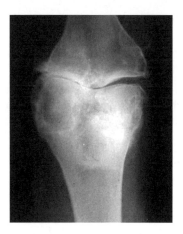

Abb. 2.12. Spätes Stadium einer Gonarthrose

Meniskusläsion

Definition: Verletzung des Innen-oder Außenmeniskus

Ätiologie: degenerativ oder traumatisch, schnelle und intensive Verdrehung des Knies in flektierter Position

Einteilung: nach Verlaufsrichtung in Querrisse, Lappenrisse (Zungenrisse), Längs- bzw. Korbhenkelrisse, oberflächliche Risse

Symptome: lokaler Druckschmerz über dem Gelenkspalt, gelegentlichesKlicken bei Bewegungen

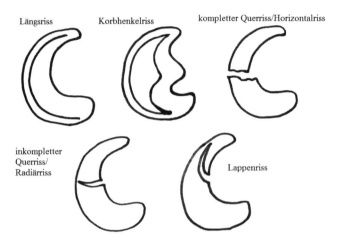

Abb. 2.13. Schema von Meniskusläsionen

Diagnostik: Arthroskopie, MRT
Therapie: konservativ oder arthroskopische Operation; obsolet ist die früher durchgeführte komplette Meniskektomie, allenfalls wird Meniskusteilresektion durchgeführt

Vordere Kreuzbandruptur
Definition: Ruptur des Ligamentum cruciatum anterius
Ätiologie: häufige Sportverletzung (Football, Basketball, Ski-Alpin,Fußball) Überstrecktrauma des Kniegelenks mit Rotation des Unterschenkels
Symptome: Patient registriert häufig ein lautes Krachen, schmerzhafte Bewegungseinschränkung, häufig innerhalb von 24h Hämarthros (nur wenn Synovialschlauch reißt), vordere Schublade nur manchmal auslösbar (reflektorische Muskelspannung!), Lachmann-Test meist positiv (vordere Schublade in leichter Knieflexion)
Diagnostik: Untersuchung in Kurznarkose! MRT, Arthroskopie
Therapie: Konservativ: Training der ischiocruralen Muskulatur, passive Instabilität kann dadurch aber nicht beseitigt werden!
Operativ: Freies Transplantat aus der Patellarsehne, Freies Transplantat aus Muskelsehen (M. gracilis/semitendinosus)

2.2 Kniegelenk

Hintere Kreuzbandruptur

Definition: Ruptur des Ligamentum cruciatum posterius
Ätiologie: Dorsalverschiebung des Unterschenkels (bsp.autounfall), selten isoliert (gehäuft mit Außenbandschäden und Schäden des Popliteuskomplexes)
Verletzungen entstehen häufig durch Sturz auf das gebeugte Knie, in Überstreckung oder beim Anpralltrauma der Tibia gegen das Armaturenbrett; das hintere Kreuzband ist stärker als das vordere, reißt 10x bis 40x seltener
Symptome: hintere Schublade ist positiv nur manchmal auslösbar (reflektorische Muskelspannung!), Schwellung, Schmerzen
Diagnostik: Untersuchung in Kurznarkose! MRT, Arthroskopie
Therapie: Konservativ:
Training der sichernden Muskulatur, passive Instabilität kann dadurch aber nicht beseitigt werden!

Operativ:
Freies Transplantat aus der Patellasehne
Freies Transplantat aus Muskelsehen (M. gracilis/semitendinosus)

Mediale Seitenbandruptur

Definition: Ruptur des medialen Seitenbandes
Ätiologie: Valgusstress
Symptome: Instabilität
Diagnostik: bei 30 Grad Flexion mediale Aufklappbarkeit
leicht: 3-5-mm
mittel: 6-10mm
schwer: >10mm
MRT
Therapie: Konservativ funktionell (bei nicht vorgeschädigtem Knie)
Frühphase: Antiphlogistika, lokale Eisanwendungen
zunehmend volle Belastung unter Berücksichtigung der Schmerzen

Komplexe Instabilitäten

Anteromediale Instabilität:

Ätiologie: Valgus/AR/Flex-Stress, häufig beim Ski-Alpin,
bei rechtwinklig gebeugtem Knie kommt es bei der AR(15-20 Grad) zu einer Entspannung des vorderen Kreuzbandes, wird die Rotation weitergeführt, spannt sich das Band an und kann reißen, indem es

sich um die mediale Fläche des Außenkondylus wickelt
BSP: „unhappy Triade" (Ruptur des Lig. Cruciatum anterius,
Lig. collaterale mediale + Innenmeniskus)
Symptome: Schmerzhafte Bewegungseinschränkung, Hämarthros,
Rotationsschublade (90 Grad Flex und AR)
Diagnostik: MRT, Arthroskopie
Therapie: operative Rekonstruktion

Anterolaterale Instabilität:
Ätiologie: Trauma in Add.,IR, leichter Flexion
Symptome: Hämarthros, vordere Schublade ist in Innenrotation deutlich positiv
Diagnostik: MRT, Arthroskopie
Therapie: Ersatz des vorderen Kreuzbandes, evtl. lateralseitige Umlenkung des Traktus iliotibialis

Knorpel-Knochenverletzung am Kniegelenk
Ätiologie: Traumata
Symptome: Prellmarke, Schwellung, Schonhaltung, Bewegungseinschränkung
Einteilung: 1) Knorpelkontusion
2) Knorpelimpression
3) Knorpelfrakturen
Diagnostik: Röntgenaufnahme in 4 Ebenen, diagnostische Punktion,
Arthroskopie, ggf. arthroskopische Knorpelglättung
Therapie: 1)+ 2) konservativ 6-8 Wochen Entlastung,
3) operativ

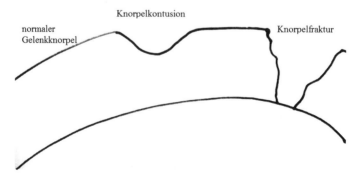

Abb. 2.14. Schema von Knorpel-Knochenverletzungen

Tibiakopffrakturen

Definition:	Fraktur der Tibia im Bereich des Caput tibiae mit oder ohne Beteiligung des Tibiaplateaus, häufig präarthrotische Deformierung
Ätiologie:	durch Stauchungs- und Rotationskräfte entlang des Oberschenkels, der massive Gelenksblock des Oberschenkels schlägt wie ein Keil in die Gelenkfläche des Unterschenkels ein
Symptome:	Schmerzen, Gehbehinderung, schmerzhafter Stand, Schwellung
Einteilung:	Trümmerfrakturen Impressionsfraktur Meißelfraktur: Spaltbruch ohne Dislokation Depressionsfraktur: Spaltbruch mit Dislokation einer oder beide Kondylen
Diagnostik:	Röntgenaufnahme in 4 Ebenen, diagnostische Punktion, Arthroskopie
Therapie:	konservativ: bei nicht dislozierten Frakturen Ruhigstellung in Gipsschiene für ca. 1 Monat operativ: alle dislozierten Frakturen, mit Plattenosteosynthesen (Kondylenfrakturen sowie Im-/Depressionsfrakturen), Fixateur externe bei Trümmerbrüchen

Unterschenkelschaftfraktur

Definition:	gleichzeitige Fraktur von Tibia und Fibula
Ätiologie:	direkte oder indirekte Gewalteinwirkung
Einteilung:	A: einfacher Bruch (spiralförmig, schräg oder quer) B: Keilfraktur (Drehkeil, Biegungskeil oder fragmentierter Keil) C: Komplexfraktur (spiralförmig, etagenförmig oder irregulär)
Symptome:	klassische Frakturzeichen, Schmerzen führen zur Nichtbelastbarkeit des Beines
Diagnose:	Röntgenaufnahme, DMS
Therapie:	konservativ, falls der Bruch nicht disloziert ist → Ruhigstellung operativ bei Dislokation → Osteosynthesen, selten Fixateur externe

2.2.2 Physiotherapeutische Anwendungen im Bereich des Knies

Querfriktion Innenband
- Knie in maximal möglicher Extension lagern
- Läsionsstellen palpieren
- etwas Haut aufnehmen
- mit 2 oder 3 Fingerkuppen verstärkt durch die andere Hand friktionieren
- 10 Minuten friktionieren, nachdem eine Analgesie erreicht wurde (bei akuter Verletzung nur sehr kurze (1 Minute) und sanfte („gentle") Friktionsmassage!)
- weite ausladende Bewegung (das Innenband ist recht breit!)
- Friktion auch in maximal möglicher Flexion!
- Indikation: Innenbandläsion

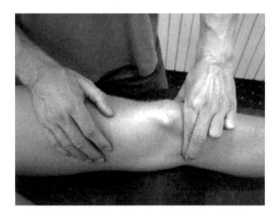

Abb. 2.15. Querfriktion des Innenbandes

Querfriktion Muskelbauch des Quadrizeps
- Hüfte in Flexion, Knie in Extension einstellen, um Muskel anzunähern
- etwas Haut aufnehmen
- mit allen Fingerkuppen verstärkt durch die andere Hand friktionieren
- 10 Minuten Friktion, nachdem eine Analgesie erreicht wurde (bei akuter Verletzung nur sehr kurze (1 Minute) „gentle" Friktionsmassage!)
- Indikation: Muskelzerrungen, Muskelfaserrisse

Traktion in Bauchlage

- Oberschenkel mit einer Hand fixieren
- dann gehaltene oder intermittierende Traktion
- Variante: im Sitz
- Indikation: Schmerzzustände, Bewegungseinschränkungen
- Varianten:
  - Traktion am Bankrand
  - Intensivtraktion untere Extremität mit Impuls („Peitschenschlag")

Dorsalschub

- Gelenk in maximal mögliche noch schmerzfreie Position einstellen
- gelenknaher Schub nach dorsal
- Indikation: Bewegungseinschränkung

Ventralschub

- Gelenk in maximal mögliche noch schmerzfreie Position einstellen
- gelenknaher Schub nach ventral
- Indikation: Bewegungseinschränkung

Transversalschub

- Gelenk in maximal mögliche noch schmerzfreie Position einstellen
- gelenknaher Schub nach medial oder lateral
- Indikation: Bewegungseinschränkung

Ventralschub Fibula

- Daumen auf eine Linie mit dem Zeigefinger bringen. Dadurch wird der Thenar prominent. nun mit den Thenar an das Fibulaköpfchen anlegen
- mit der anderen Hand stellt man maximale Flexion und Außenrotation ein
- dann gibt man einen Impuls in die Flexion

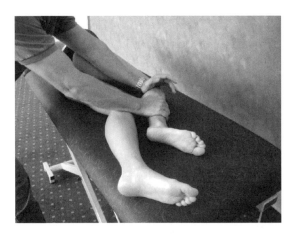

Abb. 2.16. Ventralschub der Fibula

Dorsalschub Fibula
- mit distaler Hand Unterschenkel fixieren
- mit Hypothenar Schub gegen Fibulaköpfchen von anterior nach posterior
- Indikation: Schmerzzustände, Bewegungseinschränkungen

Patella nach distal
- maximal mögliche Flexion einstellen
- Schub nach distal
- Indikation: Schmerzzustände, Bewegungseinschränkung

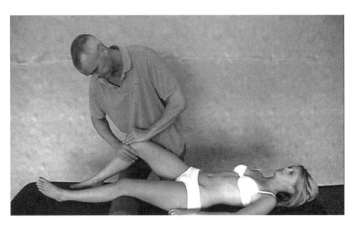

Abb. 2.17. Mobilisation der Patella nach distal

Patella nach medial

- maximal mögliche Flexion einstellen
- Knie unterlagern
- Schub nach medial
- Indikation: Schmerzzustände, Bewegungseinschränkung

Schmerzpunkt- und Schmerzbandbehandlungen am Knie

Klinisch wichtige Schmerzpunkte findet man an Patellaspitze, Tuberositaspatellae, medialem und lateralen Kniegelenkspalt. Relevante Schmerzbänder finden sich entlang der Kollateralbänder, Retinakulae, des Tractus iliotibialis, der Ischiokruralmuskulatur, des Quadriceps und der dorsalen Kapsel. Hinweise auf die Behandlung gibt die Körpersprache des Patienten.

Bei der Schmerzpunktbehandlung drückt man i.d.R. entlang des Sehnen- oder Bandverlaufs. Schmerzbänder können sowohl von proximal nach distal als auch von distal nach proximal kräftig durchgezogen werden. Bei der Schmerzbandbehandlung kommt es häufig zu subkutanen Blutungen. Darauf ist der Patient hinzuweisen.

Wiederbefund

welche Bewegungen des Kniegelenks waren schmerzhaft und eingeschränkt? Wie hat sich die Situation nach der Behandlung verändert? Zur Beschreibung des Schmerzes Visuelle Analog Skala und Numerische Rating Skala verwenden. Außerdem ist die Verwendung standardisierter Fragebögen sinnvoll (z.B. KOOS (Knee and Osteoarthritis Outcome Score)).

Folgende Tests sollten standardmäßig ausgeführt werden:

- Test auf Wärmebildung: mit dem Handrücken über das Knie gleiten. Sind Temperaturveränderungen feststellbar? Bei Entzündungen kommt es zu einer verstärkten Wärmebildung. Wiederhole Palpation am Ende der Untersuchung, um zu sehen, ob durch die Testbewegungen ein Entzündungsprozess ausgelöst wurde (zeigt Irritierbarkeit an). Achtung: trägt der Patient auf der betroffenen Seite eine Bandage, kann dies schon zu einer Temperaturerhöhung führen.
- Test auf Schwellung: Finger und Daumen unmittelbar dorsal des Patellarandes plazieren. Mit anderer Hand Rezessus suprapatellaris ausdrücken (komprimieren, nicht ausstreichen!). Seitenvergleich ist entscheidend.
- Test auf synoviale Verdickung: Palpation des medialen und lateralen Femurkondylus. Mediale Verdickung der Synovia normal (dort Plica mediopatellaris). Exzessive Verdickung: Gewebe fühlt sich teigig / sumpfig („**boggy**") an. Synoviale Verdickung oft beim osteoarthrotischen Knie (Indikator für Schwere der Arthrose!)
- passive Flexion und Extension

- passive Innen- und Außenrotationen
- hintere Schublade: kurzer heftiger Zug der Tibia nach dorsal in Gelenkspaltrichtung
- Gravity sign: zeigt sich im Seitenvergleich ein deutliches Absinken der Tuberositas tibiae? Falls dies der Fall ist, könnte dies ein Hinweis auf eine hintere Kreuzbandläsion sein. Alternativ kann man die Füße auch aufstellen und den Patienten bitten, die Füße in die Bank zu drücken. Dies führt dazu, dass die Ischiokruralmuskulatur die Tibia nach dorsal zieht. Kurzer heftiger Zug der Tibia nach ventral in Gelenkspaltrichtung. Ischiokruralmuskeln müssen entspannt sein!
- vorderer Schubladen- und Lachmann-Test
- Varus- und Valgustest. Dabei führt man den Varustest am besten immer von der gegenüberliegenden Seite aus!
- Meniskustest: imitiert wird die Bewegung, die am häufigsten zu Meniskusläsionen führt: eine Kombination von Flexion mit Varus- oder Valgusstress und Rotationsstress
- resistive Flexion und Extension
- resistive Flexion und Extension alternativ
- resistive Innen- und Außenrotation.
- patellofemoraler Stresstest: Flexion Knie 90°, Hüfte 40° adduziert, Tibia innenrotiert. Jetzt Schub der Patella nach lateral und Bein in volle Extension bewegen. positiv: Abwehrspannung („apprehension") und Schmerz

Außerdem sollte man für den Alltag und Sport funktionelle Tests durchführen: Einbeinstand, Kniebeuge, Einbein-Kniebeuge, Ausfallschritte, Hüpfen auf einem Bein, Sprünge, Treppauf- und Treppabgehen etc.

2.3 Fuß

2.3.1 Krankheitsbilder im Bereich des Fußes

Sprunggelenksfrakturen

Definition: köcherne oder kombinierte knöchern-ligamentäre Verletzung im oberen Sprunggelenk

Ätiologie: Direkte und indirekte Gewalteinwirkung, Pro-und Supinationstrauma Entstehung unterschiedlicher Bruchformen in Abhängigkeit der Bewegungsrichtungen und der vorausgehenden Fußstellung

Einteilung nach Weber:

    Typ A: Fibula ist distal der Syndesmose frakturiert

    Typ B: die Frakturlinie am Außenknöchel verläuft in Höhe der Syndesmose

    Typ C: die Frakturlinie liegt proximal der Syndesmose

Zusätzlich kann

1. der Innenknöchel frakturiert sein – Bimalleoläre Fraktur
2. das Innenband (Deltaband) rupturiert
3. die hintere Tibiakante abgetrennt sein – Volkmann-Dreieck, Trimalleoläre Fraktur
4. Weber-C-Fraktur mit einer hohen Fibulaschaftfraktur – Maisonneuve-Fraktur

Symptome: Hämatom, Schmerzen, Deformierung, evtl. Luxationsstellung, Funktionseinschränkung

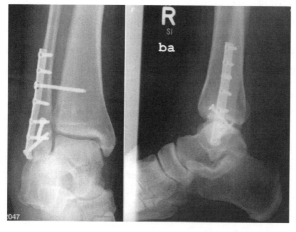

Abb. 2.18. Plattenosteosynthese nach Weber B-Fraktur

Diagnostik: Röntgen in vier Ebenen
Therapie: Konservativ → nicht dislozierte Frakturen vom Typ A
Unterschenkelgipsverband für 8-12 Wochen
Operativ → Verschraubungspflichtig bei 2/3 Zerstörung der
Gelenkfläche, OP spätestens in 6-8 Stunden nach Unfall,
Osteosynthesen mit Verdrahtung oder Zugschraube,
Teilbelastung ab 8. Woche

Kalkaneusfraktur
Definition: Fraktur im Bereich des Kalkaneus
Ätiologie: Sturz aus großer Höhe, Ermüdungsbruch, oft doppelseitig in
Kombination mit anderen Frakturen
Symptome: Belastungsschmerz, Plattfuß, Hämatom,
USG-Bewegungseinschränkung
Diagnostik: Röntgenaufnahme
Therapie: konservativ bei allen Frakturen außer Entenschnabelfraktur möglich
operativ: offene Reposition, Osteosynthese, Fixateur externe
anschließend → Gehapparat nach Allgöwer
Komplikat.: Kompartmentsyndrom der Planta pedis, Sudeck-Dystrophie,
posttraumatische Arthrose im USG, posttraumatischer Plattfuß,
Valgus- oder Varus- Fehlstellung im Rückfuß

Sudeck-Dystrophie
Definition: neurovasculär bedingte Weichteil- und Knochenerkrankung an
peripheren Extremitäten
Ätiologie: unklar, Auslöser → posttraumatisch, postoperativ,
wdh. Repositionsversuch, Injektionen, Medikamente,
oft Psyche beteiligt
Einteilung/Symptome:
1. Stadium(Hyperämie-Phase)
Dauer bis 8 Wo, ödematöse Schwellung,
Ruhe- und Bewegungsschmerzen; Haut glänzend,
rötlich-bläulich, überwärmt, starke Schweißsekretion
2. Stadium(ischämische Phase)
Dauer: 8 Wo bis 1 Jahr, beginnende Atrophie von Haut und
Weichteilen, Nachlassen der Schmerzen, Haut blass und kühl,
Schrumpfung der Weichteile, Muskelatrophie,
deutlich eingeschränkte Funktion der Extremitäten

	3. Stadium (atrophische Phase) zunehmender Funktionsverlust infolge Muskelatrophie und Kontrakturen, weitgehend gebrauchsunfähige Extremität	
Diagnostik:	Röntgenaufnahme bei	
	Stadium 1	Veränderungen am Knochen, v.a. in der subchondralen Spongiosa
	Stadium 2	fleckige Entkalkung des Knochens
	Stadium 3	diffuse, gleichmäßige Osteoporose, Verschmälerung der Corticalis
Therapie:	Stadium 1	kurzfristige Immobilisierung, Schmerztherapie Nervenblockade, Eis, Lymphdrainage, Kalzitonin, Diazepam
	Stadium 2	aktive Bewegungsübungen, Eis, Hydrotherapie
	Stadium 3	aktive und passive Bewegungsübungen, Quengelschienen, Ergotherapie
	Rückbildung ist nur in Stadium 1 und 2 möglich!	

Fußdeformitäten – Übersicht

- Senkfuß (Pes planus), im Extremfall als Plattfuß
- Hohlfuß (Pes excavatus)
- Spitzfuß (Pes equinus)
- Senkspreizfuß (Pes transversoplanus) → Abgeflachtes Längsgewölbe und flaches Quergewölbe mit Schwielen unter dem Os metacarpale 3, häufig kombiniert mit Knickfuß (Pes valgus)→ Später möglicherweise Hallux valgus-Entwicklung
- Spreizfuß (Pes transversus)
- Hallux valgus → Valgität der Großzehe, die mehr und mehr nach lateral abknickt; Luxation des Metatarsophalangeal-Gelenkes mit Abweichung der Zehen nach lateral
- Digitus quintus varus superductus = der 5. Zeh liegt über dem 4. Zeh
- Klumpfuß (Pesequinovarus)
- Polydaktylie (Doppelbildungen)
- Krallenzehe
- Hammerzehe

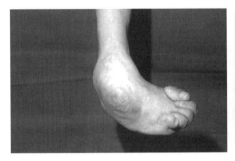
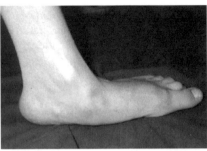

Abb. 2.19. Fehlstellung durch Klumpfuß   *Abb. 2.20.* Fehlendes Fußgewölbe beim Plattfuß

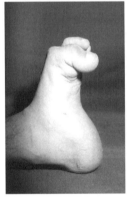
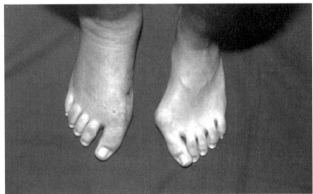

Abb. 2.21. Hammerzehe   *Abb. 2.22.* Hallux Valgus

Klumpfuß

Synonym: Pes equinovarus excavatus et adductus

Definition: häufigste angeborene Extremitätenfehlstellung, Kombination von 4 verschiedenen Fußdeformitäten → Spitzfuß, Hohlfuß, Sichelfuß, varisierter Fuß

Ätiologie: erbliche Komponente, idiopathisch manchmal durch Lähmungen (des N. peronaeus im peripheren Bereich, zentrale Lähmungen durch Hirnschaden), Frakturen der Fußwurzel, Entzündungen (Arthritis in den USG: Articulatio subtalaris und Articulatio talocalcaneonavicularis), nach Unfällen → Verletzung der Beinknochen

2.3 Fuß

Symptome: Verkürzung der Achillessehne, Neigung der Fußsohle nach medial, Verformung der Fußknochen, Muskelungleichgewicht verhindert normales Gangbild

Therapie: Muskelstimulation; operative Verfahren unter Einbeziehung einer Achillessehen-Verlängerung

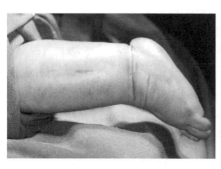 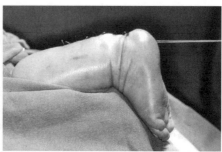

Abb. 2.23. Klumpfuß vor Operation   *Abb. 2.24. Klumpfuß nach Operation*

Ruptur Achillessehne

Definition: komplette oder inkomplette Ruptur der Tendo calcanei

Ätiologie: bei abrupten Bewegungen bsp. Sprint- oder Sprungsportarten, hörbarer Knall

Formen: Inkomplette Ruptur (Anriß)
Komplette Ruptur
Abrissfraktur des Tuber calcanei (Entenschnabelfraktur)

Diagnostik: MFP; Zehenstand, Bewegungsausmaß, Gelenkspiel Fußknöchel nach längerer Ruhigstellung, Narbenmobilität, Wärme und Schwellung, Tricepssurae-Reflex

Symptome: Peitschenknallartiges Geräusch, Schmerzen, Schwellung mit Hämatom und Funktionseinschränkung → Humpeln auf der betroffenen Seite

Therapie: offene oder perkutane operative Versorgung

Spitzfuß muss verhindert werden. Achtung! Eine Sehne braucht ca. 300 Tage, um auszuheilen. Also Überlastung in der Frühphase vermeiden, um erneutes Reißen zu verhindern.

Supinationstrauma (siehe auch Sportmedizin)

Definition: Verletzung des Sprunggelenkapparates durch externes Drehmoment, welches nicht kompensiert werden kann durch den Stützapparat, verläuft mit den Kombinationsbewegungen Supination, Adduktion und plantar Felxion (Inversion), häufig Ruptur des Ligamentum fibulotalare anterius

Ätiologie: häufig Bewegungen mit hoher Geschwindigkeit, schnelle Richtungswechsel → Umknicken

Symptome: leichtes Trauma → keine lokalen Schmerzen

mittelschweres Trauma → verzögert auftretendes Ödem und flächiges Hämatom

schweres Trauma → Gefühl des Zerreisens, sofort auftretendes eiförmiges Hämatom

Diagnostik: Röntgenaufnahme(gehaltene Aufnahme), Computertomographie(CT), Sonographie, Magnetresonanztomographie(MRT), Arthrographie

Therapie: in der Regel konservativ durch PECH-Regel (Pause, Eis, Kompression, Hochlagern) und Orthesen

Achillodynie

Definition: Schmerzzustand im distalen Anteil der Tendo calcanei
Ätiologie: Überlastungen, Entzündungen, Stoffwechselstörungen
Symptome: Gangbild beeinträchtigt durch Schmerzen im Sehnenbereich, Verdickung der Achillessehne distal, Spitzfußhaltung
Diagnostik: MRT, Röntgenaufnahme, Sonographie
Therapie: medikamentös durch Schmerz-und Entzündungshemmer sowie konservativ durch Kühlung, Tapeverbände, Ruhigstellung

2.3.2 Physiotherapeutische Anwendungen im Bereich des Fußes

Querfriktion Plantarfaszie

- schmerzhaften Punkt am Tuberculum mediale des Calcaneus aufsuchen
- Daumen durch anderen Daumen verstärken
- sobald Bereich anästhesiert ist, 10 Minuten weiter friktionieren

Querfriktion Achillessehne

- schmerzhaften Bereich aufsuchen (hier anteromedial)
- Fuß in Plantarflexion einstellen
- Achillessehne zur Seite schieben
- Mittelfinger wird durch Ringfinger verstärkt (oder Ringfinger durch Mittelfinger verstärken)
- Friktion durch Pro- und Supinationsbewegung des Unterarms
- Indikation: Achillydynie

Querfriktion der Achillessehne (Insertion)

- Fuß in Plantarflexion einstellen
- Zeigefinger und Daumen bilden einen Ring
- Zeigefinger ruhen auf Fußsohle
- Zeigefinger übt Friktion aus

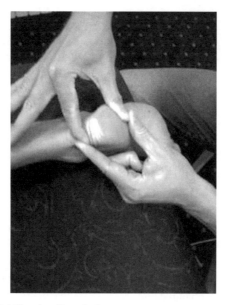

Abb. 2.25. *Querfriktion Achillessehne (Insertion)*

Querfriktion Wade

- Fuß in Plantarflexion einstellen
- Fingerkuppen flächig auflegen und durch andere Hand verstärken
- etwas Haut aufnehmen
- betroffen ist meist der mediale Muskelbauch des M. gastrocnemius
- Indikation: Muskelzerrung, Muskelfaserriss des M. gastrocnemius („Tennis leg")

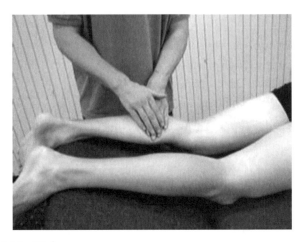

Abb. 2.26. Querfriktion Wade

Querfriktion Lig. talofibulare anterius

- Das Lig. talofibulare anterius ist meist am Ursprung, also der Fibula betroffen.
- Zeigefinger durch Mittelfinger verstärken
- nach der Friktion empfiehlt sich im Akutfall (1.Woche nach Verletzung) eine Grad-A-Mobilisation
- die Friktion des Lig. talofibulare anterius kann auch sehr gut in Seitlage durchgeführt werden. Hier wird dann mit der Daumenkuppe verstärkt durch den anderen Daumen friktioniert.
- meist ist auch eine Friktion des Lig. calcaneofibulare empfehlenswert
- Indikation: Außenbandläsion

Fibula nach dorsal-proximal
- mit dem Thenar die Fibula nach dorsal-proximal mobilisieren
- Indikation: Außenbandläsion

Proximalschub Fibula
- mit Thenar und Hypothenar Fibula nach proximal mobilisieren
- Indikation: Außenbandläsion

Mobilisation der Dorsalextension
- Knie in leichter Flexion lagern
- Talus nach dorsal schieben
- dann über Lateralflexion des Rumpfes Dorsalextension des Fußes einleiten
- Indikation: Bewegungseinschränkung

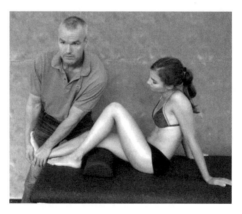

Abb. 2.27. Mobilisation der Dorsalextension

Mobilisation des unteren Sprunggelenks
- Calcaneus mit beiden Händen umfassen
- Therapeut zieht sich dann zum Patienten und leitet so eine Dorsalextension im oberen Sprunggelenk ein (Verriegelung des oberen Sprunggelenks)
- dann wechselweise Varus- und Valgusbewegung im unteren Sprunggelenk produzieren
- Indikation: Bewegungseinschränkung

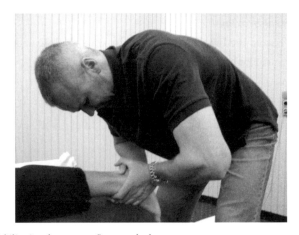

Abb. 2.28. Mobilisation des unteren Sprunggelenks

Mobilisation des Calcaneus
- Talus mit Zeigefinger fixieren
- Schub des Calcaneus nach distal
- Schub des Calcaneus nach medial und lateral
- Schub des Calcaneus nach plantar

Soft Tissue Release des lateralen Kompartments
- Druck auf hypertonen oder schmerzhaften Punkt
- dann Fuß passiv in die Inversion führen
- Varianten:
  - aktiv in die Inversion ziehen lassen
  - isometrisch in die Eversion spannen lassen
- Indikation: Shin splint, Kompartmentsyndrom

Folgende Untersuchungen sollte man an Fuß und Sprunggelenk ausführen:
- Beobachtung des Gangbildes
- Inspektion des Fußgewölbes
- Inspektion der Schuhsohlen
- Hornhautbildung
- Bei Farbveränderung Pulse testen: A. tibialis posterior und A. dorsalis pedis

2.3 Fuß

- Palpation auf Wärme und Schwellung
- Eine extreme lokale Empfindsamkeit kann auf eine Fraktur hindeuten!
- Vor der Funktionsuntersuchung Basislinie („Was spüren Sie jetzt?") ermitteln.
- Passive Dorsalextension und Plantarflexion
- Passive Varus- und Valgusbewegung im unteren Sprunggelenk testen
- Passive Flexion, Extension, Abduktion, Adduktion, Supination und Pronation unter Verriegelung von oberem und unterem Sprunggelenk. Mit zunehmendem Alter kommt es durch Einbruch des Fußgewölbes zu Einschränkungen von Supination und Adduktion.
- Passive Extension und Flexion der Großzehe. Hier kommt es häufig zur Einschränkung der Dorsalextension.
- Passive Bändertests: passive Inversion und Eversion (s. Abb. Test vorderes Außenband und Abb. Test vorderes Innenband)
- Resistive Tests: Plantarflexion (Zehenstand), Dorsalextension, Inversion (s. Abb. resistive Inversion, Eversion (s. Abb. resistiveEversion)
- Vorderer Schubladentest (s. Abb. vordere Schublade)
- Syndesmosen- oder Malleolengabeltests: Malleolengabel-Test (Mortice-Test), Calcaneus-Thrust, anteriorer Zug aus maximaler Dorsalextension. Der Malleolengabel-Test ist positiv, wenn der typische Schmerz bei Überbeweglichkeit und einem Klicken produziert wird.

Außerdem sollte man für den Alltag und Sport funktionelle Tests durchführen:
- Einbeinstand, Kniebeuge, Einbein-Kniebeuge, Ausfallschritte, Hüpfen auf einem Bein, Sprünge, Gehen auf der Fußaußenseite, einbeiniger Zehenstand, etc.

2.4 Testfragen und Aufgaben

Teilen die die SHF (Schenkel-Hals-Frakturen) ein nach a) Entstehung und b) Lokalisation!

Was verstehen Sie unter Pauwels III-Fraktur? Warum wird manchmal eine zementierte, manchmal eine nicht-zementierte Hüft-TEP implantiert? Welche Bewegungen müssen bei einer frisch implantierten Hüft-TEP vermieden werden?

Nennen Sie zwei Komplikationen nach einer Hüft-TEP-Implantation!

Welche Arten von Hüft-TEP-Implantationen sind Ihnen bekannt? Wie erfolgt die PT Nachbehandlung einer Hüft-TEP-Implantation – Wie wird behandelt? Was muss vermieden werden?

Welche diagnostischen Verfahren dienen zum Ausschluß einer kindlichen Hüftdysplasie?

Nennen Sie zwei ätiologische Faktoren eines Morbus Perthes!

Beschreiben Sie die frühe und späte Symptomatologie eines Gonarthrose-Patienten (je 2 Symptome bitte)!

Was versteht man unter einem Genu varum, einem Genu valgum, einem Genu recurvatum?

Welche Strukturen können für die Ausbildung von Achsabweichungen im Kniegelenk (im Sinne von Genu varum, Genu valgum, Genu recurvatum) verantwortlich sein?

Nennen Sie bitte 5 Gruppen von Kniegelenksverletzungen!

Nennen Sie drei ätiologische Faktoren von Meniskusverletzungen!

Beschreiben Sie ein Feed-Forward-Training eines Patienten im Z.n. vorderer Kreuzbandplastik!

Beim vorderen Kreuzband werden 2 Bündel unterschieden. Welche?

Nennen Sie 2 Probleme, die beim Stabilitätstraining bei Patienten nach Knieoperationen auftreten!

Beschreiben Sie für eine Ruptur des fibulotalaren Bandapparates: welches Teilband reißt am häufigsten, und wie können Sie einen solchen Riß schnell und sicher testen?

Wodurch kann eine Ruptur der Tendo calcanei (Achillessehne) auftreten?

2.4 Testfragen und Aufgaben

Welche Faktoren tragen zur Stabilisierung der Fussgewölbe bei?

Nennen Sie Ursachen für einen Pes planus und für einen Pes excavatus.

Was versteht man unter entlastendem Gehen?

Mit welchen Hilfsmitteln läßt sich ein entlastendes Gehen durchführen?

Durch welchen Begriff werden die früher benutzten Begriffe „Gehen mit Sohlen- oder Bodenkontakt" oder „Gehen mit 5-10kg Teilbelastung" heute ersetzt?

Welche 3 Gangarten werden durch den 3-Punkt-Gang ermöglicht? Was versteht man unter dem 2-Punkt-Gang?

Worum handelt es sich aus Sicht des Fasziendistorsions-Modells bei folgendem klinischen Bild: der Patient erlitt ein Supinationstrauma, es zeigt sich eine Schwellung am Knöchel, der Patient zeigt auf schmerzhafte Punkte am lateralen Knöchel und am Mittelfuß?
A Continuumdistorsion
B Faltdistorsion
C hernierter Triggerpunkt
D Triggerband
E Zylinderdistorsion

Worum handelt es sich aus Sicht des Fasziendistorsions-Modells: der Patient erlitt ein Supinationstrauma und streicht mit den Fingern entlang von Linien an Fußrücken, Außenknöchel und Unterschenkel. Er gibt ziehende, brennende Schmerzen an.
A Continuumdistorsion
B Faltdistorsion
C hernierter Triggerpunkt
D Triggerband
E Zylinderdistorsion

Mit dem vorderen Knieschmerz („anterior knee pain") beschäftigt sich hauptsächlich folgendes Konzept:
A Manuelle Therapie nach Kaltenborn-Evjenth
B Mulligan-Concept
C McKenzie-Concept
D McConnel-Concept
E Faszien-Distorsions-Modell

Bei welcher Übung kommt es zu der größten dorsalen Scherkraft auf das hintere Kreuzband?

Wie wirkt sich eine betonte Rumpfvorneigung bei der Kniebeuge auf die Muskelaktivität aus?

Wie wirkt sich die Lage des Körperschwerpunktes relativ zum Kniegelenk auf die Aktivität der Beinmuskulatur aus?

Weshalb kompensieren Patienten häufig eine Quadrizepsschwäche durch Vorneigung des Oberkörpers?

In welche Faszie wird der Kraftfluss des M. triceps surae nach distal abgeleitet?

Nennen Sie 4 Muskeln der Muskelschlinge der unteren Extremität, die beim Kreuzheben besonders trainiert werden!

Auf welchen anatomischen Variationen kann eine habituelle Patella-Luxation beruhen?

Was ist der biomechanische Vorteil der Patella?

Weiterführende Literatur

Niethard FU, Pfeil J, Biberthaler P: Orthopädie und Unfallchirurgie. Thieme, Stuttgart, 2009.

Ficklscherer A: BASICS Orthopädie und Traumatologie. Urban & Fischer / Elsevier, 2008.

Wülker N: Taschenlehrbuch Orthopädie und Unfallchirurgie. Thieme, Stuttgart, 2010.

Krämer J, Grifka J: Orthopädie, Unfallchirurgie (Springer-Lehrbuch). Springer, Berlin, 2007.

Dölken M, Hüter-Becker A: Physiotherapie in der Orthopädie. Thieme, Stuttgart, 2009.

Ruchholtz S, Wirtz DC: Orthopädie und Unfallchirurgie essentials. Thieme, Stuttgart, 2010.

Breusch S, Mau H, Sabo D, Clarius M: Klinikleitfaden Orthopädie Unfallchirurgie. Urban & Fischer Elsevier, 2009.

Siems W, Bremer A: Physiotherapie Das Ausbildungsscript. Band I Basiswissen. Verlag Wissenschaftliche Scripten, Auerbach, 2008.

Mayer C, Siems W: Hundert Krankheitsbilder in der Physiotherapie. Springer Medizin Verlag, Heidelberg, 2011.

Suppé B, Bacha S, Bongartz M: FBL Functional Kinetics: Klinische Reihe 1: Becken und Beine. Springer, Berlin, 2009.

Larsen C, Miescher B: Starke Knie: Beschwerden einfach wegtrainieren / Die besten Übungen aus der Spiraldynamik. Trias, 2009.

3 Orthopädie des Schultergürtels und der oberen Extremität

DR.WERNER SIEMS, DR.RENATE SIEMS,
GERT LOOSEN, SÖREN SCHWAY

3.1 Schultergürtel und Schulter

3.1.1 Krankheiten im Bereich des Schultergürtels und der Schulter

Claviculafraktur

Definition: Fraktur des Schlüsselbeins, 2.häufigste Fraktur des Erwachsenen (10-15%)
Ätiologie: traumatische Entstehung durch direkte oder indirekte Gewalteinwirkung;
in ca. 80% der Fälle bricht die Clavicula im mittleren Schaftbereich, in ca. 15% der Fälle ist das laterale Schlüsselbeinende, in ca. 5% das mediale Schlüsselbeinende betroffen
Symptome: Schwellung und Schmerzen über dem Schlüsselbein
Hämatomverfärbung (Bluterguss)
Fehlstellung
Funktionseinschränkung (Funktio laesa), insbesondere beim Heben des Armes
Krepitation (Knochenreiben)
Diagnostik: a.p.-Röntgenaufnahme in zwei Ebenen 45°gekippt, MRT
Therapie: die Claviculafraktur wird meist konservativ, seltener operativ behandelt
Konservativ: Rucksackverband zur Reponierung des Schlüsselbeins
Operativ: bei allen dislozierten Frakturen

Läsionen des Acromioclavicular-Gelenks

Synonyme: ACG-Läsion, Tossy 1-3, Rockwood I-VI, Acromioclaviculargelenkluxation / Verrenkung
Definition: Kapsel/Bandverletzungen in der Region des AC-Gelenks
Einteilung: Tossy 1 = kleine Einrisse der Bandstrukturen
Tossy 2 = größere Einrisse bis Teilrupturen der Bandstrukturen

Tossy 3 =	Komplettruptur der gesamten schulterstabilisierenden Bandstrukturen
Rockwood I:	Zerrung des Kapsel-/Bandapparates ohne Instabilität = Tossy 1
Rockwood II:	Teilruptur des Kapsel-/Bandapparates (acromioklavikulare Bänder) + Teilverrenkung des AC-Gelenks = Tossy 2
Rockwood III:	Totalruptur des Kapsel-/Bandapparates (acromioklavikulare + coracoclaviculare Bänder mit vollständiger Verrenkung des AC-Gelenks) = Tossy 3
Rockwood IV:	Dislokation der Clavicula in der Horizontalebene Verhaken mit M. trapezius
Rockwood V:	Abnormer Claviculahochstand + Ablösung der Muskelansätze an der Clavicula (M. trapezius + M. deltoideus)
Rockwood VI:	Dislokation des seitlichen Endes der Clavicula unter dem Coracoid (Rabenschnabelfortsatz)
Ätiologie:	traumatisch bedingt durch Sturz auf die Schulter bei abduziertem Arm
Symptome:	Schmerzen, Schwellung, Hämatom, eingeschränkte Beweglichkeit der Schulter, Klaviertastenphänomen (federnde Luxation/ Subluxation)
Diagnostik:	Röntgenaufnahme (Belastungsaufnahme mit Gewichten an den Handgelenken), MRT, Palpation des Klaviertastenphänomens

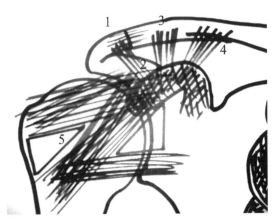

Abb. 3.1. *Bänder des AC-Gelenks(1=Lig. acromioclaviculare, 2=Lig. coracoacromiale, 3=Lig. trapezoideum, 4=Lig. conoideum) und der Schulter (5=Z-Band der Schulter)*

Therapie: konservativ bei Tossy I & II: Gilchristverband oder Desault-Verband mit Physiotherapie und Analgetika

Operativ bei Tossy III: Kirschnerdraht, Drahtschlinge (Cerclage), Hakenplatte, Bosworth-Schraube, Tight Rope-System (minimal-invasive OP-Technik)

Subcapitale Humerusfraktur

Definition: Fraktur des Oberarmknochens (Humerus) unterhalb des Oberamkopfes (Caput humeri)

Ätiologie: traumatisch durch direkte Gewalteinwirkung z.b. bei Stürzen, bei älteren Menschen mit osteoporotischen Voraussetzungen reichen schon geringe Stürze aus, um zu einer Fraktur zu führen

Symptome: Schmerzen, Schwellung, Hämatom, eingeschränkte Beweglichkeit der Schulter, Fehlstellung des Oberarms möglich, Hämatom kann nach 2-3 Tagen bis zum Ellenbogen wandern

Diagnostik: Röntgenaufnahme, MRT

Therapie: konservativ: bei nicht dislozierten unkomplizierten Brüchen Ruhigstellung mit einem Gipsverband

Operativ: bei dislozierten Brüchen
Verplattung, Verschraubung, Verdrahtung

Schulterluxation

Synonyme: Ausrenkung, Auskugelung

Definition: Entfernung der Gelenkpartner des Schultergelenks (Caput humeri & Fossa glenoidalis), eine der häufigsten Luxationen der großen Gelenke

Ätiologie: traumatisch durch einen Unfall oder habituell anlagebedingt

Formen:
- traumatisch: Krafteinwirkung bei außenrotiertem und abduziertem Arm
- Habituell: Fehlbildungen der Gelenkkapsel, Gelenkpfannenfehlbildung, Bindegewebsschwäche, Störungen bei der Innervation der Muskulatur
- Vordere Luxation: luxatio subcoracoidea (häufig! 90% aller Luxationen)
- Hintere Luxation: luxatio infraspinata
- Untere Luxation: luxatio infraglenoidalis & luxatio axillaris
- Sonderform: luxatio erecta (Arm kugelt nach kaudal aus bei senkrecht erhobenem Arm)

Symptome:	Schonhaltung in Adduktion und Innenrotation, Bewegungs- und Spontanschmerz, Störungen der Innervation /Gefäße haben sensorische und motorische Störungen zur Folge, optisch rutscht der Arm ab aufgrund der nicht mehr vorhandenen Verbindung des Oberarmkopfes in der Pfanne
Diagnostik:	Röntgenaufnahme, MRT, Absicherung wg. Beschädigung von Gefäßen / Nerven, Arthroskopie
Therapie:	Rasche Reposition des Schultergelenks, danach Ruhigstellung für 1-3 Wochen in einem Gilchristverband oder Desault-Verband (ältere Patienten dürfen aufgrund des höheren Versteifungsrisikos nicht so lange ruhig gestellt werden)

Hill-Sachs-Läsion

Synonyme:	Hill-Sachs-Delle
Definition:	Impressionsfraktur des Oberarmkopfes im Schultergelenk, knöchern und knorpelig
Ätiologie:	durch Schulterluxationen übt der Pfannerand Druck auf den Oberarmkopf aus
	Luxationsrichtung bestimmt den Hill-Sachs-Defekt
vordere Luxation:	dorsaler Hill-Sachs-Defekt
hintere Luxation:	ventraler Hill-Sachs-Defekt
	zusätzlich tritt meist eine Bankart-Läsion (Abscherung des Pfannenrandes) auf
Symptome:	Instabilitätsgefühl, Schmerzen, Luxationssymptome
Diagnostik:	Röntgenaufnahme, MRT, Arthroskopie
Therapie:	Bankart-Läsionen durch vordere Luxationen (Erstluxation)
operativ:	mittels arthroskopischem "Bankart-repair" versorgt rezidivierende und habituelle Luxationen mit Instabilität
	operative Verfahren wie z.B. J-Span-Plastik nach Resch, Operation nach Eden-Hybinette, Subkapitale Derotationsosteotomie nach Weber
hintere Luxation:	operative Versorgung durch Implantierung von Eigenspongiosa und "Bankart-repair"(OP nach Scott & Kretzler) oder OP nach Neer

Periarthropathia humeroscapularis

Synonyme: Supraspinatussehnen-Syndrom, Impingement-Syndrom
Definition: Sammelbegriff für subacromiale Stenosen im Schulterbereich:
schmerzhafte Schultersteife,
schmerzhafte Funktionsstörung des subacromialen Nebengelenks,
Verschleißerscheinungen der Rotatorenmanschette und langen Bizepssehne,
lokalisierter, bewegungsabhängiger Schulterschmerz, schmerzhafte Bewegungseinschränkung ("painful arc") bei Abduktion zwischen 60° und 120°, Schmerzzunahme bei gleichzeitiger Innenrotation, diffuser Armschmerz, keine Parästhesien, nächtlicher Schmerz nur bei Liegen auf erkrankter Seite (im Gegensatz zu Karpaltunnelsyndrom)

Frozen Shoulder

Synonyme: adhäsive Kapsulitis, Periarthritis humeroscapularis (PHS), schmerzhafte Schultersteife und Duplay-Syndrom
Definition: Schmerzhafte Versteifung der Schulter
Einteilung: primäre Form: Kapsel-Ligament-Strukturen im oberen rechten Quadranten (Verlauf: 24 - 48 Monate)

Stadium I	freezing stage (hohe Irritierbarkeit)
Stadium II	frozen stage (moderate Irritierbarkeit)
Stadium III	thawing stage (geringe Irritierbarkeit)

Sekundäre Form Kapsel-Ligament-Strukturen im unteren rechten Quadranten (Verlauf 12-24 Monate)
Ätiologie: primäre Form: idiopathisch
sekundäre Form: Diabetes mellitus, Über- und Unterfunktion der Schilddrüse, Nebenniereninsuffizienz, kardiopulmonale Erkrankungen, Diskuspathologien, HWS, Schlaganfall, Humerusfraktur, Parkinson, Rotatoren-manschetten-Läsionen, Bizepstendinitis, Tendinitis durch Kalzifikation (akute Bursitis), Arthritis des AC-Gelenks
Symptome: primäre Form: reagiert schlechter auf Mobilisation, Außenrotation wird in 90° Abduktion nicht geringer (im Gegensatz zur sekundären Arthritis)

sekundäre Form: reagiert besser auf Mobilisation, Außenrotation wird in 90° Abduktion geringer

Stadium I: starke Schmerzen (VAS: >7), permanter Nacht- und Ruheschmerz, Patient kann nicht auf der Seite liegen
Schmerz strahlt über Ellbogen hinaus, große Einschränkung im Quick-DASH, Schmerz deutlich vor Ende des Bewegungsspielraums

Stadium II: moderate Schmerzen (VAS: 4-6), intermittierende Nacht- und Ruheschmerzen, Patient kann kurz auf der Seite liegen
Schmerz strahlt maximal bis Ellbogengelenk aus, moderate Einschränkung im Quick-DASH, Schmerz nur am Bewegungsende

Stadium III: geringer Schmerz (VAS<3), kein Schmerz in der Nacht oder in Ruhe, Patient kann auf Seite liegen, geringe Einschränkung im Quick-DASH, geringer Schmerz am Ende der Bewegung mit Überdruck

Diagnostik: klinischer Befund der Schultersteife, Arthroskopie, Röntgendiagnostik, Sonographie, MRT zur Sicherung der kausalen Problematik

Therapie: konservativ: Patientenmanagement, Analgetika, Antiphlogistika (steroidal, nicht-steroidal), Mobilisation / Automobilisation, Koordination / Kraft / Ausdauer

operativ: Narkosemobilisation, Distensionsarthrographie, Arthroskopische oder offene Arthrolyse

KEINE Physiotherapie in der "freezing stage"!!!

Rotatorenmanschettenruptur

Definition: teilweise oder vollständige Ruptur der Rotatorenmanschette (M. supraspinatus, M. teres minor, M. subscapularis, M. infraspinatus)

Ätiologie: bei jungen Menschen oft traumatisch, bei älteren Menschen eher degenerative Prozesse (beispielsweise eines Impingements)

Symptome: Schmerzen bei Rotationsbewegungen des Armes, Kraftminderung, Patienten können nicht auf der betroffenen Seite schlafen
Rupturen durch degenerative Prozesse können fast schmerzfrei ablaufen

Diagnostik: Palpation, Sonographie, Röntgenaufnahme(Fehlstellung knöcherner Strukturen), MRT
Therapie: konservativ: Analgetika, Physiotherapie zur Verbesserung der Kraft / Koordination / Beweglichkeit
operativ: arthroskopische Wiederherstellung der Rotatorenmanschette in schweren Fällen
TEP-Implantation

Omarthrose

Definition: degenerativer Gelenksverschleiß des Schultergelenks, radiologisch gekennzeichnet durch
1. Sklerosierung des Pfannendaches
2. Verschmälerung des Gelenkspaltes
3. Osteophytäre Anbauten
4. Osteolysen
5. Ankylose (Gelenkversteifung)

Ätiologie: belastungsabhängiger Verschleiß, u.U. bei häufigen einseitigen Belastungen oder schlechter Ergonomie
Symptome: Schmerzen, Beweglichkeitseinschränkungen
Diagnostik: klinische Untersuchung, Röntgen
Therapie: in Frühstadien: Bewegungstherapie (verschiedene Methoden), im Spätstadium: Gelenkersatz (Schulter-TEP-Implantation)

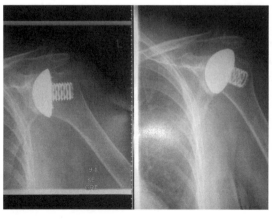

Abb. 3.2. *Schulter-TEP Implantation (Oberarmkopfprothese)*

3.1.2 Physiotherapeutische Anwendungen im Bereich des Schultergürtels und der Schulter

Mobilisation des Schultergürtels

Indikation: Schmerzzustände im Schulter- und Schultergürtelbereich. Auch bei HWS-Patienten geeignet.

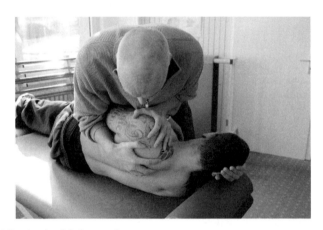

Abb. 3.3. *Mobilisation des Schultergürtels*

Funktionsmassage des Schultergürtels
- Patient in Seitlage
- Arm in Schonhaltung
- Schultergürtel mit einer Hand zurückschieben
- mit Kleinfingerballen oder Daumenballen der anderen Hand in die Schultergürtelmuskulatur drücken
- dann Schultergürtel nach ventral ziehen
- wieder von vorn beginnen, dabei beim Zurückschieben Druck lösen
- Indikation:
  - Schmerzzustände im Schulter- und Schultergürtelbereich
  - auch bei HWS-Patienten geeignet

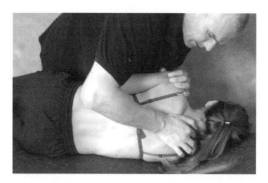

Abb. 3.4. *Funktionsmassage des Schultergürtels*

Minitraktion der Schulter nach lateral
- Bank auf Hüfthöhe
- Kissen unter Arm
- lagere Arm in entspannter (möglichst schmerzfreier) Position: meistens Adduktion und etwas Innenrotation (Schonhaltung)
- Hand in Achsel bewirkt Distraktion nach lateral
- die Minitraktion kommt durch Schub des Beckens gegen den Therapeuten-Ellbogen zustande
- Distraktion gehalten oder intermittierend
- Indikation: starke Schmerzzustände des Schultergelenks

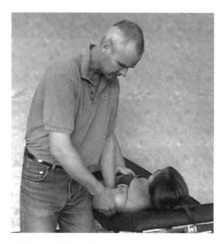

Abb. 3.5. *Minitraktion der Schulter nach lateral*

Minitraktion der Schulter nach distal

- hake deinen Unterarm oder deine Hand in den Ellbogen des Patienten ein
- gehaltener oder intermittierender Zug nach distal über Schub der Hand am distalen Unterarm (Traktion kommt durch Ellbogenflexionsbewegung des Therapeuten zustande)
- man kann auch einen Gurt verwenden
- Indikation: starke Schmerzzustände der Schulter

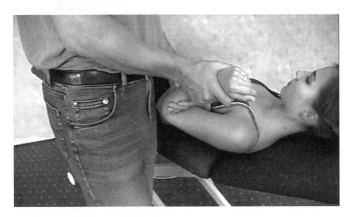

Abb. 3.6. Minitraktion der Schulter nach distal

Traktion

Unterarm oder Handgelenk distal mit beiden Händen flächig umgreifen. Oberkörper zurückneigen. Eventuell nach Erreichen der Vorspannung ("Herausnehmen des Slacks") Traktionsimpuls geben

Intensivmobilisation des Schultergelenks

- Handrücken auf Stirn
- Therapeut drückt Ellbogen in Richtung Behandlungsbank
- solange in der Dehnposition bleiben, bis es für den Patienten zu unangenehm wird
- dann Arm unter Traktion zurückführen und pausieren, bis der Patient für eine neue Dehnung bereit ist
- es handelt sich hier um eine ziemlich aggressive Technik. Die Indikation muss stimmen!

- Ein Nachschmerz von 20 Minuten ist noch vertretbar, ansonsten wurde überdosiert.
- Mobilisation des Schultergürtels
- Indikation:
  starke Bewegungseinschränkung nach OP, Trauma und bei Frozen Shoulder im sogenannten "Thawing"-Stadium.

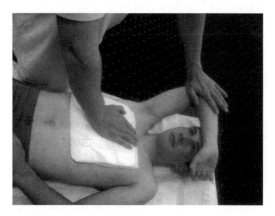

Abb. 3.7. Intensivmobilisation des Schultergelenks

Mobilisation: Humeruskopf nach dorsal

- der Patient befindet sich in Seitlage
- der Therapeut schiebt den Humeruskopf nach dorsal. Eventuell sind bestimmte Zusatzrichtungen notwendig. Der Therapeut lässt sich von der Reaktion des Patienten leiten
- ist der Schub über den Humeruskopf für den Patienten unangenehm, kann der Therapeut auch den Humerus fixieren und die Skapula nach ventral mobilisieren
- alternativ kann auch in Bauchlage behandelt werden
- Indikation: protrahierte Schulter oder instabile Schulter (anteriore Instabilität)

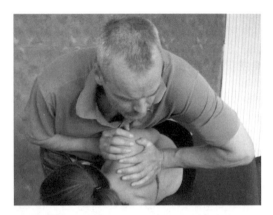

Abb. 3.8. Humeruskopf nach dorsal

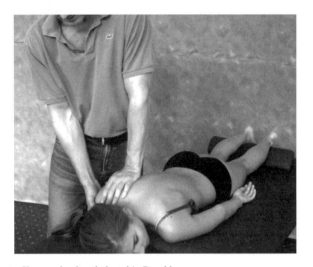

Abb. 3.9. Variante: Humeruskopf nach dorsal in Bauchlage

Kompressionsbehandlung

Mit beiden Händen Ellbogen umfassen. Rücken des Patienten durch eigenen Brustkorb fixieren. Schub Richtung Schulterdach. Eventuell nach Aufnahme der Vorspannung ("Herausnahme des Slacks") Kompressionsimpuls geben.

3.1 Schultergürtel und Schulter

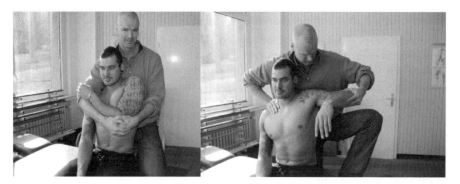

Abb. 3.10.-11. *Kompression der Schulter*

Triggerpunktbehandlung

Triggerpunktbehandlungen können bei Schulter- und Nackenschmerzen sehr wirkungsvoll sein. Besonders bei Einschränkung der Abduktion sollte man Triggerpunkte im supraklavikulären Raum behandeln. Hilfreich ist es, mit der Einstellung der Nachbargelenke des Triggerpunktes zu experimentieren (Abb. 3.12). Ein Nachlassen des Gewebes sollte wahrnehmbar sein.

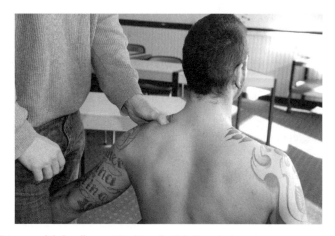

Abb. 3.12. *Triggerpunktbehandlung mit Traktion des Schultergelenks*

Schmerzpunkt- und Schmerzbandbehandlung

Typische Schmerzpunkte finden sich am AC-Gelenk, Acromion, Proc. coracoideus an den Insertionen der Rotatorenmanschette. Schmerzbänder findet man anterior im Verlauf der langen Bizepssehne (anteriores Triggerband), lateral im Verlauf der Fossa supraspinata bis zum Proc. mastoideus (Schulter-Mastoid- oder oberes Trapezius-Triggerband), dorsal entlang des M. triceps brachii (posteriores Triggerband) und ein paravertebrales Schmerzband, das vom oberen Rücken bis zum Schädel zieht.

Es empfiehlt sich, die Schmerzbänder mit der Daumenkuppe zu behandeln. Dabei ist sehr starker Druck auszuüben. Infolge der Behandlung entstehen häufig Hämatome. Der Patient ist entsprechend zu informieren.

Wiederbefund

- Welche aktiven und passiven Bewegungen oder resistiven Tests waren vor der Behandlung schmerzhaft?
- Lag ein Kapselmuster vor?
- Welche funktionellen Bewegungen sind schmerzhaft? Setze zur Schmerzerfassung Visuelle-Analog- oder Numerische-Analog-Skalen ein.
- Hat sich das Bewegungsausmaß deutlich verbessert?
- Ist ein schmerzhafter Bogen verschwunden?
- Sind resistive Tests schmerzfrei?

Im Sinne einer qualitätsorientierten Untersuchung und Behandlung empfiehlt es sich, mit standardisierten Fragebögen (z.B. DASH (Disabilities of the Arm, Shoulder and Hand) zu arbeiten.

Es empfiehlt sich folgende aktive, passive und resistive Tests durchzuführen:

- aktive Elevation über Flexion und Abduktion
- passive glenohumerale Abduktion
- passive Außenrotation
- passive Innenrotation
- resistive Abduktion
- resistive Adduktion
- resistive Außenrotation
- resistive Innenrotation
- resistive Ellbogenflexion
- resistive Ellbogenextension
- passive horizontale Adduktion

- Hawkins- und Kennedy-Impingement-Test
- Instabilität: Apprehension Test
- SLAP-Läsion: Crank Test

Querfriktion Acromioclavicular-Gelenk (AC-Gelenk)

Der Gelenkspalt des AC-Gelenks variiert erheblich in seiner Form. Oft ist er durch degenerative Veränderungen verengt. In ca. 1/3 der Fälle ist ein Diskus vorhanden.

Ausführung:

- suche den Gelenkspalt auf. Er befindet sich unmittelbar neben der vorderen Acromionspitze.
- verstärke den Zeigefinger durch den Mittelfinger
- der Daumen ruht auf Skapula
- übe direkten Druck auf die Kapsel aus
- beginne mit der Friktion. Sie sollte nicht unangenehm sein
- bewirke eine Analgesie (der Patient sagt dann häufig: "ich glaube, Sie sind nicht mehr auf der richtigen Stelle") und führe einen Wiederbefund durch
- Intensität der Friktion ist von der Irritierbarkeit abhängig!
- Indikation: schmerzhafte Zustände des AC-Gelenks

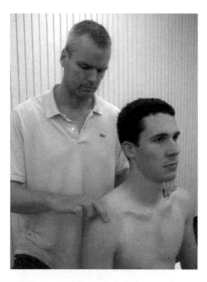

Abb. 3.13. Querfriktion AC-Gelenk

Wiederbefund

- welche Bewegung in der Untersuchung provozierte den Schmerz am deutlichsten? Bei AC-Gelenk-Läsionen sind typischerweise schmerzhaft:
  - passive endgradige Außenrotation
  - passive endgradige Innenrotation
  - passive endgradige Flexion-Elevation
  - passive endgradige Abduktion-Elevation
  - passive horizontale Adduktion (Scarf-Test) (besonders schmerzhaft)
  - Wie ist die Situation nach der Probebehandlung?

Querfriktion tenoperiostaler Teil des M. infraspinatus

- Schulter und Ellbogen in 90° Flexion
- Schulter etwas adduziert und außenrotiert
- palpiere Läsion (druckschmerzhafteste Stelle im Bereich des hinteren Acromionwinkels)
- verstärke den Daumen durch den anderen Daumen
- übe Druck in Richtung des hinteren Acromionwinkels durch Verlagerung des Körpergewichts aus
- beachte: die Sehne ist etwa 2 Finger (2cm) breit. Falls der M. teres minor beteiligt ist, sind beide Sehnen zusammen etwa 3 Finger (3 cm) breit.
- Indikation: Läsion des M. infraspinatus

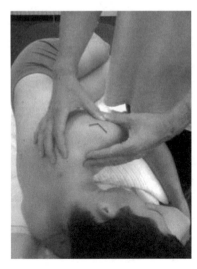

Abb. 3.14. Querfriktion M. infraspinatus

Wiederbefund

- Welche Bewegung oder welcher resistive Test hat die Schmerzen des Patienten am deutlichsten provoziert. Typischerweise hat eine Läsion des M. infraspinatus folgende Eigenschaften:
    - aktive und passive Abduktion-Elevation schmerzhaft
    - resistive Außenrotation schmerzhaft
    - vielleicht Auftreten eines schmerzhaften Bogens
- Welchen Einfluss hatte die Behandlung auf den Wiederbefund?

Querfriktion tenoperiostaler Übergang des M. supraspinatus

- optimale Ausgangstellung: Sitz mit 45°-60° geneigter Rückenlehne
- schmerzhaften Bereich lokalisieren (liegt meist direkt vor dem vorderen Akromionwinkel
- Zeigefinger wird durch Mittelfinger verstärkt
- Druck auf Plateau des Tuberculum majus
- halte Daumen parallel zur vorderen Acromionkante
- die Supraspinatussehne ist ungefähr 1 Finger breit (1cm)
- Querfriktion bis Analgesie eingetreten ist
- Indikation: Läsion des M. supraspinatus

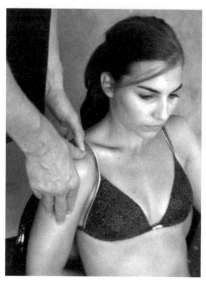

Abb. 3.15. Querfriktion M. supraspinatus

Wiederbefund
- Welche Bewegung oder welcher resistiver Test hat vor der Behandlung den typischen Schmerz des Patienten am deutlichsten provoziert? Typischerweise hat eine Läsion des periostalen Teil des M. supraspinatus folgende Merkmale:
  ○ resistive Abduktion schmerzhaft
  ○ resistive Außenrotation schmerzhaft
  ○ eventuell schmerzhafter Bogen
  ○ eventuell endgradige Abduktion-Elevation schmerzhaft
- Hatte die Behandlung Einfluss auf die Wiederbefundzeichen?

3.2 Ellbogen

3.2.1 Krankheiten im Bereich des Ellbogens und des Unterarms

Monteggia-Fraktur

Definition: Kombinationsbruch des Unterarmes'Fraktur des proximalen Anteils der Ulna mit Luxation des Radiusköpfchens zum Körper hin, Luxation nach ventral und lateral

Ätiologie: Sturz auf den Unterarm bei flektiertem Ellenbogen

Einteilung: nach Bado
- I proximales Drittel der Ulna nach ventral, Luxation n. ventral
- II proximales Drittel der Ulna nach dorsal, Luxation n. dorsal
- III Metaphyse der Ulna, Luxation nach lateral oder anterolateral
- IV proximales Drittel von Radius und Ulna, ventrale Luxation des Radiusfragments

Symptome: Schmerzen, Bewegungseinschränkungen, Frakturzeichen

Diagnostik: Röntgenbildaufnahme von der Seite (Feststellung des Luxationsgrades des Radiusköpfchens)

Therapie: Reposition, Verplattung, Ruhigstellung im Gipsverband, bei Kindern zustätzlich intramedulläre Techniken

Olecranonfraktur

Definition: Fraktur des Olecranons im Bereich der Ulna am Ansatz des Armstreckers Musculus triceps brachii

Ätiologie: Sturz auf flektierten Ellenbogen, traumatischer Schlag auf den Ulnahaken (selten)

3.2 Ellbogen

Symptome: keine aktive Streckung des Ellenbogens, Schwellung, Hämatom, Palpation des frakturierten Knochenstücks
Diagnostik: Röntgenaufnahme, MRT
Therapie: Zuggurtungsosteosynthese, Plattenosteosynthesen (bei Trümmerfrakturen), Metallentfernung nach ca. 8 Wochen, bei Kindern ohne Dislokation muss nicht operiert werden

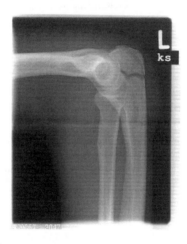

Abb. 3.16. Olecranonfraktur

Distale Radiusfraktur

Definition: häufigste Fraktur des menschlichen Organismus, Fraktur des Radius nahe dem Handgelenk

Einteilung: nach Unfallhergang:

Colles-Fraktur:	Extensionsfraktur (häufigste Form 25%)
Smith-Fraktur:	Flexionsfraktur
Chauffeur-Fraktur:	intraartikuläre Fraktur Abbruch des Griffelfortsatzes am distalen Radius
Barton-Fraktur:	intraartikuläre Fraktur dorsaler Rand des distalen Radius teilweise mit Luxation des Radio-Carpal-Gelenkes
umgekehrte Bartonfraktur:	intraartikuläre Fraktur, palmarer Rand des distalen Radius
Galeazzi-Fraktur:	distale Radiusschaftfraktur& Luxation des distalen Ulnaköpfchens

Nach Arbeitsgemeinschaft für Osteosynthese:

Typ A	Brüche ohne Beteiligung der Gelenkfläche (extraartikuläre Frakturen)
Typ B	Brüche mit teilweiser Beteiligung der Gelenkfläche
Typ C	Brüche mir vollständiger Beteiligung der Gelenkfläche

Symptome: Schwellung und Schmerzen am Handgelenk, eingeschränkte Beweglichkeit

Verschiebung des Bruchstücks zur Streckseite: fourchette-Stellung (Gabel)

Verschiebung des Bruchstückes zum Daumen: Bajonett

Diagnostik: Röntgenaufnahme, Palpation des Pulses/druckschmerzhafte Punkte Beweglichkeit, MRT

Therapie: konservativ: bei nicht dislozierten Frakturen / Grünholzfrakturen (Kinder) Gipsverband wenn nötig Reposition

operativ: bei dislozierten Frakturen und instabilen Frakturen, Reposition, Verdrahtung, Verplattung

Komplikat.: Abrutschen der Fraktur, Druckschäden durch Gips, Pseudoarthrose (Falschgelenkbildung), Morbus Sudeck (reaktive, neurovaskulär bedingte Weichteil- und Knochenveränderung rumpfferner Gliedmaßenanteile als Verletzungsfolge, z. B. Fraktur.)

Bei operativer Behandlung zusätzlich: Gefäß-, Sehnen- und Nervenverletzungen, Infektion, Metallockerung

3.2.2 Physiotherapie im Bereich des Ellbogens und des Unterarms

Mediale Epicondylopathie ("Golferellbogen")

- exzentrisches Training der Palmarflexoren
- Handgelenk liegt bündig mit Rand der Behandlungsbank
- Therapeut drückt Hand aus Palmarflexion in Dorsalextension. Patient soll langsam nachgeben.
- Indikation: mediale Epicondylopathie. Patient liegt auf dem Rücken
- Hand schiebt Ulna unmittelbar distal des Epicondylus medialis nach lateral
- eventuell ist ein "Feintuning" der Schubrichtung notwendig
- Indikation: mediale Epicondylopathie

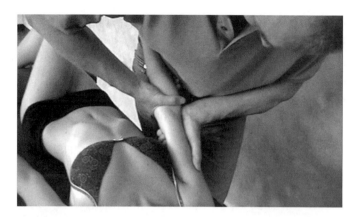

Abb. 3.17. Mobilisation der Ulna nach lateral

Querfriktion Golferellbogen

- Ellbogen extendiert
- Vorderseite des Epicondylus medialis aufsuchen (bei tenoperiostaler Reizung)
- bei Affektion des muskulotendinösen Übergangs 1 cm distal des Epicondylusmedialis friktionieren
- Zeigefinger durch Mittelfinger verstärken
- Druck nach dorsal
- Indikation: mediale Epicondylopathie

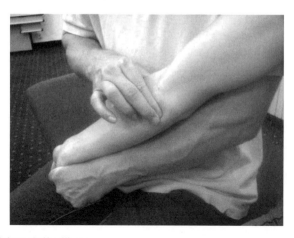

Abb. 3.18. Querfriktion Golferellbogen

Ellbogen maximal flektieren

- Hand in Dorsalextension einstellen
- Schultergürtel nach kaudal fixieren
- Arm langsam in Abduktion führen
- falls die typischen Beschwerden des Patienten produziert werden, Arm wieder etwas aus der Abduktion herausführen, so dass die Beschwerden verschwinden
- dann Ellbogen abwechselnd extendieren und flektieren ("Slider")
- Indikation: mediale Epicondylopathie

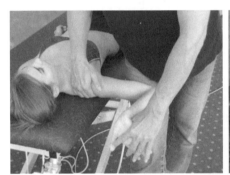
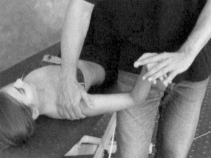
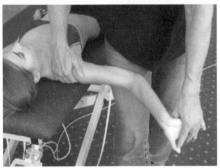

Abb. 3.19.-21. neurale Mobilisation des N. ulnaris 1-3

3.2 Ellbogen

Wiederbefund
- Welche Ellbogen- und Handaktivitäten (z.B. Werfen, Greifen, Faust machen) waren schmerzhaft? In der Untersuchung ist bei einer medialen Epicondylopathie normalerweise die resistive Handflexion aus extendierter Ellbogenstellung schmerzhaft (Abb. 3.22)! Für den Faustschluß aus extendierter Ellbogenposition gilt das gleiche! Hier ist der Einsatz eines Algometers sinnvoll!
- Wie hat sich die Situation nach der Behandlung verändert?

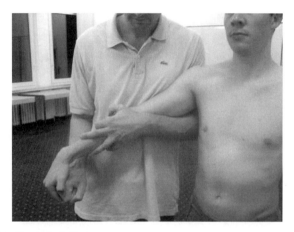

Abb. 3.22. Resistive Handgelenksflexion

Laterale Epicondylopathie (Tennisellbogen)
- Exzentrisches Training der Hand- und Fingerextensoren
- Patienten so hinsetzen lassen, dass die Faust über den Bankrand ragt
- Hand in maximale Dorsalextension einstellen
- dann drückt Therapeut Handrücken in Palmarflexion, wobei der Patient langsam nachlässt

Mobilisation der Ulna nach lateral
- die Technik wurde schon bei der Behandlung des Golferellbogens vorgestellt

Querfriktion Tennisellbogen
(hier Typ II Affektion des Ursprungs des M. extensor carpi radialis brevis)

- Arm in Supination
- 90° Ellbogenflexion
- suche den anterolateralen Bereich des Epicondylus lateralis auf (einfach die Crista supracondylaris lateralis nach distal palpieren)
- lokalisiere die empfindlichste Stelle
- Friktion mit radialer Seite des Daumenendglieds

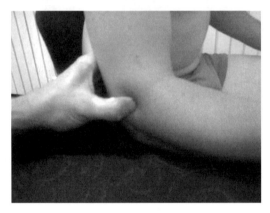

Abb. 3.23. Querfriktion Tennisellbogen

Mills Manipulation

- Arm 90° abduzieren und Hand in Palmarflexion einstellen
- Unterarm langsam in Ellbogen-Extension führen
- Manipulationsimpuls über Lateralflexion der Wirbelsäule
- kontraindiziert, wenn Ellbogen-Extension nicht frei ist
- nur 1 Mobilisation pro Therapiesitzung
- vor Manipulation 10 Minuten friktionieren
- die Mills Manipulation stellt gleichzeitig eine neurale Mobilisation dar ("Tensioner")

3.2 Ellbogen

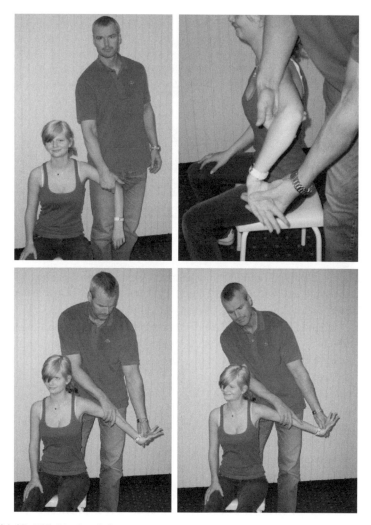

Abb. 3.24.-27. Mills Manöver 1-4

- Zeigefinger (durch Mittelfinger verstärkt) drückt auf Läsionsstelle
- dann folgende Möglichkeiten:
  - aktiv dorsal extendieren lassen
  - passive in Palmarflexion führen
  - isometrisch in Dorsalextension spannen lassen

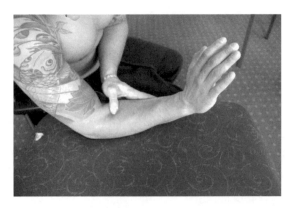

Abb. 3.28. Soft Tissue Release der Hand- und Fingerextensoren Selbstbehandlung 1-2

Wiederbefund

- Welche resistiven, aktiven und passiven Tests waren vor der Behandlung schmerzhaft und wie ist die Situation nach der Therapie? Lag ein Kapselmuster vor?
- Es empfiehlt sich folgende Tests bei einer Untersuchung des Ellbogens durchzuführen:
  - passive Flexion
  - passive Extension
  - passive Pronation
  - passive Supination
  - resistive Flexion
  - resistive Extension
  - resistive Pronation
  - resistive Supination
- Bei Tennis- und Golferellbogen empfiehlt sich der Einsatz eines Algometers. Außerdem lassen sich Visuelle Analog Skala und Numerische Rating Skala einsetzen.
- Folgende Tests können bei Tennisellbogen schmerzhaft sein:
  - resistive Dorsalextension Hand bei gestrecktem Ellbogen
  - passive Handgelenksflexion bei gestrecktem Ellbogen
  - resistive Handgelenksextension aus flektierter Handhaltung bei gestrecktem Ellbogen
  - resistive radiale Abduktion bei gestrecktem Ellbogen
  - resistive Mittelfingerextension bei gestrecktem Ellbogen
  - positives Mills Zeichen
    (typischer Schmerz bei Ausführung des Mills Manövers)

3.3 Hand

3.3.1 Krankheiten im Bereich der Hand

Kahnbeinfraktur

Definition: Fraktur des Handwurzelknochens Os scaphoideum
Ätiologie: Sturz auf die ausgestreckte Hand (75%)
Einteilung: stabile und instabile Kahnbeinfrakturen
Symptome: Schmerzen und Bewegungseinschränkungen im Handgelenk
Diagnostik: Röntgenbildaufnahme, MRT
Komplikat.: Kahnbeinpseudarthrose
kein knöchernerDurchbau an der Bruchlinie, sog. Falschgelenkbildung (Pseudarthrose), zwischen den Bruchstücken befindet sich narbiges Bindegewebe
Therapie: konservativ: Ruhigstellung im Gipsverband
operativ: Verschraubung Herbert-Schraube & Bold-Schraube, Osteosynthesen

Finger- und Mittelhandfrakturen

Definition: Fraktur der Ossa metacarpi I-V & Phalanges I-V
Symptome: Schwellung, Druck-, und Bewegungsschmerz über dem betroffenen Fingerstrahl (häufig erste Zeichen eines Knochenbruches)
Diagnostik: Röntgenaufnahmen des betroffenen Fingers
Therapie: konservativ: stabile Bruchformen, Gipsschiene oder Orthesen
operativ: instabile Brüche oder Gelenkbeteiligung, Kirschnerdraht oder Miniplattenosteosynthese

Rhizarthrose

Definition: degenrative Verschleißerscheinung des Daumensattelgelenks
Ätiologie: Bandlaxität, Veranlagung, hormonelle Faktoren, vermehrte oder Überbelastung
Symptome: Schmerzen des Daumens bei festem Zufassen oder Drehbewegungen, wie z. B. Dosenöffnen
Diagnostik: Röntgenaufnahme, MRT
Therapie: konservativ: Schienenbehandlung (Orthese) und die Injektionstherapie

operativ: Schmerzausschaltung durch gezielte Nervendurchtrennung (bei leichteren Fällen bis zu Veränderungen der Gelenkkontur)
operative Entfernung des Vieleckbeins und Sehneneinlage (Resektions-Interpositions-Arthroplastik), Gelenkversteifung = sog. Arthrodese (im fortgeschrittenen Krankheitsstadium)

Karpaltunnelsyndrom (CTS)
Definition: Nerven-Engpass-Syndrom des Karpaltunnels (Handwurzelkanals), periphere Nervenleitungsstörung, hervorgerufen durch Kompression des Retinaculum flexorum, welches den N. medianus komprimiert
Ätiologie: Verengungen des Gleitraumes (Knochenbrüchen, Narbenverdickungen), Vermehrungen des Inhaltes des Gleitraumes (Sehnenscheidenentzündungen = Tendovaginitis; Ödeme)
Symptome: gestörte Nachtruhe (Schmerzen, Ausschütteln der Hand) Gefühlsstörungen im Daumen, Zeigefinger und Mittelfinger
Diagnostik: EMG, NLG (Vermessen der Nervenleitgeschwindigkeit)
Therapie: konservativ: Physiotherapie, Medikamente, Injektion, Nachtschiene
operativ: Durchtrennung des Ligamentum carpi transversum (queres Handgelenksband), um für den Nerv mehr Platz zu schaffen

Komplexes regionales Schmerzsyndrom (Complex regional pain syndrome)
Synonyme: CRPS
Definition: umfasst neurologisch-orthopädisch-traumatologischen Erkrankungen
Einteilung: Reflexdystrophie, Morbus Sudeck, Algodystrophie, sympathische Reflexdystrophie
Symptome: Akute entzündliche Schwellung (0-3 Monate), Dystrophie (3-6 Monate) Atrophie (6-12 Monate)' Endstadium, genaue Symptome sind zu unspezifisch, um sie hier detailliert zu nennen
Diagnostik: Motorik, Sensibilität, differentialdiagnostisch EMG, NLG (Nerven-Leitgeschwindigkeit)
Therapie: konservativ: Physiotherapie, Ergotherapie
medikamentös: trizyklische Antidepressiva, Calciumantagonisten, periphere Analgetika und Antiphlogistika

Morbus Dupuytren (Dupuytren-Kontraktur)

Definition: benigne Erkrankung des Bindegewebes der Handinnenfläche (Palmaraponeurose)
Ätiologie: idiopathisch
Einteilung: fibromatöse Erkrankung
Symptome: Auftreten von Knoten und Strängen an der Innenfläche der Hand, häufig betroffen der 4. und 5. Fingerstrahl
Diagnostik: Beweglichkeitsüberprüfung
Therapie: kosnervativ: Bestrahlung, Physiotherapie, Ergotherapie
          operativ: Entfernung des Befallenen Gewebes (erst ab ca. 45° Streckbehinderung der Finger)

3.3.2 Physiotherapie im Bereich der Hand

Karpaltunnelsyndrom

- Dehnung Lig. transversum carpi
- betroffene Hand mit der Handfläche auf eine Tischplatte stützen
- andere Hand drückt auf die betroffene Hand
- jetzt sein Körpergewicht über die betroffene Hand bringen

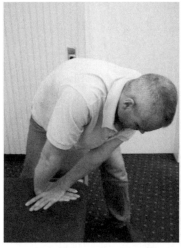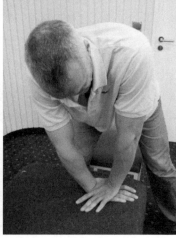

Abb. 3.29. Dehnung des Karpaltunnels 1-2 Selbstbehandlung

Mobilisation des N. medianus

- Schultergürtel mit einer Hand nach kaudal fixieren
- Ellbogen in Flexion und Hand in Dorsalextension einstellen. Einstellung von nun an beibehalten.
- mit dem Oberschenkel Arm langsam in Abduktion führen
- sobald die typischen Symptome des Patienten auftreten, Arm wieder etwas aus der Abduktion in die Adduktion herausführen
- in dieser Stellung Ellbogen abwechselnd extendieren und flektieren

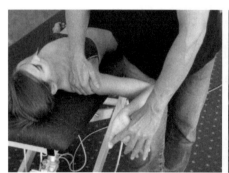
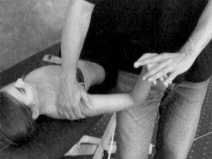
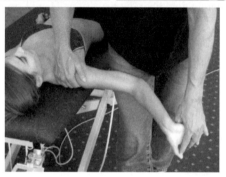

Abb. 3.30.-32. Neurale Mobi 1-3

Weichteilbehandlung des Karpaltunnels

- mit beiden Daumenkuppen werden Haut und Unterhaut gegeneinander in alle Richtungen verschoben. Die Traktion wird solange aufrechterhalten bis man ein Nachlassen der Spannung wahrnimmt (sog. "Release").

Wiederbefund

- folgende Merkmale finden sich beim Karpaltunnelsyndrom:
  - abgeflachter Muskelbauch des M. abductor pollicis brevis (Denervation)? Daumen fällt zurück in Fingerreihe. Diese Eigenschaft findet man jedoch selten vor!
  - leichter Schmerz, Brennen, eventuell Taubheit in Fingerspitzen, Parästhesien in radialen 3 ½ Finger der Palmarseite
  - Taubheit tritt häufig nachts auf. Symptome können Patienten nachts wecken. Patient findet manchmal durch Schütteln und Reiben der Hand Erleichterung
  - Schmerz kann nach proximal in Unterarm ausstrahlen
  - Verlust der Geschicklichkeit der Hand
- Folgende Tests können bei Karpaltunnelsyndrom positiv sein:
  - resistive Daumen-Abduktion (häufig abgeschwächt!)
  - Tinel-Test: man klopft mit Zeige- und Mittelfingerkuppe auf das Lig. transversum carpi. Zu beachten ist, dass der Tinel-Test eine hohe falsch-positiv und falsch-negativ Rate hat!
  - Phalen-Test: Hände in maximaler Palmarflexion (Handrücken an Handrücken). Schmerz, Kribbeln, Taubheit müssen in 1-2 Minuten auftreten (gesunde Hand: 10 Minuten). wenn die Symptome nicht innerhalb von 3 Minuten reproduziert werden, wird der Test als negativ bewertet! Zu beachten ist auch hier die hohe falsch-positiv und falsch-negativ Rate!

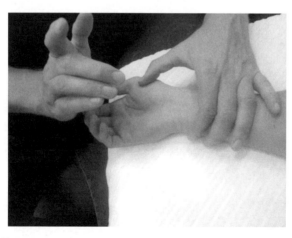

Abb. 3.33. Tinel-Test

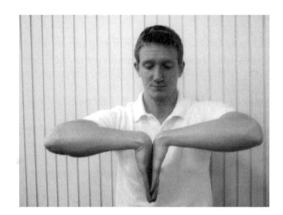

Abb. 3.34. Phalen-Test

M. de Quervain
- Soft Tissue Release
- mit der Daumenkuppe auf die schmerzhafteste Stelle drücken
- dann gibt es folgende Möglichkeiten:
- Daumen aktiv extendieren oder abduzieren lassen
- Daumen resistiv in die Extension oder Abduktion spannen lassen
- Daumen passiv in die Flexion oder Adduktion führen

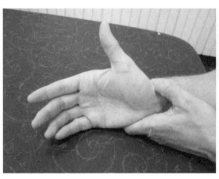
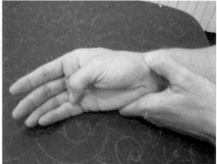

Abb. 3.35.-36. Soft Tissue Release bei Tenovaginitis 1-2

bindegewebige Streichung

- mit der Daumenkuppe streicht man mit sehr starkem Druck entlang des Schmerzbereichs. Die Behandlung ist sehr schmerzhaft. Die Streichung kann von proximal nach distal oder von distal nach proximal erfolgen.

Wiederbefund

- M. de Quervain kann folgende Merkmale zeigen:
  - Schmerz an der Radialseite des Handgelenks. Proc. styloideus ist besonders berührungsempfindlich (sogenannte "misleading tenderness")
  - Schmerz wird verstärkt durch passive ulnare Abduktion und passive Flexion in Kombination mit Adduktion des Daumens (Finkelstein-Test)
  - resistive Daumenextension und -abduktion können schmerzhaft sein
  - Schütteln der Hand kann schmerzhaft sein (besonders in ulnare Abduktion)
  - Finkelstein-Test eignet sich als Wiederbefundzeichen.
- Wie stellt sich die Situation nach mehreren Behandlungen dar?

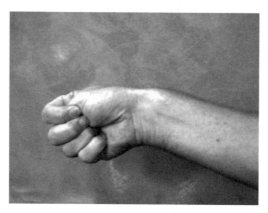

Abb. 3.37. *Finkelstein-Test*

Rhizarthrose

- Querfriktion anteriore Kapsel CMC I
- Daumen in Extension und Adduktion einstellen
- Querfriktion mit Daumen oder Zeigefinger
- Druck direkt auf anteriore Kapsel
- 10 Minuten Querfriktion nachdem Analgesierung erreicht wurde
- Indikation: schmerzhafte Zustände des CMC-I-Gelenks

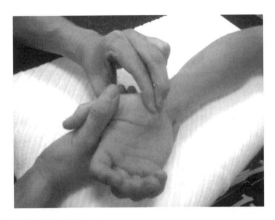

Abb. 3.38. Querfriktion CMC I bei Rhizarthrose

Traktion CMC I
- Therapeut fixiert Hand an seinem Bauch
- I. Metakarpalknochen flächig umgreifen
- sanft mit Traktion beginnen

Mobilisation CMC I
- Therapeut fixiert Hand an seinen Bauch
- I. Metakarpalknochen flächig umgreifen
- Gleiten nach radial, ulnar, palmar und dorsal

Kompression CMC I
- Therapeut fixiert Hand an seinen Bauch
- I. Metakarpalknochen flächig umgreifen
- sanft Kompression ausüben

Schmerzpunkt- und Schmerzbandbehandlung
- im Bereich des CMC-I-Gelenks können Schmerzpunkte vorhanden sein. Dann sind diese mit der Daumenkuppe zu bearbeiten. Falls müssen Schmerzbänder mit der Daumenkuppe bearbeitet werden. Beide Behandlungsarten sind sehr schmerzhaft!

Wiederbefund

- bei einer Arthritis oder Arthrose des CMC-I-Gelenks findet sich ein Kapselmuster: die Daumenextension ist am stärksten eingeschränkt. Bestätigung der kapsulären Einschränkung durch Einnehmen der Gebetshaltung (Abb. 3.39).
- ein weiterer guter Test ist eine Kombinationsbewegung aus passiver Extension und Adduktion des Daumens
- Schmerz und lokale Empfindlichkeit im Bereich der anterioren Kapsel
- Schmerz beim Gebrauch des Daumens unter Kompression, z.B. Schreiben, Greifen
- Wie stellt sich die Situation nach mehreren Behandlungen dar?

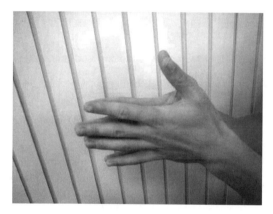

Abb. 3.39. Gebetshaltung

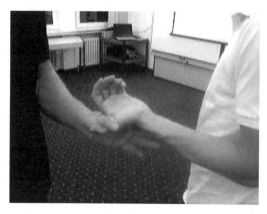

Abb. 3.40. Passive Extension und Adduktion

3.4 Testfragen und Aufgaben

Nennen Sie die Gruppen distaler Radiusfrakturen (Ätiologie und Eigenname); beschreiben Sie die Fehlstellung!

Nennen Sie Ursachen für ein Impingement-Syndrom der Schulter!

Wie kommt es zu einer habituellen Schulter-Luxation?

Was verstehen Sie unter einer Bankart-Läsion?

Welche Faktoren können zu einem painful arc führen?

Wodurch kann eine Omarthrose zustande kommen?

Beschreiben Sie die Therapie eines Karpaltunnel-Syndroms (CTS) (je 2 ärztliche und 2 PT Maßnahmen)!

Beschreiben Sie für die Rhizarthrose Symptome und Therapie!

Sprechen Sie über die ligamentäre Sicherung der Articulatio gleno-humeralis (eigtl. Schultergelenk)!

Was ist aus Sicht des Fasziendistorsions-Modells die Hauptursache einer eingeschränkten Abduktion des Schultergelenks?

Welches sind aus Sicht des Fasziendistorsions-Modells die Hauptursachen einer gestörten Innenrotation der Schulter?

Was ist aus Sicht des Fasziendistorsions-Modells die Hauptursache einer gestörten horizontalen Adduktion der Schulter?

Nennen Sie 3 klinische Merkmale des Golferellbogens! Wie sieht gegenwärtig die Therapie der Wahl bei einer Tendinopathie aus?

Was verstehen Sie unter einer Heberden-Bouchard-Arthrose?

Nennen Sie 3 klinische Merkmale der Olekranonbursitis!

Beschreiben Sie eine Funktionsmassage, um einen Golferellbogen zu behandeln!

Nennen Sie 5 Merkmale des Stadium 3 der Frozen Shoulder (Thawing Stage, Stadium geringer Irritierbarkeit)!

Nennen Sie 2 Nachteile der Narkosemobilisation von Schulterpatienten!

Nennen Sie Beispiele für arthrogen bedingten lateralen Ellbogenschmerz!

Ihr Patient klagt über einen lateralen Ellbogenschmerz. Die resistive Dorsalextension ist schmerzhaft. Bei gleichzeitiger Traktion des Radius ist die resistive Ellbogenextension jedoch nicht mehr schmerzhaft. Was wird die Ursache sein?
A Läsion der Palmarflexoren
B Läsion der Dorsalextensoren
C Läsion der Gelenkflächen des Radiohumeralgelenks
D Läsion des M. biceps brachii
E Läsion des M. triceps brachii

Was versteht man unter einer inversen Schulterendoprothese?

In welchem Stadium bzw. Stadien der Frozen Shoulder ist die Verordnung von Physiotherapie sehr umstritten?

Was kann im Ellbogengelenk für ein Impingement sorgen?

Weiterführende Literatur

Niethard FU, Pfeil J, Biberthaler P: Orthopädie und Unfallchirurgie. Thieme, Stuttgart, 2009.

Ficklscherer A: BASICS Orthopädie und Traumatologie. Urban & Fischer / Elsevier, 2008.

Wülker N: Taschenlehrbuch Orthopädie und Unfallchirurgie. Thieme, Stuttgart, 2010.

Krämer J, Grifka J: Orthopädie, Unfallchirurgie (Springer-Lehrbuch). Springer, Berlin, 2007.

Dölken M, Hüter-Becker A: Physiotherapie in der Orthopädie. Thieme, Stuttgart, 2009.

Ruchholtz S, Wirtz DC: Orthopädie und Unfallchirurgie essentials. Thieme, Stuttgart, 2010.

Breusch S, Mau H, Sabo D, Clarius M: Klinikleitfaden Orthopädie Unfallchirurgie. Urban & Fischer Elsevier, 2009.

Siems W, Bremer A: Physiotherapie Das Ausbildungsscript. Band I Basiswissen. Verlag Wissenschaftliche Scripten, Auerbach, 2008.

Mayer C, Siems W: Hundert Krankheitsbilder in der Physiotherapie. Springer Medizin Verlag, Heidelberg, 2011.

4 Orthopädie der Wirbelsäule und des Rumpfes

DR. WERNER SIEMS, DR. RENATE SIEMS,
GERT LOOSEN, SÖREN SCHWAY

4.1 Anatomische Besonderheiten der einzelnen Wirbelsäulenabschnitte: Halswirbelsäule, Brustwirbelsäule und Lendenwirbelsäule

Die Halswirbelsäule verfügt sowohl über Gemeinsamkeiten mit anderen Wirbelsäulen-Abschnitten (BWS und LWS) als auch über eine Reihe anatomischer und klinischer Spezialitäten. Dazu gehören z.B.

- Die typische Lordosierung der HWS
- Der oberste cervicale Wirbelkörper besitzt keinen eigtl. Corpus, sondern Massae laterales
- Der zweite Halswirbel hat als Alleinstellungsmerkmal einen Zahn (Dens), um den sich der Atlas mit dem auf ihm sitzenden Schädel drehen kann
- Beim Atlas ist kein eigtl,. Dornfortsatz (Processus spinosus) vorhanden, er ist nur angedeutet
- Die Dornfortsätze von C2 bis C6 sind gespalten (Ursache: muskuläre Struktur der Anteile des M. erector spinae im HWS-Bereich)
- Die Querfortsätze der Halswirbel besitzen jeweils ein Foramen (Foramen transversarium)
- Durch die Foramina transversaria verläuft auf der rechten und auf der linken Seite die jeweilige Arteria vertebralis
- Der Winkel zwischen der Horizontale und der Facettengelenksfläche wird von C1 bis C7 kleiner, damit ändert sich auch die Stellung der Senkrechten (Drehachsen) auf diesen Facettengelenksflächen (→ bedeutsam für MT)
- Die Wirbelkörper (ab C2 abwärts) sind - aus a.p.-Sicht - schüsselförmig geformt, Rechts und links befindet sich jeweils ein Processus uncinatus (Hakenfortsatz)
- An den Processus uncinati bilden sich die Unkovertebralgelenke aus (zwischen dem 5. und 10. Lebensjahr), eine Gelenkart, die nur in der HWS existiert
- Von besonderer Bedeutung ist der HWS-BWS-Übergang, hier erfolgt gewissermaßen eine Umschaltung von hoher Mobilität auf starke Stabilisierung (durch den knöchernen Thorax)
- Im oberen Teil der HWS befinden sich die Kopfgelenke (insgesamt vier)

Nunmehr zu Besonderheiten der Brustwirbelsäule. Hier sollen folgende genannt werden:

- Die Brustwirbelsäule zeigt eine charakteristische physiologische Kyphose als Bestandteil der Doppel-S-Form der gesamten Wirbelsäule.
- Die Brustwirbelsäule ist in den Brustkorb "eingebaut". Die Verankerung erfolgt über die Rippen (Rippenwirbelgelenke = Articulationes costovertebrales mit den Articulationes capitis costae und den Articulationes costotransversariae) mit dem Brustbein (Sternum).
- Die strukturelle Fixierung innerhalb des Thorax bedingt niedrigere Bewegungsausmaße in den Segmenten der BWS im Vergleich zu den Bewegungsausmaßen in den Segmenten der HWS und der LWS.
- Der quere Durchmesser der Brustwirbel ist annähernd gleich lang dem sagittalen Durchmesser der Brustwirbel.
- Die Zirkumferenz der Brustwirbel ist ventral und lateral deutlich gekehlt.
- Die kostalen Gelenkfacetten greifen auf die Wurzeln der Pediculi über.
- Die Laminae sind wesentlich höher als breit. Die Laminae sind dachziegelartig geneigt (siehe I. A. Kapandji Funktionelle Anatomie der Gelenke 3. Auflage, Hippokrates, Stuttgart 2001).
- Auf der ventralen Gelenkfläche tragen die Querfortsätze eine Gelenkfläche, die Fovea costalis processus transversi, die mit dem Tuberculum costae gelenkig verbunden ist und die Articulatio costotransversaria bildet.
- Die beiden Laminae verbinden sich und und formen nach hinten die Basis für einen langen und kräftigen Dornfortsatz (Processus spinosus).
- Von besonderem Interesse ist der Übergang vom 12. Brustwirbel zum 1. Lendenwirbel. Hier befindet sich der thorako-lumbale Übergang, an dem die Einbindung der Wirbel in den Thorax endet. Der 12. BWK hat zwei dorsolateral gelegene Foveae costales, die mit den Köpfen des letzten Rippenpaares (Costae XII) kommunizieren. Die inferioren Facetten artikulieren mit den superioren Gelenkfacetten der oberen Processus articulares des ersten Lendenwirbels. Sie weisen nach lateral-ventral und sind in transversaler Richtung leicht konvex (siehe I. A. Kapandji Funktionelle Anatomie der Gelenke 3. Auflage, Hippokrates, Stuttgart 2001).

Was kann zu den Charakteristika der Lendenwirbelsäule gesagt werden:
- Die Lendenwirbelsäule (LWS) weist eine typische Lordosierung auf.
- Die LWS trägt die höchste Last im Vergleich zur HWS und zur BWS.
- Im Bereiche der LWS sind Bandscheibenvorfälle mit Abstand deutlich häufiger als in der HWS und der BWS.

- Der oberste Lendenwirbel (L1) bildet mit dem untersten Brustwirbel (Th12) den thorako-lumbalen Übergang. Der unterste Lendenwirbel (L5) steht auf dem Os sacrum und bildet mit seiner oberen Fläche den lumbo-sacralen Übergang.
- Die Grundplatte von L5 und die Deckfläche des Promontoriums bilden den Beckenneigungswinkel (Winkel zwischen einer Horizontalen und einer das Promontorium mit dem Symphysenoberrand verbindenden Geraden) von zirka 60°.
- Die nierenförmigen Lendenwirbelkörper sind in ihrem queren Durchmesser wesentlich größer als im sagittalen Durchmesser. Sie sind deutlich breiter als hoch. Die Rückfläche der Lendenwirbelkörper ist fast plan.
- Die Laminae der Lendenwirbel zeigen nach hinten und medial. Ihre Außenfläche fällt nach lateral und kaudal ab.
- Die Dornfortsätze der Lendenwirbel sind massiv und rechteckig.
- Die Rippenfortsätze (Processus costales, in einigen Büchern als Processus transversi bezeichnet) weisen schräg nach dorsal und lateral.
- Der Wirbelkörper von LWK V ist ventral deutlich höher als dorsal. Somit sieht dieser Wirbelkörper nahezu keilförmig aus.

Und abschließend in diesem Teilkapitel noch einige anatomische Bemerkungen zu den Iliosakralgelenken (Articulatio iliosacralis = ISG).
- Die ISG verbinden die Ossa coxae mit dem Os sacrum.
- Die Gelenkfläche wird jeweils als Facies auricularis bezeichnet, und zwar sowohl am Os sacrum als auch am Os ilium.
- Beim paarigen ISG handelt es sich jeweils um eine Amphiarthrose, es treten also vergleichsweise geringe Gelenkbeweglichkeiten auf.
- Die ISG sind durch stabile Bänder gesichert. Dazu zählen die Ligg. sacroiliaca mit ihren ventralen, dorsalen und interossären Anteilen. Dazu kommen dann die Ligg. iliolumbale superius und inferius sowie die Ligg. sacrospiale und sacrotuberale.
- Im ISG ist als Bewegung eine Nutation und eine Gegennutation möglich. Die Nutation beinhaltet die Bewegung des Promontoriums nach vorn und unten, die Bewegung des Os coccygis nach hinten und oben, die schraubige Annäherung der Darmbeinschaufeln (Inflare) und die Entfernung der Tubera ischiadica voneinander. Bei der Gegennutation bewegt sich das Promontorium nach hinten und oben, das Os coccygis nach vorn und unten, die Darmbeinschaufeln werden auseinander gedrückt (Outflare) und die Tubera ischiadica nähern sich.

- Während des Geburtsprozesses korreliert die Gegennutation mit dem Auftreten der Senkwehen und erleichtert den Eintritt des Kindskopfes in das kleine Becken. Die Nutation korreliert zeitlich mit dem Auftreten der Austreibungswehen. Der Geburtskanal öffnet sich, so dass Kind das Licht der Welt erblicken kann.
- Die Bewegungen der ISG spielen eine bedeutsame Rolle beim Gangzyklus.

4.2 Krankheiten im Bereich der Wirbelsäule

Spondylolyse/Spondylolisthesis

Definition: Spondylolyse: Unterbrechung der Interartikularportion (Gelenkzwischenstück)

Spondylolisthesis: Ventralverschiebung des kranialen Wirbels im erkrankten Segment

Einteilung: 1) kongenital (angeboren)
2) isthmisch
3) degenerativ (durch Abnutzung)
4) traumatisch
5) pathologisch
6) iatrogen (durch den Arzt/Therapie verursacht)

Nach Meyerding
Meyerding I: Versatz der Wirbelkörper zueinander um weniger als 25 % der Wirbelkörpertiefe
Meyerding II: Versatz um 25-50 %,
Meyerding III: Versatz um 50-75 %,
Meyerding IV: Versatz um mehr als 75 %

Ätiologie: Unterbrechung des Gelenkzwischenstücks betrifft in 80% der Fälle den Bogen von L5, angeboren oder erworben (Ermüdungsbruch bei Jugendlichen mit Sportarten und starker Hyperlordosierung Turnen, Speerwerfen, Judo, Ringen) oder im Erwachsenenalter durch degenerative Prozesse (Pseudospondylolisthesis)

Symptome: asymptomatisch (50% Zufallsbefund), belastungsabhängige Kreuzschmerzen, Stufenbildung zwischen den Dornfortsätzen zu tasten, übertragener Schmerz (pseudoradikuläre Symptomatik), Kaudasymptomatik (Hüftlendensteife)

Diagnostik: Röntgen-LWS (45Grad Schrägaufnahme) = Halsband des Hundes, CT (neurol. Strukturen betroffen?), klinische Untersuchung

Therapie: konservativ: bei geringer Listhesis Trainingsberatung und Kontrolle.
bei Beschwerden Haltungsschulung, evtl. entlordosierendes Korsett, segmentale Stabilisierung durch Training von Bauch- und Rückenmuskulatur
operativ: Reposition des Wirbels bei gleichzeitiger Stabilisierung mit Osteosyntheseverfahren

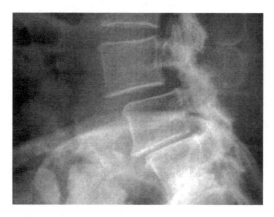

Abb. 4.1. Wirbelgleiten Meyerding 1 bei LWK 4-5

Mb. Scheuermann

Definition: Wachstumsbedingte vermehrte Kyphose der unteren und mittleren BWS oder der LWS = häufigste Wirbelsäulenaffektion, 11.-13. Lebensjahr

Ätiologie: idiopathisch → Ossifikationsstörungen in den Wachstumszonen der Wirbelkörper, ventral langsameres Wachstum als dorsal → typische Keilform, Einbruch von Bandscheibengewebe in den Wirbelkörper → Schmorl´sche Knötchen, Veränderung v.a. während des pubertären Wachstumsschubes

Symptome: nur bei 20% im Jugendalter Rückenschmerzen!
Schmerzen erst im Erwachsenenalter durch Rückenmuskelinsuffizienz, im Vordergrund steht Deformität, Rundrücken bei BWS-Befall (kompensatorisch verstärkte Lendenlordose = Hohlrundrücken), Flachrücken bei LWS-Befall

Diagnostik: klinischer Befund, Röntgenaufnahme (häufig Zufallsbefund)

Therapie: konservativ: Vermeidung von Fehlbelastung (stundenlanges gebeugtes Sitzen), aufrichtende Sportarten und Bewegungsschulung
operativ: bei Kyphosewinkeln >70° ventrale Entfernung der verschlissenen Bandscheiben, Einfügen von Knochensegmenten aus dem Beckenkamm oder den Rippen, Aufrichtung durch Entfernung von dorsalen Knochenkeilen (Osteotomie) und Fixation durch Stabimplantate aus Titan oder Edelstahl

Skoliose

Definition: Fixierte Seitenverbiegung der Wirbelsäule mit Torsion und Rotation des Achsenorgans

Ätiologie: ca. 90% idiopathisch, Ungleichgewicht der Rückenmuskulatur (Lähmungen), posttraumatische/angeborene/postinfektiöse Deformitäten der Wirbelkörper, funktionelle Skoliosen bei Beckenschiefstand oder Ischialgie (reversibel)

Einteilung: idiopathisch, neuropathisch, myopathisch, kongenital, mesenchymal, Systemerkrankungen, metabolisch, radiogen, posttraumatisch, inflammatorisch, statisch, hysterisch

Symptome: schmerzlos, Zufallsbefund, Deformität durch Seitenverbiegung und Rotation der Wirbelsäule (Lendenwulst Rippenbuckel, unterschiedliche Taillendreiecke, gebogener Verlauf der Dornfortsätze, Schulterhochstand), evtl. Beeinträchtigung der Lungenfunktion bei Verbiegung des Rippenthorax

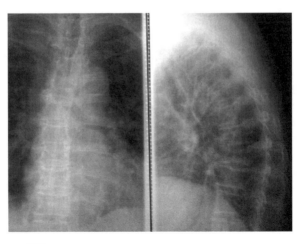

Abb. 4.2. Skoliosenausbildung

Diagnostik: klinische Untersuchung, Röntgenaufnahme
Therapie: dreistufiges Behandlungskonzept'Ziel: möglichst Frühdiagnose der Skoliose

1. Stufe: beginnende Skoliose bis 20° nach COBB krankengymn. Behandlung
2. Stufe: 20-50° Fortführung der Krankengymnastik, zusätzlich Korsett
3. Stufe: > 50° operative Therapie

Mb. Bechterew
Synonyme: Spondylitis ankylosans, Spondylarthritis ankylopoetika
Definition: Eine zur Versteifung der Wirbelsäule führende entzündliche Erkrankung des rheumatischen Formenkreises
Ätiologie: Endogen disponierende: HLA-B27(humanes Leukozytenantigen = Gewebsantigen das auf allen Zellen vorkommt) (95% sind positiv)
　　　　Exogene Komponente: evtl. Infektion mit Bakterien, Iritis oder Uretritis,
　　　　Entzündungen des Ansatzes von Kapsel und Bändern am Knochen mit Fibrosierung (Vermehrung von Bindegewebe) und Ossifikation, beginnend am ISG dann Anstieg nach cranial
Symptome: Frühstadium: nächtliche uncharakteristische Kreuzschmerzen
　　später: aufsteigende Einsteifung der Wirbelsäule in Kyphose; Beginn im ISG(Sakroilitis/Schmerzen), evtl. begleitet von Entzündungen der großen Gelenke, bei Befall der Rippenwirbelgelenke-Versteifung des Thorax mit Atembehinderung, Tendinitis (Achillessehne = Fersenschmerzen)
　　40% haben im Verlauf der Erkrankung eine Arthritis der großen Gelenke
　　viszerale Manifestation (Iritis 25%, Prostatitis 40%)
Diagnostik: Klinische Untersuchung: (Fingerbodenabstand/Schoberzeichen reduziert)
　　Totalrundrücken, verminderte Atemexkursion (Thoraxstarre)
　　Mobilitätseinbuße bei Befall des Hüftgelenkes
　　Menell Zeichen positiv (Schmerzen bei Extension im Hüftgelenk)
　　Labor: BSG erhöht, HLA- B27 ca 80% positiv

Röntgen:		Frühstadium: osteolytische und sklerosierende Bezirke im ISG fortgeschrittenes Stadium: Bambusform der Wirbelsäule, Bandscheiben durch Syndesmophyten überdeckt, Ankylose der ISG, Osteoporose der Wirbelsäule
Therapie:	konservativ:	Schmerzlinderung und Erhaltung einer günstigen Körperstatik über möglichst langen Zeitraum, NSAR im entzündlichen Schub Kortison ist absolut kontraindiziert
	chirurgisch:	Aufrichtungsosteotomie
	allgemein:	kein Sport mit WS-Belastung, Bechterew-Gruppen, Patient soll mit Eigenprogramm täglich selbst üben

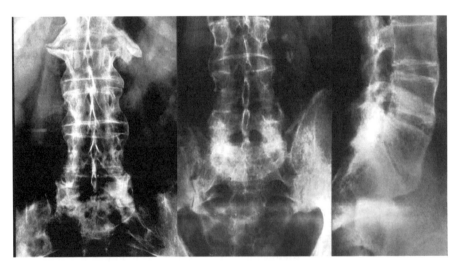

Abb. 4.3.-5. Mb. Bechterew, typische Bambusstabform der Wirbelsäule

Lumbago

Definition:	plötzlicher, stechender Schmerz im Rücken
Ätiologie:	Reizung der sensiblen Eigeninnervation der Wirbelsäule d.h. der Nerven, welche die Wirbelsäule selbst versorgen
Symptome:	akut einsetzend, zunächst segmental, meist stechender Kreuzschmerz, oft mit Lähmungsgefühl, Zwangshaltung, Bewegungssperre, Hartspann, Dornfortsatzdruckschmerz

Diagnostik: Klinische Untersuchung, Differentialdiagnostik
Therapie: konservativ: Physiotherapie, Elektrotherapie, Massagen
medikamentös: Analgetika und Antiphlogistika

Bandscheibenvorfall

Definition: Verschiebung der Bandscheibe nach ventral oder nach dorsal, Nucleus pulposus drückt durch umgebenden Fasermantel (Anulus fibrosus) und zerreißt diese Fasern des Anulus fibrosus partiell oder komplett.

Einteilung: Prolaps: Anulus durchtretende BS drückt auf einen oder beide Spinalnerven, je nach Rotationsbewegung beim Durchtritt (einseitige Kompression ist häufiger). Ein Teil des BS-Gewebes kann sich ablösen und in den Spinalkanal wandern (Sequester). Engpassentstehung in mindestens einem Foramen intervertebrale der Wirbelsäule (WS), der sensible und motorische Störungen verursacht.

Protrusion: Vorwölbung der BS nach ventral oder dorsal, ohne den Anulus völlig zu zerreißen

Protrusion und Prolaps: können bei ventralem Verschieben asymptomatisch verlaufen, da das Lig. longitudinale anterior wenig Schmerzrezeptoren hat.

Pendelprolaps: Zeitweise auftretender BS-Vorfall nach endgradiger, ruckartiger Bewegung, im MRT nicht immer sichtbar, falls zum Diagnostikzeitpunkt die Belastung nicht vorliegt.

Symptome: ausstrahlende Schmerzen in ein oder beide Arme (Brachialgie), in ein oder beide Beine (Ischialgie, Cruralgie) mit begleitenden Parästhesien, Querschnittssyndrom bei Schädigung der Cauda Equina oder des Rückenmarks → Inkontinenz, Reithosenanästhesie

Diagnostik: Klinische Untersuchung, MRT, Röntgenaufnahme
Therapie: konservativ: Physiotherapie
operativ: perkutane Laser-Diskus-Dekompression (PLDD), Spondylodese, operative Entlastung der Nervenwurzel

BWS-Syndrom

Definition: ungeklärte Schmerzen in der Brustwirbelsäule durch eine Summe von Symptomen vielfältiger Ursachen

Einteilung: lokal: Schmerzen & Funktionsdefizite im BWS-Bereich
pseudoradikulär: Schmerzen, die zusätzlich im Thorax und Oberbauch auftreten
radikulär: zusätzliche Kompression oder Zerstörung der Nervenwurzel

Ätiolgogie: muskuläre Dysbalancen, posturale Instabilitäten und chronische Fehlhaltungen, Bindegewebsschwäche und Bandlaxizität, degenerative Prozesse wie Entzündungsreaktionen, BS-Prolaps, Osteoporose oder Tumore (selten auftretend)

Symptome: muskulär bedingt:
Verspannungen und Hartstränge, Fehlhaltung, Dysbalance mit Asymmetrie der Muskulatur
radikuläre Erscheinungen:
Schmerzen im Verlauf des entsprechenden Dermatoms meist von stechender Qualität
Schmerzen im Bereich der Rippen und vor allem der Knochen-Knorpelgrenze, manchmal auch atmungsbedingt, verstärkt sich bei körperlicher Beanspruchung

Diagnostik: Anamnese, Inspektion zur Sichtung von Asymmetrien, Skoliosen, klinische Funktionsprüfungen Ott-Zeichen zur Messung der Beweglichkeit der BWS, Palpation der Wirbelgelenke, Rippen und Muskulatur, Blutuntersuchung, Röntgen, CT, MRT

Therapie: konservativ: Ernährungsumstellung vitamin- und calciumreich, Elektro- und Wärmetherapie, Muskeldehntechniken, Mobilisierung
medikamentös: Antiphlogistika, Analgetika, Antirheumatika
operativ: Bandscheiben-TEP, Nervendekompression, Verödung von Nerven, Arthrodese (Spondylodese)

Wirbelkörperfraktur

Definition: Verletzung am Wirbelkörper, ein knöchernem Einriss (Fissur) oder ein Abriss
Formen: Einteilung nach dem frakturauslösenden Mechanismus
Kompressionsfrakturen,
Distraktionsverletzungen,
Rotationsverletzungen
Wirbelfrakturen aufgrund von Osteoporose oder Tumor
Einteilung nach der Lage der Frakturlinien
Vordere Säule (WK-Vorderkante, Lig. longitudinale anterius, vorderer Anteil des Anulus fibrosus)
Mittlere Säule (hintere WK-Hälfte, Lig. longitudinale posterius, hinterer Anteil des Anulus fibrosus, Pediculus)
Hintere Säule (hinterer Anteil des Arcus = Lamina, Lig. flavum, Ligg. interspinalia und supraspinale)
Ätiologie: traumatisch, Osteoporose, Tumore
Symptome: Schmerzen im Frakturbereich, Bewegungseinschränkungen, Querschnittserscheinungen
Diagnostik: Klinische Untersuchung, MRT, Röntgenaufnahme
Therapie: konservativ: Korsett-Behandlung, Physiotherapie
  operativ: Kyphoplastie, fixateur interna (Knochenspanner), Plattenosteosynthese mit Beckenkammspaninterposition

Osteoporose

Definition: Stoffwechselerkrankung des Knochens mit resultierender Abnahme der Knochendichte
Ätiologie: starker Abfall der Östrogenkonzentration'hohe Aktivität der Osteoklasten, Nikotinabusus, Calciummangel, Untergewicht, Alkoholismus, Folsäuremangel, medikamentös durch Glukokortikoide
Symptome: Spontanfrakturen (SHF, Wirbelkörperfrakturen, subcapitale Humerusfraktur, distale Radiusfraktur, Beckenbrüche)
Diagnostik: Knochendichtemessung, Dual-Röntgen-Absorptiometrie, Ultraschall
Therapie: konservativ: Calcium- und folsäurereiche Ernährung, Krafttraining mit 60-80% Intensiät des Maximalgewichtes

4.3 Physiotherapeutische Anwendungen im Bereich der Halswirbelsäule

Vor jeder Mobilisierung der HWS sind folgende Fragen zu stellen:
- Besteht eine Fallneigung?
- Klagt der Patient über Übelkeit und Erbrechen?
- Berichtet der Patient über allgemeines Unwohlsein?
- Klagt er über Benommenheit oder Schwindel?
- Liegen Sehstörungen vor?
- Gibt es Gangstörung?
- Bestehen Sprechschwierigkeiten?
- Klagt der Patient über Schluckstörungen?
- Gab es ein Trauma in der Anamnese?
- Liegt eine Herz-Kreislauferkrankung vor?
- Nimmt der Patient Antikoagulantien ein?
- Gibt es Blutgerinnungsstörungen?
- Bestehen entzündliche Erkrankungen (z.B. Rheuma)?

> Ist nur eine der obigen Fragen mit "ja" zu beantworten, ist von einer Mobilisation abzusehen und Rücksprache mit dem behandelnden Arzt zu halten.

Kontraindikation für Mobilisation der HWS:
- Fallneigung (drop-attacks)
- Schwindel in Verbindung mit positivem A. vertebralis Test
- positiver A. vertebralis Test
- entzündliche Erkrankungen der Weichteile (rheumatoide Arthritis)
- Läsion des 1. motorischen Neurons (z.B. kardiovaskulärer Insult, TIA, PRIND)
- nicht-mechanische Läsionen der HWS

HWS-Schmerzen aufgrund nicht-mechanischer Läsionen (Warnsignale in Anamnese und Untersuchung):
- Armschmerz bei Patienten unter 35 Jahren
- Schmerzen unabhängig von Haltung oder Bewegungen

- Seitneigung weg von der Schmerzseite ist die einzige schmerzhafte Bewegung
- mehr als eine Nervenwurzel betroffen
- T1-Nervenwurzel-Schwäche
- allmählich einsetzende Schmerzen, die schon länger als 3 Monate bestehen
- frühere Tumorerkrankungen (Brust, Bronchien, Prostata)

Um sich die vielen Kontraindikationen für Mobilisationen an der Wirbelsäule besser einzuprägen, hilft das englische Wort für Münzen: "Coins".

COINS
- circulatory problems?
- osseous problems?
- inflammatory, infectious problems?
- neurological problems?
- severe, sinister problems?

Daraus lassen sich fast alle Kontraindikationen ableiten!

A. vertebralis-Test
- 30 Sekunden Kopf in Extension, gleichseitige Lateralflexion und Rotation halten
- falls positv, Kopf langsam auf Bank zurückbringen und abwarten bis sich Patient erholt
- positiv bei Vorhandensein der 5 D´s und 3 N´s:
- 5 D´s:
  - dizziness (Benommenheit)
  - diplopia (Doppelbilder)
  - drop attacks (Fallneigung in Anamnese)
  - dysarthria (verwaschenes Sprechen)
  - dysphagia (Schluckstörungen)
- 3 N´s:
  - nystagmus
  - nausea / vomiting (Übelkeit, Erbrechen)
  - numbness (Taubheit)
- weitere mögliche Symptome beim A. vertebralis Test:
  - Blässe
  - Ohnmacht

- Kopfschmerzen
- Schwitzen
- sensorische Störungen

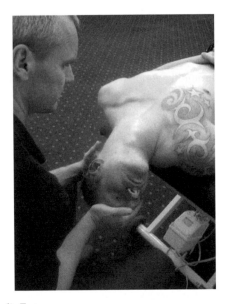

Abb. 4.6. *Arteria vertebralis-Test*

Anmerkung: die Validität des A. vertebralis Tests ist unklar. Außerdem stellt der Test selbst eine starke Provokation der Halswirbelsäule dar. Deshalb muss von einer standardmäßigen Ausführung vor jeder HWS-Behandlung abgeraten werden.

Sharp-Purser-Test

- Sicherheitstest für das Lig. transversum atlantis
- Axis fixieren
- Kopf flektieren. Treten jetzt die Symptome des Patienten auf?
- falls Symptome verschwinden, wenn der Kopf nach dorsal geschoben wird, ist der Sharp-Purser-Test positiv

4.3 Physiotherapeutische Anwendungen im Bereich der Halswirbelsäule

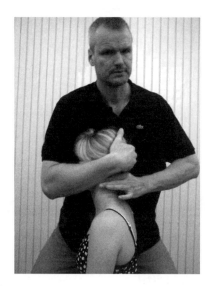

Abb. 4.7. Sharp-Purser-Test

Bridging-Technik

- die Ellbogen des Therapeuten ruhen auf der Behandlungsbank
- Zeigefinger oder Mittelfinger ziehen HWS entlang bis sie vom Occiput gestoppt werden
- Therapeut zieht sich nun zum Patienten
- Indikation: stärkere Schmerzen und Bewegungseinschränkungen

Traktion

- eine Hand an das Kinn
- Zeigefinger der anderen Hand an das Occiput
- in die Knie gehen, so dass die Unterarme in Verlängerung der HWS liegen. HWS nicht in die Flexion ziehen!
- durch Rückneigung langsam die Ellbogen strecken und langsam stärkeren Zug auf die HWS ausüben.
- Indikation: Schmerzen und Bewegungseinschränkungen.

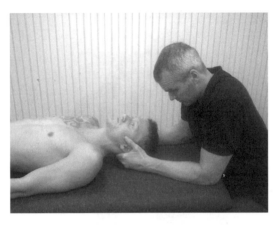

Abb. 4.8. Bridging-Technik

Funktionsmassage Schultergürtel
- Therapeut schiebt über den Arm des Patienten den Schultergürtel nach dorsal
- Therapeut nimmt Kontakt mit dem Pisiforme auf und übt Druck auf die Muskulatur aus
- Therapeut zieht nun den Schultergürtel über den Arm nach ventral
- Alternative: Schub nach dorsal und anschließender Zug nach ventral mit Kontakt an der Schulter

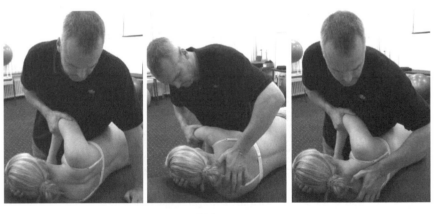

Abb. 4.9.-11. Funktionsmassage Schultergürtel 1-3

Funktionsmassage HWS

- Therapeut nimmt mit Daumen- und Fingerkuppen Kontakt mit der Muskulatur der HWS auf
- führe eine Schöpfbewegung aus und bewege die HWS passiv in die Flexion
- der Rumpf soll sich dabei nicht mitbewegen

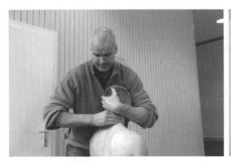 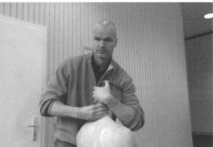

Abb. 4.12.-13. Funktionsmassage HWS1-2

Dorsalgleiten (Retraktionsmobilisation)

- Kopf des Patienten ruht auf Hüfte des Therapeuten
- eventuell etwas Traktion einbauen
- Dorsalgleiten durch Kniebeugung
- Indikation: zentrale Schmerzen und Bewegungseinschränkungen

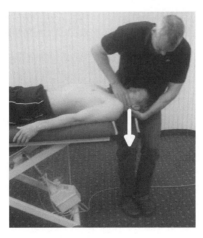

Abb.4.14. Dorsalgleiten (Retraktionsmobilisation)

Dorsalgleiten (Retraktionsmobilisation) im Sitz
- Hand des Therapeuten am Kinn fixiert Kopf des Patienten in Retraktion
- andere Hand am zervikothorakalen Übergang übt Schub nach anterior aus
- Indikation: zentrale Schmerzen und Bewegungseinschränkungen

Lateralgleiten durch Verlagerung des Körpergewichts
- keine Traktion!
- Indikation: Schmerzen und Bewegungseinschränkungen

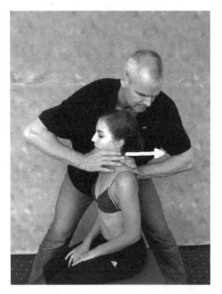
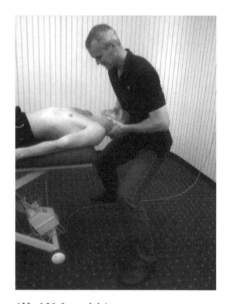

Abb. 4.15. *Dorsalgleiten (Retraktionsmobilisation) im Sitz*

Abb. 4.16. *Lateralgleiten*

Rotationsmobilisation
- zunächst den Kopf in Retraktion führen
- dann bewegen beide Hände den Kopf in Rotation
- eventuell Traktion einbauen
- alternativ kann man den Kopf auch mittels Wiegegriff ("craddle grip") rotieren
- Indikation: Schmerzen und Bewegungseinschränkungen

4.3 Physiotherapeutische Anwendungen im Bereich der Halswirbelsäule

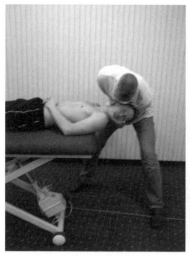
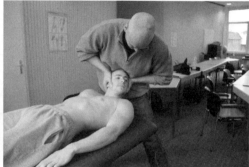

Abb. 4.17. Rotationsmobilisation   *Abb. 4.18.* Rotationsmobilisation unter Kompression

Rotationsmobilisation unter Kompression
- Therapeut stützt mit seinem Bauch den Kopf des Patienten.
- etwas Lateralflexion zur Gegenseite einstellen
- dann Kopf rotieren.

Rotationsmobilisation im Sitz
- zuerst den Kopf in die Retraktion führen
- dann den Kopf rotieren
- Daumen der anderen Hand drückt gegen Proc. spinosus des Dornfortsatzes C7 (oder Th1)
- dann Schub des Daumens gegen Proc. spinosus
- eventuell Traktion einbauen
- Indikation: Schmerzen und Bewegungseinschränkungen

Rotationsmobilisation unter Traktion im Sitz
- etwas Lateralflexion zur Gegenseite einstellen
- Rotation unter Traktion ausführen (Schraubbewegung)

4 Orthopädie der Wirbelsäule und des Rumpfes

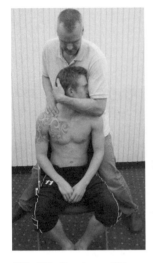
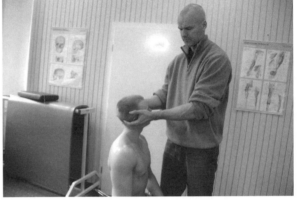

Abb. 4.19. Rotationsmobilisation im Sitz

Abb. 4.20. Rotationsmobilisation unter Traktion im Sitz

Mobilisation der Lateralflexion

- zunächst den Kopf in die Retraktion führen
- dann maximale Lateralflexion einstellen
- nun mit dem Caput des Os metacarpale II geeigneten Wirbelbogen nach medial mobilisieren
- Indikation: Schmerzen und Bewegungseinschränkungen

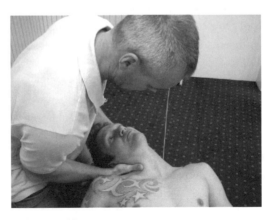

Abb. 4.21. Mobilisation der Lateralflexion

Mobilisation der Lateralflexion im Sitz

- zunächst den Kopf in die Retraktion führen
- dann maximale Lateralflexion einstellen
- nun mit der Daumenkuppe Schub gegen den Proc. spinosus C7 (oder Th1)
- Indikation: Schmerzen und Bewegungseinschränkungen

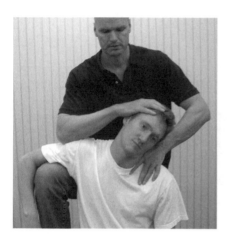
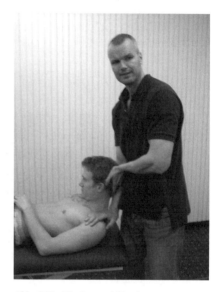

Abb. 4.22. Mobilisation der Lateralflexion im Sitz   *Abb. 4.23. Flexionsmobilisation*

Flexionsmobilisation

- eine Hand am Occiput, andere Hand fixiert Schulter
- Therapeut streckt seine Ellbogen und bewirkt so eine Flexion
- Flexionsmobilisation kann in der Sagittalebene durchgeführt werden oder betont in Richtung Schulter
- Indikation: Kopfschmerzen, Rotationseinschränkung C1-C2, Bewegungseinschränkungen

Positional Release

- palpiere den schmerzhaften Bereich
- finde jetzt eine Position, wo sich der Schmerz auf einer Skala von "0 = kein Schmerz" bis "10 = empfundener Schmerz" auf mindestens "3" reduziert
- bleibe mindestens 90s in der neuen Position
- finde die schmerzfreie oder deutlich schmerzreduzierte Position durch folgende Bewegungen und Bewegungskombinationen: Extension-Flexion, Lateralflexion, Rotation, Protraktion-Retraktion, Lateralgleiten, Kompression, Traktion.

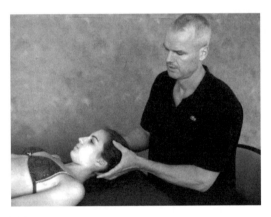

Abb. 4.24. Positional Release

Triggerpunktbehandlung im supraklavikulären Raum

- Triggerpunkt aufsuchen
- festen Druck ausüben bis Gewebswiderstand nachläßt
- eventuell Druckrichtung ändern und Nachbargelenke anders einstellen (z.B. Traktion auf Schulter ausüben, Lateralflexion der HWS, etc.)

Wiederbefund

- Welche Bewegungen sind schmerzhaft? Wie groß ist das Schmerzgebiet? Kommt es zu einer Zentralisierung oder Peripheralisierung von Schmerzen? Welche Bewegungen sind eingeschränkt? Welche sonstigen Symptome hat der Patient?

4.3 Physiotherapeutische Anwendungen im Bereich der Halswirbelsäule

Folgende HWS-Tests sollten ausgeführt werden:
- 6 aktive Bewegungen: Extension, 2x Rotation, 2x Lateralflexion, Flexion
- Bei der aktiven Extension achte man darauf, ob Kinn, Nase oder Stirn am höchsten stehen. Bei der aktiven Flexion kann man den Kinn-Sternum-Abstand messen, bei der Lateralflexion den Schulter-Ohr-Abstand.
- 5 passive Bewegungen (auf Überdruck bei der Flexion wird verzichtet): Extension, 2x Rotation, 2x Lateralflexion
  Bei der Ausführung der passiven Lateralflexion empfehlen sich die Varianten mit und ohne Fixation des Schultergürtels. Verzichtet man auf die Fixation des Schultergürtels, kommt es auf der gegenüberliegenden Seite zu einer stärkeren Kompression.
- aktive und gehaltene Protraktion
- aktive, passive und gehaltene Retraktion
- Rotation der Kopfgelenke
- Bei einem Trauma in der Anamnese und bei Patienten mit psychogenem Hintergrund sind resistive Tests auszuführen: resistive Flexion, Extension, Rotation, Lateralflexion

Bei Leitungsfunktionsstörungen sind zusätzlich noch folgende sensorische, motorische und Reflextests durchzuführen:
- Sensorik C6: Daumen und Zeigefinger
- Sensorik C7: Zeige-, Mittel-, Ringfinger
- Sensorik C8: Mittel-, Ring-, Kleinfinger
- Sensorik Th1: mediale Seite Unterarm
- Sensorik Th2: mediale Seite Oberarm
- motorischer Test N. accessorius, C2-C4: Schulterelevation
- motorische Tests C5: Abduktion der Schulter, Außenrotation Schulter
- motorische Tests C5, C6: Innenrotation der Schulter, Ellbogenflexion
- motorischer Test C6: Dorsalextension Hand
- motorische Tests C7: Ellbogenextension, Adduktion der Schulter, Palmarflexion Hand
- motorischer Test C8: Daumenadduktion
- motorischer Test T1: Fingeradduktion
- Bizepssehnen-Reflex C5 (C5, C6)
- Brachioradialis-Reflex: C6 (C5, C6)
- Trizepssehnen-Reflex C7

Um die Beweglichkeit neuraler Strukturen zu testen (hauptsächlich des Plexus brachialis), empfiehlt es sich, den Upper Limp Tension Test 1 auszuführen. Zunächst wird dazu der Ellbogen in Flexion und Supination eingestellt. Danach wird der Arm auf 90° abduziert und außenrotiert. Schließlich wird der Ellbogen langsam extendiert.

Der Test der Rumpfrotation bei fixiertem Kopf überprüft differentialdiagnostisch eine mögliche Beteiligung des vestibulären Systems. Treten die Symptome (z.B. Schwindel) des Patienten bei fixiertem Kopf auf, so ist eine Beteiligung des Vestibularapparates unwahrscheinlich.

4.4 Physiotherapeutische Anwendungen im Bereich der Brustwirbelsäule

Kontraindikationen für die Mobilisation der BWS (COINS):
- circulatory problems?
- osseous problems?
- inflammatory, infectious problems?
- neurological problems?
- severe, sinister?
- Myelopathie (Kompression Rückenmark)?
- Antikoagulantien?
- langandauernde Kortikosteroid-Therapie?
- Osteoporose?
- Tumor?

Extensionsmobilisation
- Hypothenar und Thenar auf gleicher Höhe neben Dornfortsatz
- Variante: beide Pisiforme auf gleicher Höhe
- Arme im Ellbogen gestreckt
- Mobilisation folgt der Ausatmung
- alternativ ist die Extensionsmobilisation auch in Rückenlage mit Pistolengriff durchführbar

4.4 Physiotherapeutische Anwendungen im Bereich der Brustwirbelsäule

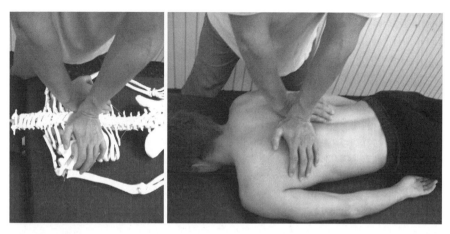

Abb. 4.25.-26. BWS Extensionsmobilisation 1 und 2

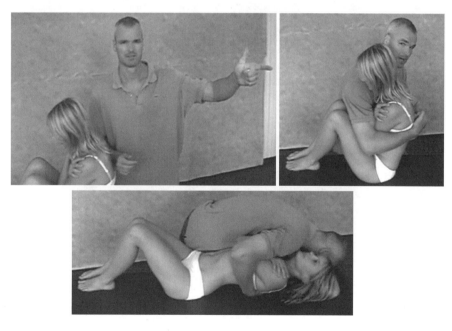

Abb. 4.27.-29. BWS Extensionsmobilisation Pistolengriff 1 bis 3

Wand-Technik

- Patient dreht Kopf so, dass er Wandkontakt hat. Eventuell sollte sich ein Handtuch zwischen Kopf und Wand befinden.
- Mit einer Hand fixiert der Therapeut die Schulter des Patienten an der Wand.
- Dann drückt er mit der Faust gegen den Querfortsatz auf der gewünschten Höhe. Nun löst er die Fixationshand, formt sie zur Faust und drückt mit dieser ebenfalls gegen den Querfortsatz auf der anderen Seite. Danach bringt der Therapeut durch radiale Abduktion seine beiden Hypothenare in Kontakt mit beiden Querfortsätzen. Schließlich unterstützt er beide Hände durch sein Brustbein und gibt in der Ausatemphase einen Impuls nach ventral-kranial.

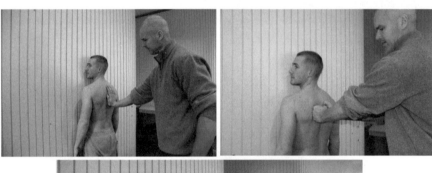

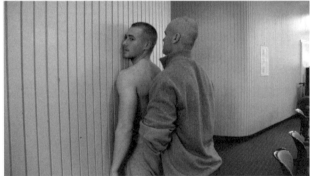

Abb. 4.30.-32. BWS Wand-Technik 1-3

Mobilisation des zervikothorakalen Übergangs in Bauchlage

- Seitneigung des Kopfes einstellen
- Rotation des Kopfes zur Gegenseite
- Fixierung des Kopfes mit einer Hand
- Schub mit Hypothenar gegen Querfortsatz
- Bei Kontakt des Hypothenars gegen die oberen Rippen können dieselben entsprechend mobilisiert werden. Um dazu etwas mehr Platz zu schaffen, sollten die Arme an der Behandlungsbank herabhängen.

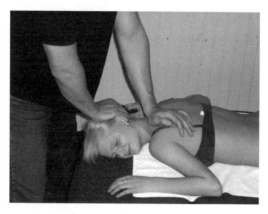

Abb. 4.33. BWS Mobilisation des CTÜ

Nelson-Technik (Hallelujah-Manöver)

- Therapeut nimmt möglichst großflächigen Kontakt mit seinem Körper auf.
- Patient legt beide Hände in den Nacken.
- Therapeut führt Hände durch Arme des Patienten und legt seine Hände auf die Halswirbelsäule des Patienten.
- Durch Rückverlagerung des Gewichts fällt Patient nach hinten. Im Moment des Fallens gibt Therapeut mit seinem Brustbein einen Impuls zur Decke.

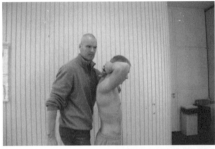 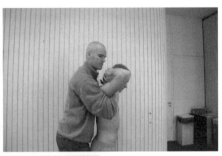

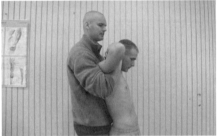

Abb. 4.34.-36. BWS Nelson-Technik

Extensionsmobilisation mit Rotation

- schmerzhaftes Segment aufsuchen
- Pisiforme neben Dornfortsatz des schmerzhaften Segments
- Thenar der anderen Hand neben Dornfortsatz des darüberliegenden Segments
- Arme gestreckt
- Gelenkspiel rausnehmen
- Schub folgt der Ausatmung
- rotiere zunächst in die am wenigsten schmerzhafte Richtung

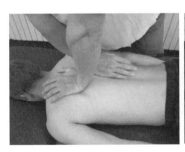 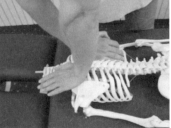

Abb. 4.37.-38. BWS Extensionsmobilisation mit Rotation 1 und 2

Mobilisation Rippengelenk in Bauchlage

- Hypothenar auf Querfortsatz, um diesen zu fixieren
- ulnare Handkante an Rippe (in deren Verlauf) anlegen
- Mobilisationsschub folgt der Ausatmung

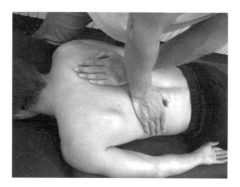

Abb. 4.39. BWS Mobi Rippe

Mobilisation Rippengelenk im Stand

- Ausgangsstellung wie bei der Nelson-Technik. Der Patient legt die Hand der Behandlungsseite auf die gegenüberliegende Schulter. Der Therapeut nimmt mit seinem Bauch Kontakt zur entsprechenden Rippe auf und fixiert den Ellbogen des Patienten mit seinen Händen.
- Durch Rückverlagerung des Therapeuten fällt der Patient. Im Moment des Fallens wird ein Impuls nach kranial gegeben.

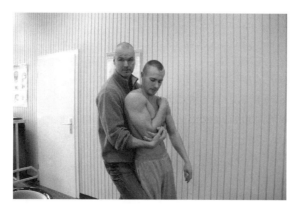

Abb. 4.40. BWS Mobilisation der Rippen im Stand

Wiederbefund

- Welche Bewegungen sind schmerzhaft? Wie groß ist das Schmerzgebiet? Kommt es zu einer Zentralisierung oder Peripheralisierung von Schmerzen? Welche Bewegungen sind eingeschränkt? Welche sonstigen Symptome hat der Patient (z.b. Atembeschwerden)?

Folgende Tests sollten ausgeführt werden:

- aktive Schultergürtel-Retraktion (neuraler Spannungstest T1 und T2)
- aktive Extension, Lateralflexion, Flexion
- bei einem Trauma in der Anamnese ist die resistive Lateralflexion im Stand auszuführen
- aktive Rotation im Sitz
- passive Rotation. Die passive Rotation wird zusätzlich noch mit Nackenflexion und tiefer Ein- und Ausatmung durchgeführt (Abb. BWS passive Rotation mit Nackenflexion).
- resistive Rotation
- resistive Flexion
- resistive Extension
- Babinski-Test
- passive Bewegungsprüfung der Segmente über Schub auf die Dornfortsätze

4.5 Physiotherapeutische Anwendungen im Bereich der Lendenwirbelsäule

Extensionsmobilisation

- Pisiforme beider Hände auf die Querfortsätze des Wirbels (meist L4, L5 oder S1)
- Arme gestreckt
- Körpergewicht über den Wirbel bringen
- Indikation: Schmerz und Bewegungseinschränkung

4.5 Physiotherapeutische Anwendungen im Bereich der Lendenwirbelsäule

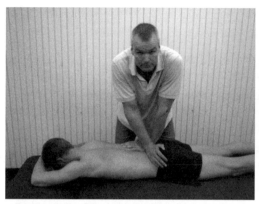
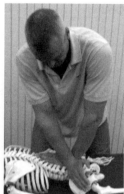

Abb. 4.41.-42. LWS Extensionsmobilisation 1 und 2

Unilaterale Extensionsmobilisation

- Patient liegt am Bankrand
- Therapeut nimmt Kontakt mit seinem Pisiforme an gegenüberliegendem Querfortsatz auf
- Kontakthand durch andere Hand verstärken
- Oberkörper über die Behandlungsbank lehnen
- mit Oberschenkeln am Bankrand abstützen
- Indikation: Schmerz und Bewegungseinschränkung

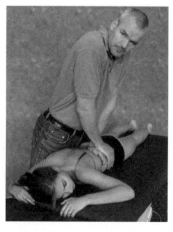

Abb. 4.43. Unilaterale Extensionsmobilisation

Extension im Liegen

- Rumpfmuskulatur entspannen
- über Kraft der Arme in die LWS-Extension gehen
- Becken durchhängen lassen
- zwischen den Wiederholungen vollkommen entspannen (Kopf ablegen)
- Variante:
  - mit Verlagerung des Beckens zu einer Seite ("hip off center")
  - mit Therapeutenüberdruck
- Indikation: Schmerz und Bewegungseinschränkung

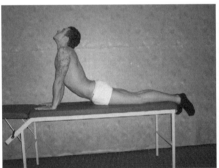
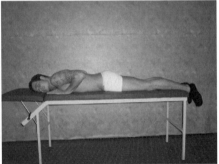

Abb. 4.44.-45. Extension im Liegen 1 und 2

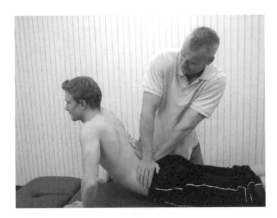

Abb. 4.46. Extension im Liegen 3 mit Therapeutenüberdruck

Extension im Stehen

- Becken so weit wie möglich nach ventral schieben
- Varianten:
  - mit Handstütz an Wand oder am Tisch
  - mit Verlagerung des Beckens zu einer Seite ("hip off center")
- Indikation: Schmerz und Bewegungseinschränkung

Rotationsmobilisation Grad A

- Eine Grad-A-Mobilisation erfolgt im schmerzfreien Bereich.
- Becken nach anterior schieben und Schulter fixieren
- alternativ:
  - Schulter nach posterior schieben und Becken fixieren
  - Becken nach posterior schieben und Schulter fixieren
  - Schulter nach anterior schieben und Becken fixieren
- Indikation: Schmerz und Bewegungseinschränkung

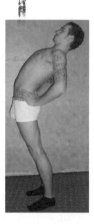
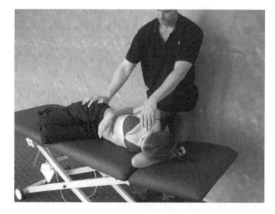

Abb. 4.47. Extension im Stehen 2   *Abb. 4.48. Rotationsmobilisation Grad A*

Mobilisation Grad B und Grad C

Eine Grad-B-Mobilisation ist eine Mobilisation über den gesamten Bewegungsspielraum. Bei der Grad-C-Manipulation bewegt man bis zum Bewegungsende und gibt dann Überdruck.

- schmerzhafte Seite oben (falls Technik erfolglos, sollte die schmerzhafte Seite unten liegen!)

- untenliegendes Bein gestreckt (eventuell über Traktion lang ziehen)
- Zug an untenliegender Schulter, so dass obenliegende Schulter nach dorsal rotiert
- Becken nach vorn rotiert
- eine Hand über Trochanter, in Richtung Femurachse zeigend
- Schulter oder obere Brust fixieren
- Arme des Therapeuten bleiben gestreckt (Behandlungsbank entsprechend einstellen)
- Körpergewicht über den Patienten verlagern, Druck beider Arme gleich (bewirkt eine Traktion!)
- danach wieder Druck nachlassen
- Variante: Rotationsmobilisation Grad B oder C mit kurzem Hebel (Schub oder die Hand (Variante 1) oder über den Ellbogen (Variante 2)
- Indikation: Schmerz und Bewegungseinschränkung

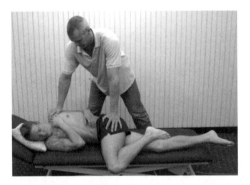

Abb. 4.49. Rotationsmobilisation Grad B oder C

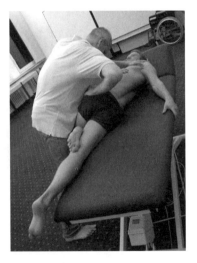

Abb. 4.50. Rotationsmobilisation Grad B oder C Variante 1

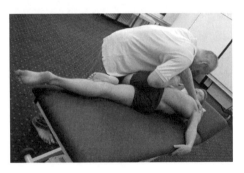

Abb. 4.51. Rotationsmobilisation Grad B oder C Variante 2

Mobilisation der Lateralflexion

- Daumenkuppe an Dornfortsatz anlegen
- Daumenkuppe mit Hypothenar der anderen Hand verstärken
- transversalen Schub geben
- eine sehr intensive Variante stellt die Lateralflexion über den Hebel Oberschenkel dar (Abb Mobilisation der Lateralflexion Variante)
- Indikation: Schmerz und Bewegungseinschränkung

Flexionsmobilisation in Seitlage

- Beine des Patienten werden in Hüftbeuge des Therapeuten abgelegt
- durch Gewichtsverlagerung induziert Therapeut Flexion der LWS
- mit den Fingerkuppen kann der Therapeut zusätzlich Bewegung in der LWS erzeugen
- Indikation: Schmerz und Bewegungseinschränkung

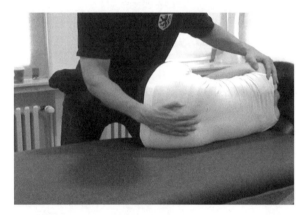

Abb. 4.52. *LWS Mobilisation der Flexion in Seitlage*

Funktionsmassage in Seitlage

- Patienten stabil lagern
- Fingerkuppen auf gleichseitigen Mm. erector spinae
- Funktionsmassage kommt über Adduktionsbewegung in beiden Schultern zustande
- Indikation: Schmerzen

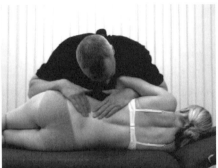 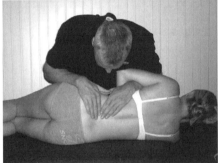

Abb. 4.53.-54. Funktionsmassage in Seitlage 1 und 2

Funktionsmassage in Bauchlage

- Thenar und Hypothenar auf gegenüberliegenden Mm. erector spinae
- mit anderer Hand Becken nach posterior ziehen
- Indikation: Schmerzen

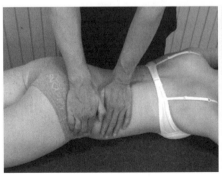 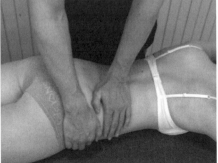

Abb. 4.55.-56. Funktionsmassage in Bauchlage 1 und 2

Positional Release (Strain-Counterstrain)

- palpiere den schmerzempfindlichsten Punkt
- überprüfe Schmerzverhalten durch Bewegen des ipsilateralen und kontralateralen Beins, z.b. durch Einstellung in
  - leichte Extension / Flexion (über Bankrand)
  - Adduktion / Abduktion
  - Innen- / Außenrotation
  - Kompression über Knie
- schmerzfreie oder deutlich schmerzreduzierte Position mindestens 90s halten
- Indikation: Schmerzen

Kräftigung der Rumpfmuskulatur

- Therapeut leitet die Bewegung über eine Beckenrotation nach ventral oder dorsal ein
- Patient soll die Bewegung unterstützen
- durch die Beckenrotation nach ventral werden die Rückenstrecker aktiviert
- durch die Beckenrotation nach dorsal werden die Bauchmuskeln aktiviert
- Fortgeschrittene Patienten können die Rückenstrecker in Bauchlage trainieren: zunächst Fuß auf dem Boden, später Füße in der Luft
- Indikation: Dekonditionierung und Instabilität

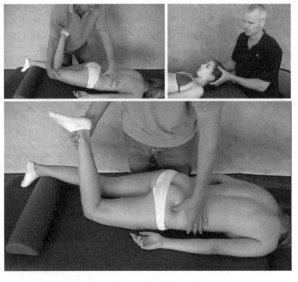

Abb. 4.57.-59. Positional Release

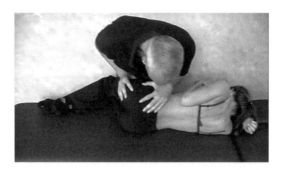

Abb. 4.60. Kräftigung der Rückenstrecker

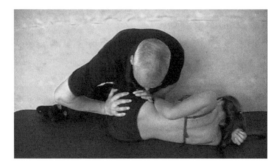

Abb. 4.61. Kräftigung der Bauchmuskulatur

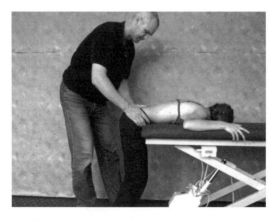

Abb. 4.62. Kräftigung der Rückenstrecker in Bauchlage

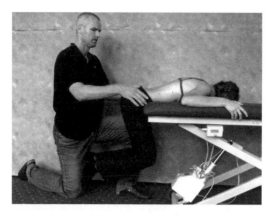

Abb. 4.63. Kräftigung der Rückenstrecker in Bauchlage (Variante)

Korrektur der Sitzhaltung
- Kreuzbein sollte Kontakt mit der Stuhllehne haben
- jetzt in die extreme Hohlkreuzposition gehen
- aus dieser Position 10% nachlassen und in der neuen Position verharren
- Indikation: Schmerz, Bewegungseinschränkung, Instabilität

Wiederbefund
- Welche Bewegungen waren bei der Untersuchung schmerzhaft und eingeschränkt? Was zeigt sich, wenn symptomauslösende Bewegungen wiederholt ausgeführt werden? Geben wiederholte Bewegungen Hinweise auf eine Zentralisierung oder Peripheralisierung der Schmerzen? Welche Haltungen sind schmerzhaft?
- Über welche sonstigen Symptome klagt der Patient? Zeigt der Patient Deformitäten (z.B. Aufhebung der Lordose, extreme Lordose, lateralen Shift)?
- Nutze Visuelle-Analog- und Numerische-Rating-Skalen! Setze einen standardisierten Fragebogen ein (z.B. Funktionsfragebogen Rückenschmerz (FFb-H-R)).
- Wie stellt sich die Situation nach der Therapiesitzung dar?

Es empfiehlt sich folgende Tests durchzuführen:
- aktive Extension im Stehen (Abb Untersuchung Extension)
- aktive Lateralflexion im Stehen (Abb Untersuchung Lateralflexion)
- aktives Seitgleiten im Stehen (Abb Untersuchung Seitgleiten)
- aktive Flexion im Stehen (Abb Untersuchung Flexion)
- Auswirkung der Korrektur der Sitzhaltung
- Straight Leg Raise mit Flexion der HWS (Abb Untersuchung SLR)
- Federungstest der LWS-Segement über die Dorfortsätze oder Querfortsätze (entsprechend der Technik "Extension im Liegen" auszuführen)

Bei Verdacht auf eine radikuläre Symptomatik sind folgende sensible, motorische und Reflex-Tests durchzuführen:
- sensible Tests:
  - Oberschenkelinnenseite im Seitenvergleich entlangstreichen (L2)
  - anteriore Unterschenkel im Seitenvergleich entlangstreichen (L3)
  - Dorsalseite der Großzehe im Seitenvergleich entlangstreichen (L4)
  - Fußinnenseite und Zehen 1-3 im Seitenvergleich entlangstreichen (L5)
  - Fußaußenseite und Zehen 4-5 im Seitenvergleich entlangstreichen (S1)
  - Fersen im Seitenvergleich entlangstreichen (S2)
- motorische Tests:
  - resistive Plantarflexion im Stehen
  - resistive Hüftflexion (Motorik L2)
  - resistive Dorsalextension Fuß (Motorik L4)
  - resistive Knieextension (Motorik L4 Knieextension)
  - resistive Dorsalextension Großzehe (Motorik L5, S1 Dorsalextension Großzehe)
  - resistive Eversion (Motorik L5, S1 Eversion)
  - resistive Knieflexion (Motorik L5, S1 Knieflexion)
- Reflexe
  - Patellasehnenreflex L3, L4
  - Achillessehnenreflex S1, S2

4.6 Physiotherapeutische Anwendungen im Bereich der ISG

Zugmanipulation am Bein
- Bank auf Kniehöhe einstellen
- anderen Fuß mit Knie fixieren
- durch Rückneigung des Oberkörpers Traktion ausüben
- Zirkumduktion einbauen bis Patient entspannt
- dann Zugimpuls geben
- Indikation: Schmerzen

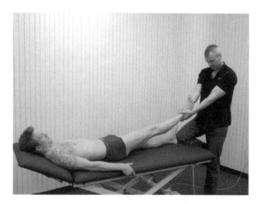

Abb. 4.64. Zugmanipulation

Eigenübung: Rotation des Iliums in Rückenlage
- Patient soll sich rücklings auf einen Tisch legen
- ein Bein wird maximal in der Hüfte flektiert, so dass eine Rotation des Iliums nach posterior zustande kommt
- das andere Bein soll vom Tisch runterhängen, so dass eine Rotation des Iliums nach anterior zustande kommt
- Indikation: Schmerzen

Eigenübung: Rotation des Iliums im Stand
- ein Bein wird auf eine Stufe gestellt, um eine Hüftflexion zu bewirken (dies bewirkt auf dieser Seite eine Rotation des Iliums nach posterior)
- die Hüftflexion kann verstärkt werden, indem der Patient das Becken nach ventral schiebt

- durch den Schub des Beckens nach ventral geht das andere Bein in verstärkte Hüftextension (dies bewirkt auf dieser Seite eine Rotation des Iliums nach anterior)
- Indikation: Schmerzen

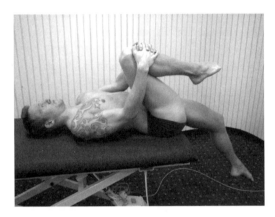

Abb. 4.65. *Eigenübung: Rotation des Iliums in Rückenlage*

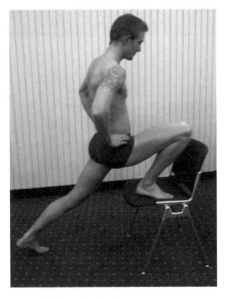

Abb. 4.66. *Eigenübung: Rotation des Iliums im Stand*

Ilium nach anterior in Bauchlage
- Hypothenar auf SIPS
- Hypothenar der anderen Hand auf gegenüberliegender Kreuzbeinbasis
- Schub des Iliums nach ventral und etwas lateral
- Indikation: Schmerzen

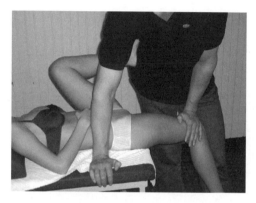

Abb. 4.67. Ilium nach anterior in Bauchlage

Ilium nach posterior in Bauchlage
- Fingerkuppen umgreifen SIAS
- andere Hand fixiert Basis des Os sacrum
- dann Zug des Iliums nach posterior
- Indikation: Schmerzen

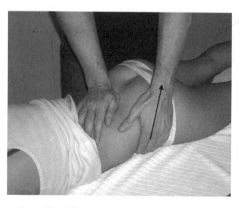

Abb. 4.68. Ilium nach posterior in Bauchlage

Ilium nach posterior in Seitlage

- Hüfte und Knie des Patienten flektieren
- Becken umgreifen
- Schub über Tuber ischiadicum (nach anterior) und SIAS (nach posterior)
- Indikation: Schmerzen

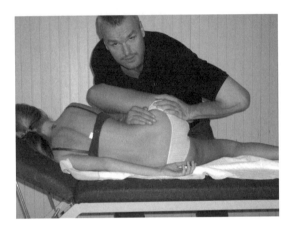

Abb. 4.69. Ilium nach posterior in Seitlage

Ilium nach anterior in Rückenlage

- Ausgangsstellung wie in Eigenübung
- nicht behandelte Seite wird in maximale Hüftflexion eingestellt
- Therapeut drückt Oberschenkel in Hüftextension. Dies bewirkt eine Rotation des Iliums nach anterior
- diese Technik kann man auch mit Postisometrischer Relaxation oder Muscle Energy Techniken verbinden
- Indikation: Schmerzen

4.6 Physiotherapeutische Anwendungen im Bereich der ISG

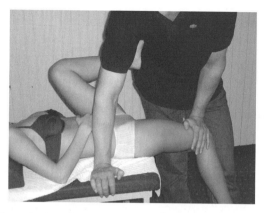

Abb. 4.70. Ilium nach anterior in Rückenlage

Triggerpunktbehandlung Becken

- Triggerpunkt im Bereich des Beckens aufsuchen. Die beiden häufigsten Triggerpunkte findet man in den Schnittpunkten folgender Verbindungslinien:
  - SIPS-Trochanter major und SIPS-Tuber ischiadicum
  - SIPS-Trochanter major und SIAS-Os coccygis
- Druck ausüben bis Schmerz nachläßt. Eventuell ist die Druckrichtung zu ändern. Außerdem können die Nachbargelenke anders eingestellt werden.
- Indikation: Schmerzen

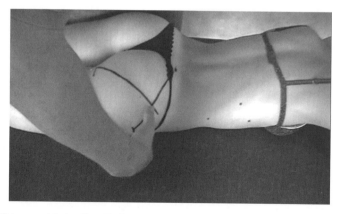

Abb. 4.71. Triggerpunktbehandlung Becken

Positional Release (Strain-Counterstrain)

- schmerzhaften Punkt aufsuchen
- dann Position des Beines oder der LWS so verändern, daß Schmerz verschwindet
- diese Position mindestens 90s halten
- Indikation: Schmerzen

Wiederbefund

- Welche Bewegungen und Haltungen sind schmerzhaft? Gibt es Bewegungseinschränkungen (bei echten ISG-Affektionen nicht zu erwarten)? Arbeite mit Visueller-Analog oder Numerischer Rating-Skala.
- Über welche sonstigen Symptome klagt der Patient (z.B. Steifheit)?
- Es sollten folgende Schmerzprovokationstests ausgeführt werden:
  - Schertest zur gleichseitigen Schulter
  - Schertest zur gegenüberliegenden Schulter
  - Schertest zur gegenüberliegenden Beckenseite
  - Patricks-Test (4er-Test, Faber-Test).
    Beim Patricks-Test führt man das Knie zum Bankrand. Bei einer Variante dieses Tests läßt man das Knie nach außen fallen. Normalerweise sollte das Knie locker fallen können und auf der Bank aufschlagen. Bei einer Läsion wird dieser Bewegung jedoch ein Widerstand entgegengesetzt.
  - Gaenslens Test
  - Kompressionstest in Seitlage
  - Distraktionstest
  - Sakrum nach anterior

Auf die Testung von Vorlauf und Rücklauf sollte man wegen deren extrem schlechten Validität und Reliabilität verzichten!

4.7 Testfragen und Aufgaben

Nennen Sie 3 Hauptfunktionen der Wirbelsäule!

Beschreiben Sie fünf Besonderheiten der Halswirbelsäule!

Definieren Sie das Krankheitsbild des Morbus Bechterew (Begriff und kurze Erklärung)!

Beschreiben Sie Symptome des Morbus Bechterew (3 Symptome mindestens)!

Was sind die Ursachen für eine Skoliose?

Wie werden die Grade einer Spondylolyse festgelegt?

Welche Arten von Rippenwirbelgelenken kennen Sie? Welche klinischen Probleme können von den Rippenwirbelgelenken ausgehen?

Wie kann es zu einem Bandscheibenvorfall (Prolaps) kommen?

Wie verteilt sich die Häufigkeit von Bandscheibenvorfällen auf die einzelnen Wirbelsäulen-Abschnitte (HWS, BWS, LWS)?

Was verstehen Sie unter einem radikulären und was unter einem pseudoradikulären LWS-Syndrom?

Was ist ein Sequester? Welche Symptome könnte ein Sequester hervorrufen?

Bei welchen Patienten muss regelmäßig die Knochendichte gemessen werden?

Wie behandelt man eine Osteoporose?

Patient mit Zustand nach BS-OP der HWS C6/C7. Beschreiben Sie eine Extensionmobilisation für die Nachbarregion BWS (Ausgangsstellung, Handfassung, Ellbogenposition, Zeitpunkt des Schubs)!

Was versteht man unter einer Hemilaminektomie?

Was ist eine intrathekale Instillation ("intrathecal injection")?

Was ist eine Laminotomie?

Ordnen Sie entsprechend der Häufigkeit zu: Lumbalsyndrom, Thorakalsyndrom, Zervikalsyndrom, 2%, 36%, 62%!

Was ist eine Diskotomie?

Was ist eine Flavektomie?

Was ist eine Facettektomie?

Was versteht man unter einem lokalen Lumbalsyndrom?

Was versteht man unter einem lokalen Zervikalsyndrom?

Was versteht man unter einer Ischialgie?

Was versteht man unter einer ischiatischen Fehlhaltung?

Was versteht man unter einem Lumbago?

Was versteht man unter einer Zervikobrachialgie?

Was ist kein Synonym für Bandscheibendegeneration?
A Chondrosis intervertebralis
B Diskose
C Bandscheibenverschleiß
D Stenose
E regressive Bandscheibenveränderungen

Ein Zervikalsyndrom mit Kopfschmerzen, Schwindel, Hör-, Seh- und Schluckstörungen bezeichnet man auch als (1P)
A Lumbalgie
B Dorsalgie
C Zervikalgie
D zervikozephales Syndrom
E Brachialgie

Rückenmarkskompression durch degenerative Veränderungen der HWS bezeichnet man auch als (1P)
A zervikozephales Syndrom
B zervikomedulläres Syndrom
C Lumbalsyndrom
D Th4-Syndrom
E zervikales Syndrom

Weiterführende Literatur

Niethard FU, Pfeil J, Biberthaler P: Orthopädie und Unfallchirurgie. Thieme, Stuttgart, 2009.

Ficklscherer A: BASICS Orthopädie und Traumatologie. Urban & Fischer / Elsevier, 2008.

Wülker N: Taschenlehrbuch Orthopädie und Unfallchirurgie. Thieme, Stuttgart, 2010.

Krämer J, Grifka J: Orthopädie, Unfallchirurgie (Springer-Lehrbuch). Springer, Berlin, 2007.

Dölken M, Hüter-Becker A: Physiotherapie in der Orthopädie. Thieme, Stuttgart, 2009.

Ruchholtz S, Wirtz DC: Orthopädie und Unfallchirurgie essentials. Thieme, Stuttgart, 2010.

Breusch S, Mau H, Sabo D, Clarius M: Klinikleitfaden Orthopädie Unfallchirurgie. Urban & Fischer Elsevier, 2009.

Siems W, Bremer A: Physiotherapie Das Ausbildungsscript. Band I Basiswissen. Verlag Wissenschaftliche Scripten, Auerbach, 2008.

Mayer C, Siems W: Hundert Krankheitsbilder in der Physiotherapie. Springer Medizin Verlag, Heidelberg, 2011.

Witt AN, Rettig H, Schlegel KF: Spezielle Orthopädie. Wirbelsäule, Thorax, Becken. Band V/2. Thieme, Stuttgart, 1994.

Heisel J: Manual Wirbelsäule: Die Orthopädie der Wirbelsäule von A-Z. Ecomed, 2003.

Imhoff AB: Wirbelsäule (Fortbildung Orthopädie - Traumatologie Bd. 2). Steinkopff, Darmstadt, 1999.

5 Sportphysiotherapie

DR. WERNER SIEMS, GERT LOOSEN,
KEVIN MATHEJA, VICTOR WAZINSKY

5.1 Sportmedizinische Krankheitsbilder

Welche Verletzungen und Läsionen gibt es im Sport?

Es gibt Stürze mit Frakturen, Platzwunden, Hämatomen, Schürfwunden, Prellungen, auch abdominale Prellungen, und nicht selten Schädel-Hirn-Traumata und deren Folgen. Unter den häufigsten registrierten Sportverletzungen findet man Schürfwunden, Platzwunden, Muskelfaserrisse, Bänderrisse, Schulterverletzungen, umgeknickte Finger, Frakturen, u.a. Clavicula-Frakturen und distale Radiusfrakturen. In der Tabelle werden sportmedizinische Probleme bzw. Krankheitsbilder des Schultergelenkes (Articulatio glenohumeralis) gezeigt.

Tabelle 5.1. Sportmedizinische Krankheitsbilder der Articulatio glenohumeralis und der Umgebung dieses Gelenkes

Sprengung des Schultereckgelenkes (AC-Gelenk)
Impingementsyndrom
Riß der Bicepssehne
Rotatorenmanschettenruptur
Schulterluxationen
Arthrose des Schultereckgelenkes
Arthrose des Schultergelenkes

Tabelle 5.2. und Tabelle 5.3. nennen sportmedizinische Probleme des Unterschenkels und des Fussbereiches bzw. des Rückens und der Wirbelsäule.

Tabelle 5.2. Sportmedizinische Probleme des Unterschenkels und des Fussbereiches

Knöchel- und Unterschenkelbrüche
Riß der Achillessehne
Bandverletzungen im Sprunggelenk
Der Laufschuh als Ursache von Verletzungen und Beschwerden
Muskelverletzungen

Tabelle 5.3. Sportmedizinische Probleme des Rückens und der Wirbelsäule

Rückenschmerzen, v.a. im unteren LWS-Bereich (low back pain)
Bandscheibenvorfälle
Muskuläre Dysbalancen als Ursache von Rückenschmerzen
Wirbelfrakturen

Die Abb. 5.1 zeigt die Vielfalt von sportmedizinischen Problemen und Krankheitsbildern des Kniegelenkes und seiner Umgebung.

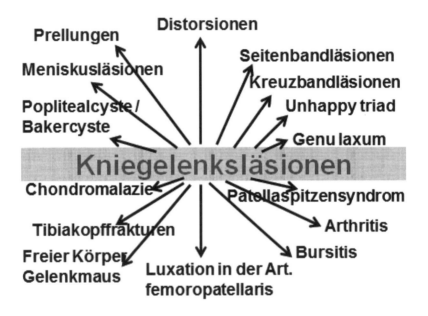

Abb. 5.1. Sportmedizinische Probleme und Krankheitsbilder des Kniegelenkes (Articulatio genus) und seiner Umgebung

5.1.1. Sportmedizinische Krankheitsbilder, kurz erläutert

Sprengung des Schultereckgelenkes (AC-Gelenk)

Definition: Bei einem direkten Sturz auf die Schulter kann es passieren, daß die gelenk-stabilisierenden Bänder zerreißen und das Schlüsselbein aus dem Gelenk herausspringt und nach oben absteht. Die Namen der gelenkstabilisierenden Bänder sind: Lig. acromioclaviculare, als Ligg. coracoclavicularia das Lig. trapezoideum und das Lig. conoideum, und das Lig. coracoacromiale (siehe auch Abb. 3.1.).

Ätiologie: Zweikämpfe in der Luft ziehen oft den Sturz einer der beiden Kontrahenten nach sich. Eine häufige Verletzung nach einem solchen Sturz ist die Schultereckgelenksprengung.

Die Graduierung der AC-Gelenkssprengungen erfolgt nach Tossy (Tossy I bis III) und wird ergänzt durch die Einteilung nach Rockwood (siehe unter Kapitel 3. Orthopädie des Schultergürtels und der Oberen Extremität)

Symptome: Die verletzte Person gibt meist einen starken Schmerz im gesamten Schulterbereich an, jedoch wird der Hauptschmerz auf das Schultereckgelenk projiziert. Die Beweglichkeit im Schultergelenk ist eingeschränkt, und bei der Untersuchung findet der Arzt ein sogenanntes "Klaviertastenphänomen" (das äußere Ende des Schlüsselbeins kann wie eine Klaviertaste hoch- und runtergedrückt werden).

Diagnostik: Röntgenaufnahme

Ärztliche Therapie:
Die Behandlung der Tossy-I und Tossy-II-Verletzungen erfolgt konservativ (ohne Operationen) mit gezielten Bewegungsübungen. Der Grad III dieser Verletzungen bedarf einer operativen Versorgung, wobei die gerissenen Bandstrukturen genäht werden und das Schlüsselbein heruntergezogen wird.

Physiotherapie:
Nach erfolgter Operation wird der verletzte Arm in einem speziellen Verband für etwa sechs Wochen fixiert. Aus diesem Verband heraus dürfen vorsichtige Bewegungsübungen unter krankengymnastischer Anleitung durchgeführt werden. Nach sechs bis spätestens acht Wochen werden die zur Fixierung angebrachten Drähte und Schrauben wieder entfernt und der Patient darf seinen Arm wieder frei bewegen. Gerade nach dieser Zeit ist es jedoch wichtig, daß Bewegungsübungen unter krankengymnastischer Anleitung und ein Muskeltraining die Wiederherstellung der vollen Beweglichkeit unterstützen. Die volle Sportfähigkeit wird nach zirka zehn Wochen erreicht.

Das Impingementsyndrom

Das Impingementsyndrom (siehe Periarthropathia humeroscapularis, Engpasssyndrom, Supraspinatus-Syndrom), dem durchaus eine hohe sportmedizinische Relevanz zugeschrieben werden kann, ist bereits in Kapitel 3. Orthopädie des Schultergürtels und der Oberen Extremität kurz erläutert worden.

Definition: Die häufigsten Schmerzen im Bereich der Schulter sind bedingt durch das Impingementsyndrom (Engpassyndrom).

Ätiologie: Dem Krankheitsbild liegt oft ein Ungleichgewicht der schulterstabilisierenden Muskulatur zugrunde. Weitere Ursachen sind:
- Osteophyten im unteren Bereich des AC-Gelenkes,
- stark gebogenes Acromion,
- Reizzustand der Rotatorenmanschette (häufig durch Überkopfsportarten oder -arbeiten),
- Reizung der langen Bizepssehne (oft in Zusammenhang mit kleinen Einrissen der Rotatorenmanschette),
- Bursitis (Schleimbeutelentzündung) unter dem Schulterdach,
- Einriss in die Rotatorenmanschette,
- Verkalkung der Rotatorenmanschette (Tendinosis calcarea)

Symptome: Anfangs leichte ziehende Schmerzen, die zunächst auf den oberen Oberarm projiziert werden. Die Schmerzen treten oft nach ungewohnter Arbeit (z. B. beim Renovieren mit Überkopfarbeiten) oder nach schwerer körperlicher Arbeit auf. Typisch sind Schmerzen beim Anheben des Armes oder beim Zurückführen des Armes auf den Rücken (Schürzengriff). Ebenfalls kommt es häufig zu nächtlichen Schmerzen, wenn die Patienten auf der betroffenen Schulter liegen oder zu einem Schwächegefühl im betroffenen Arm.

Diagnostik: klinische Untersuchung (DMS), Röntgen, Ultraschall, MRT (Kernspin)

Konservative Therapie:
Grundsätzlich sollte, bevor eine Operation geplant wird, versucht werden die Beschwerden mit konservativen Maßnahmen zu lindern oder ganz zu beheben. An physikalischen Maßnahmen sollte die Krankengymnastik, die Quermassage der Sehnenansätze, Wärme- und Kältebehandlungen sowie Elektrotherapie eingesetzt werden.

Medikamentöse Therapie:
Am besten wird gleichzeitig eine medikamentöse Therapie durchgeführt: orale antiphlogistische Medikamente (z. B. Voltaren, Diclophenac-ratiopharm usw.), evtl. lokale Injektionen von Lokalanästhetika - evtl. mit Zusatz eines Kortisonpräparates - in den subacromialen Raum oder aber auch in das Schultergelenk. Begleitet werden sollte die konservative Therapie von stabilisierenden Maßnahmen bis hin zu selbsttätigem Krafttraining, um die ganze Schulter besser zu führen. Diese konservativen Maßnahmen sollten

einen Zeitraum von 3-6 Monaten nicht unterschreiten, bevor operiert wird.

Operative Therapie:
Die operative Therapie des subacromialen Raumes sollte auf die individuelle pathologische Veränderung des Patienten abgestimmt sein. Mit Ausnahme der Rotatorenmanschettenruptur lassen sich die krankhaften Veränderungen des Subacromialraumes arthroskopisch operieren. Dabei können bereits bei der Gelenkinspektion kleine, nicht durchgehende degenerative Einrisse in der Rotatorenmanschette mit einem rotierenden Messer (Weichteilshaver) geglättet werden. Mit Weichteilshaver und Elektromesser können Weichteile entfernt / geglättet werden. Knochenteile / Osteophyten können mit der Knochenfräse abgefräst werden. Eine Teilresektion des äußeren Teils der Clavicula kann ebenfalls erfolgen.

Riss (Ruptur) der Bicepssehne

Definition: Die meisten Risse der langen Bizepssehne sind Folge von degenerativen Veränderungen.

Ätiologie: Häufig ist - auch im Sport - ein Bagatellereignis (z.B. Anheben von Gegenständen) Auslöser für die Verletzung.

Symptome: kurzer stechender Schmerz, Hämatom, geringer Kraftverlust, verändertes Aussehen der Oberarmbeugemuskulatur

Diagnostik: klinische Untersuchung, Sonographie, MRT (Kernspin)

Therapie: konservativ (PT mit dem Ziel der Hypertrophie der noch erhaltenen Strukturen; bei Partialruptur sinnvol) oder operativ (Sehnennaht), seltenere Ausrisse der Aufhängung der langen Bizepssehne (SLAP-Läsionen), sollten arthroskopisch wieder befestigt werden

SLAP-Läsion

Definition: Verletzung des Labrum glenoidale (Einriß, Abriß es Labrum-Bicepssehnen-Komplexes) am oberen Rand der Schultergelenkspfanne. SLAP bedeutet dabei Superior Labrum Anterior to Posterior.

Ätiologie: plötzlicher unerwarteter Zug oder Druck der vorgespannten Bicepssehne, gehäuft beim Anheben schwerer Gegenstände, auch bei bestimmten Sportarten - wie z.B. Windsurfen, Speerwurf, auch beim Sturz auf den Arm bei gestrecktem Ellenbogen;

feinmechanistisch werden verantwortlich gemacht: Sturz auf den ausgestreckten, leicht flektierten und abduzierten Arm, der zur Abscherung des superioren Labrum durch eine Kompression und Subluxation des Caput humeri nach kranial führt; außerdem werden SLAP-Läsionen als Begleitverletzung bei einem Außenrotations-

Abduktions-Trauma mit dem Ergebnis einer vorderen Instabilität beobachtet, darüber hinaus werden Mikrotraumata bei sich wiederholenden Bewegungsabläufen diskutiert.

Tabelle 5.4. Formen von SLAP-Läsionen

Typ I - IV nach Snyder	
Typ I	Beginnende Läsion des oberen Labrums und des Bizepsankers ohne Ablösung
Typ II	Abriss Labrum-Bizepssehnen-Komplex vom superioren Glenoid nach kranial
Typ III	Korbhenkelläsion des superioren Labrums bei intakter Bicepssehneninsertion
Typ IV	Längsspaltung der langen Bicepssehne mit Dislokation eines Labrum-Bicepsanteils nach kaudal in den Gelenkspalt
Kombinationsverletzungen Typ V bis VII nach Maffet und Typ VIII bis X nach Nord	
Typ V	Kombination von SLAP-Läsion und Bankart-Läsion
Typ VI	Ablösung der Bicepssehnen-Insertion plus anterior bzw. posterior gestielter instabiler superiorer Labrum-Flap (abgelöster Teil des Labrums)
Typ VII	SLAP-Läsion bis in das mittlere glenohumerale Band
Typ VIII und IX	Fortsetzung der Labrum-Läsion am gesamten Glenoid
Typ X	SLAP-Läsion plus postero-inferiore Labrumläsion

Mögliche Komplikationen SLAP-Läsion:
    Impingement, Frozen shoulder, Omarthrose, Bankart-Läsion (Labrum glenoidale inferius ist partiell abgerissen, dadurch Abflachung des unteren Pfannenrandes und erhöhtes Luxationsrisiko)

Diagnostik: arthroskopische Untersuchung plus Tests / Untersuchungstechniken

Tabelle 5.5. Untersuchungstechniken SLAP-Läsion

Bicepsload-Test I (nach Kim)
Bicepsload-Test II (nach Kim)
EBM siehe Kim SH, Ha KI, Ahn JH, Choi HJ (2001) Biceps load test II: A clinical test for slap lesions of the shoulder. Arthroskopy 17:160-164. ' mit Sensitivität 89,7% und Spezifität 96,6%
Yergason-Test - in Supination und Flexion drücken gegen Widerstand
Relokationstest nach Jobe
Anterior-Slide-Test nach Kibler
SLAP-Prehension-Test nach Berg und Cuillo
Crank-Test
Speed-Test nach Bennett
O'Brien-Test
Sulcusschmerz nach Morgan

Therapie: Nur bei Typ I wird die konservative Therapie gewählt. Bei allen anderen Typen der SLAP-Läsion wird eine Operation empfohlen.

Rotatorenmanschettenruptur

Definition: teilweise oder vollständige Ruptur der Rotatorenmanschette (M. supraspinatus, M. teres minor, M. subscapularis, M. infraspinatus)

Ätiologie: bei jungen Menschen oft traumatisch durch Sturz auf die Schulter und bei Abstützen mit der Hand bei Stürzen, bei älteren Menschen eher degenerative Prozesse (beispielsweise eines Impingements)

Symptome: Schmerzen bei Rotationsbewegungen des Armes, Kraftminderung, Patienten können nicht auf der betroffenen Seite schlafen

Rupturen durch degenerative Prozesse können fast schmerzfrei ablaufen

Diagnostik: Palpation, Sonographie, Röntgenaufnahme(Fehlstellung knöcherner Strukturen), MRT

Therapie: konservativ: Analgetika, Physiotherapie zur Verbesserung der Kraft/Koordination/Beweglichkeit

operativ: arthroskopische Wiederherstellung der Rotatorenmanschette
in schweren Fällen TEP-Implantation

Tabelle 5.6. *Muskeln der Rotatorenmanschette*

M. subscapularis
M. supraspinatus
M. infraspinatus
M. teres minor

Schulterluxation

Definition: Entfernung der Gelenkpartner des Schultergelenks (Caput humeri & Fossa glenoidalis), eine der häufigsten Luxationen der großen Gelenke

Ätiologie: traumatisch durch einen Unfall, auch durch Sportunfall, oder habituell

Formen: traumatisch: Krafteinwirkung bei außenrotiertem und abduziertem Arm

habituell: Fehlbildungen der Gelenkkapsel, Gelenkpfannenfehlbildung, Bindegewebsschwäche, Störungen bei der Innervation der Muskulatur

vordere Luxation:
luxatio subcoracoidea (häufig! 90% aller Luxationen)

hintere Luxation:
luxatio infraspinata

untere Luxation:
luxatio infraglenoidalis & luxatio axillaris

Sonderform: luxatio erecta (Arm kugelt nach kaudal aus bei senkrecht erhobenem Arm)

Symptome: Schonhaltung in Adduktion und Innenrotation, Bewegungs- und Spontanschmerz, Störungen der Innervation /Gefäße haben sensorische und motorische Störungen zur Folge, optisch rutscht der Arm ab aufgrund der nicht mehr vorhandenen Verbindung des Oberarmkopfes in der Pfanne

Diagnostik: Röntgenaufnahme, MRT, Absicherung wg. Beschädigung von Gefäßen / Nerven, Arthroskopie

Therapie: Rasche Reposition des Schultergelenks, danach Ruhigstellung für 1-3 Wochen in einem Gilchristverband oder Desault-Verband (ältere Patienten dürfen aufgrund des höheren Versteifungsrisikos nicht so lange ruhig gestellt werden)

5.1.2 Sportverletzungen des Sprunggelenkes

Malleolarfrakturen

Definition: Knöchelbrüche

Ätiologie: Knöchelfrakturen zählen zu den häufigsten Verletzungen im Sport, der Innenknöchel (distale Tibia) ist häufiger betroffen als der Außenknöchel (distale Fibula); geläufigster Verletzungsmechanismus ist ein Supinationstrauma mit Fraktur des Malleolus medialis und evtl. gleichzeitiger Außenbandruptur. Ein Pronationstrauma führt hingegen meistens zu einer Fraktur des Malleolus lateralis, evtl. mit gleichzeitiger Ruptur des Lig. deltoideum. Ein Distorsionstrauma kann zur sog. Maisonneuve-Fraktur - einer hohen Fibulafraktur mit Ruptur der Syndesmose und Längsriß der Membrana interossea - führen.

Prinzipiell können Sprunggelenksfrakturen in jeder Sportart vorkommen. Sie werden jedoch besonders beim Fußball, Handball, Rugby gefunden.

Symptome: Schmerzen, Bewegungseinschränkungen

Ärztliche Therapie:
konservativ oder operativ, Osteosynthesen, Bandrekonstruktionen etc., medikamentös Analgetika und übliche postoperative Medikation (Antikoagulanzien, Antiphlogistika etc.)

Physiotherapie:
akut PECH, später frühfunktionelle Beübung, Gangschule

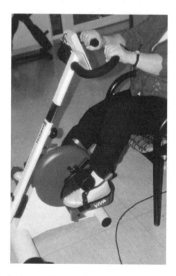

Abb. 5.2. *Beübung der Sprunggelenke am Motomed*

Sprunggelenksläsionen

Tabelle 5.7. Die häufigsten Ursachen für Sprunggelenksläsionen

1. Verletzungen des Sprunggelenkes: Brüche im Sprunggelenksbereich Knorpelschäden "Überknöcheln" und Bänderrisse Alle diese Verletzungen führen im Spätstadium zur Arthrose.
2. Rheumatische Erkrankungen des Sprunggelenkes: Gelenksknorpelentzündung = Synovitis Sehnenentzündungen = Tendosynovitis, Tendinitis Rheumatische Gelenks- und Knorpelzerstörung = Arthritis Alle diese Rheumaerkrankungen führen im Spätstadium zur Arthrose.
3. Abnutzungsbedingte Sprunggelenksschäden: Bandschäden und Schlottergelenk Gelenksfehlstellungen durch Knochenzerstörung Sprunggelenksarthrose nach Knorpelzerstörung Alle diese Abnützungsschäden führen im Spätstadium zur Arthrose.
4. Knochencysten und -tumoren

Tabelle 5.8. Operative Behandlung bei Sprunggelenksläsionen

Bei Gelenksbrüchen ist die operative Wiederherstellung durch Verplattung und Verschraubung durchzuführen. Es ist darauf zu achten, dass der Bruch ohne Stufenbildung im Gelenk ausheilt.
Bei Knorpelschäden hilft im Frühstadium die Arthroskopie und Knorpelbohrung. Handelt es sich nur um eine Durchblutungsstörung des Knorpels (Ödem), kann mit Ilomedin-Infusionen beholfen werden.
Bei Nichtabklingen von Kapselentzündungen → operative Kapselentfernung = Synovektomie
Kommt es zum Ausbruch größerer Knorpelstücke, können diese mit einer Schraube wieder fixiert werden. Weitere Möglichkeiten: Knorpel-Mosaik-Plastik oder Knorpeltransplantation
Bei Gelenkfehlstellungen → mitunter Umstellungsosteotomie
Versteifungs-Operation: Arthrodese
Alternativ: Implantation einer Sprungsgelenks-Prothese (künstliches Sprunggelenks-Implantat)
Bei chronischen Bandlockerungen → Bandrekonstruktion, Bandplastik, um weitere starke Gelenksabnützung und Gangunsicherheit zu vermeiden

Fibulare Bandrupturen

Definition: Riss-Verletzungen des Außenbandapparates

Ätiologie: Bei der Außenbandruptur handelt es sich um die häufigste Bandverletzung, sie zählt zu den häufigsten Sportverletzungen, überwiegend durch Supinationstraumen hervorgerufen, in der Regel reißt zunächst das Lig. talofibulare anterius, dann das Lig. fibulocalcaneare, besonders häufig bei Ballsportarten wie Volleyball und Basketball, aber auch bei Sprungdisziplinen

Symptome: Rötung des Außenknöchels, Schwellung des Außenknöchels, schmerzhafte Einschränkung der Beweglichkeit, Außenknöchel druckschmerzhaft

Diagnostik: Anamnese / Unfallhergang: Supinationstrauma, klinische Untersuchung → Schmerzverstärkung (Schmerzprovokation) bei Aufklappbarkeitsprüfung bei Varusstress, evtl. einseitig positiver Talusvorschub; gerätetechnisch → Röntgen in 2 Eb., MRT, PET, die Arthrographie mit Kontrastmittel ist im wesentlichen out

Therapie: konservativ → PECH, Ruhigstellung mittels Orthese (z.B. Aircast-Schiene) oder Tape-Verband oder Schlickverband oder Gipsschiene, diese Maßnahme verhindert weitere Pro-/Supinations-Traumen, so dass eine sofortige Belastung des betroffenen Beines möglich ist, begleitend physikalische Therapie wie Iontophorese, Hochvolt, Ultraschall, physikalisch abschwellende Maßnahmen;

PT zur Stärkung der Unterschenkelstreck- und der Peronealmuskulatur, KG Übungsbehandlung in funktions- und aktivitätsorientierter Intensität, Übungen zur sensomotorischen (propriozeptiven) Schulung, Thromboseprophylaxe, Antiphlogistika; Teilbelastung an UA-Gehstützen für 3-5 Tage, sportartenspezifisches Training nach 4-6 Wochen, Wettkampfsport frühestens nach 6 Wochen, orthetischer Schutz beim Sport für 3-6 Monate, evtl. Operation

Operation → ist bei deutlicher Instabilität im OSG oder bei ambitionierten Sportlern indiziert, OP bei knöchernen Bandausrissen erforderlich (transossäre Refixation oder End-zu-End-Naht); nach operativer Therapie Unterschenkel-Gehgips für zirka 4-5 Wochen, physikalische Maßnahmen und PT, volle Sportfähigkeit nach durchschnittlich 3 Monaten

Ruptur der Achillessehne

Definition: komplette oder inkomplette Ruptur der Tendo calcanei

Ätiologie: bei abrupten Bewegungen bsp. Sprint- oder Sprungsportarten, hörbarer Knall

Typische Ereignisse im Sport sind das Anlaufen zu einem Sprint, der Absprung und das Aufkommen nach einem Sprung. Trotz der ungeschützten Lage der Achillessehne sollen direkte Tritte oder Schläge auf die Sehne, wie sie bei den Kontaktsportarten Fußball, Basketball, Handball und Hockey vorkommen, nur in etwa 10% der Fälle Ursache der Ruptur sein. Weitere häufige Schädigungsmechanismen sind der Sturz nach vorne mit eingeklemmtem Fuß, wenn er zu einer Überdehnung der Wadenmuskulatur führt und auch das Treten in ein Bodenloch.

Formen: Inkomplette Ruptur (Anriß)
Komplette Ruptur
Abrissfraktur des Tubercalcanei (Entenschnabelfraktur)
Häufigste Verletzungsstelle 2-6 cm oberhalb des Calcaneus

Diagnostik: MFP; Zehenspitzenstand auf betroffener Seite nicht möglich, Bewegungsausmaß, Gelenkspiel Fußknöchel nach längerer Ruhigstellung, Narbenmobilität, Wärme und Schwellung, Tricepssurae-Reflex

Röntgen zum Ausschluss oder Bestätigung knöcherner Abrisse am Calcaneus; Sonographie zur Darstellung der genauen Riss-Stelle möglich

Symptome: Peitschenknallartiges Geräusch, Schmerzen, Druckschmerz, evtl. Lücke oder Delle tastbar, Schwellung mit Hämatom und Funktionseinschränkung → Humpeln auf der betroffenen Seite

Therapie: offene oder perkutane operative Versorgung

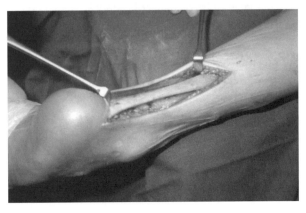

Abb. 5.3. Operation der Achillessehne

Meniskusläsionen (siehe auch Kapitel 2.)

Definition: Verletzung des Innen-oder Außenmeniskus (Meniscus medialis, Meniscus lateralis)

Ätiologie: degenerativ oder traumatisch, schnelle und intensive Verdrehung des Knies in flektierter Position, auch beim Einknicken möglich; große Dreh- und Druckbelastung kann zu Rissen führen; Verletzungen des Meniscus medialis sind wesentlich häufiger als Verletzungen des Meniscus lateralis

Einteilung: nach Verlaufsrichtung in Querrisse, Lappenrisse (Zungenrisse), Längs- bzw. Korbhenkelrisse, oberflächliche Risse

Symptome: lokaler Druckschmerz über dem Gelenkspalt, gelegentliches Klicken bei Bewegungen

Diagnostik: Arthroskopie, MRT

Therapie: konservativ oder arthroskopische Operation; obsolet ist die früher durchgeführte komplette Meniskektomie, allenfalls wird Meniskusteilresektion durchgeführt

5.1.3 Bandverletzungen im Kniegelenk

Besonders häufig sind Rupturen des Lig. cruciatum anterius, das den vorderen Pfeiler des Kniegelenkes darstellt. Die meisten Kreuzbandrisse treten beim Fußball und Handball auf. Verletzungen des Lig. cruciatum posterius sind wesentlich seltener als Läsionen des Lig. cruciatum anterius. Das Verhältnis liegt bei 30-40 : 1 zu Lasten der Verletzungen des Lig. cruciatum anterius. Die kombinatorische Verletzung des Lig. cruciatum anterius, des Meniscus medialis und des Lig. collaterale mediale wird als unhappy triad bezeichnet.

Vordere Kreuzbandruptur

Definition: Ruptur des Ligamentum cruciatum anterius

Ätiologie: häufige Sportverletzung (Football, Basketball, Ski-Alpin, Fußball) Überstrecktrauma des Kniegelenks mit Rotation des Unterschenkels

Symptome: Patient registriert häufig ein lautes Krachen, schmerzhafte Bewegungseinschränkung, häufig innerhalb von 24h Hämarthros (nur wenn Synovialschlauch reißt), vordere Schublade nur manchmal auslösbar (reflektorische Muskelspannung!!!), Lachmann-Test meist positiv (vordere Schublade in leichter Knieflexion)

Diagnostik: Untersuchung in Kurznarkose!!! MRT, Arthroskopie

Therapie: konservativ: Training der Ischiocruralen Muskulatur, passive Instabilität kann dadurch aber nicht beseitigt werden!
operativ: Freies Transplantat aus der Patellarsehne, Freies Transplantat aus Muskelsehen (M. gracilis/semitendinosus), postoperative KG Beübung z.B. auf Motorschiene, Gangschulung etc.

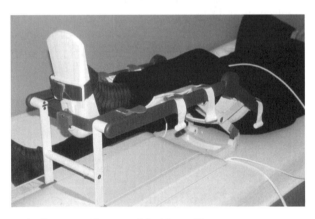

Abb. 5.4. Postoperative Bewegungsübungen auf der Motorschiene

Patellaspitzensyndrom

Definition: chronische, schmerzhafte, degenerative Überlastungserkrankung des Kniescheiben-Streckapparates am Knochen-/Sehnenübergang der Patellaspitze

Ätiologie: häufige Erkrankung bei Sportlern durch häufige Überlastung der Kniestrecker (M. quadriceps femoris), starke Zugbeanspruchung, z.b. bei Sprungdisziplinen, auch bei Radsportlern, Läufern, Tennisspielern; Synonyme: Jumper´s knee, Springerknie, Patellar apicitis, Tendinitis patellae

Symptome: belastungsabhängiger Schmerz an der Apex patellae, starke Schmerzen z.B. beim Treppensteigen

Diagnostik: Anamnese, klinische Untersuchung mit Druckschmerz an Patellaspitze, mitunter Schmerzen an der typischen Stelle nach längerem Sitzen; Sonographischer Befund mit Sehnenverdickung und inhomogener Sehnenstruktur; MRT zur Lokalisation degenerativer Zonen

5.1 Sportmedizinische Krankheitsbilder

Therapie: konservativ: Sekundärprophylaxe durch gutes Aufwärmen, Dehnübungen und allmähliche Belastungssteigerung, entlastende Tape-Verbände und evtl. Orthese, evtl. Trainings- und Wettkampfpause;
physikalisch: Kalt- und Warmanwendungen, Elektrotherapie, Ultraschall, Friktionsmassagen, KG, extrakorporale Stoss- oder Druckwellen-Therapie; Antiphlogistika, mitunter Kortison-Injektionen (Cave: Mikroläsionen, Nekrose an Sehne), selten Operation: Entfernung degenerativer Bereiche, Denervierung der Sehnenumgebung

5.1.4 Läsionen im TFCC (Triangulärer Fibro-Cartilaginärer Complex)

Eine besondere Rolle spielt hier die Struktur und Befestigung des Discus articularis der Articulatio radiocarpea.

Tabelle 5.9. Läsionen im TFCC

Abrissfraktur - im Zusammenhang mit dem Lig. collaterale ulnare
Fx des Radius mit Beteiligung der Epiphyse
Fx der Handwurzel (Carpus)
Stauchungsverletzung des Discus articularis

5.1.5 Läsionen von Nerven der oberen Extremität

Die Läsionen von Nervus ulnaris, Nervus radialis und Nervus medianus gehören zu den häufigsten peripheren Nervenläsionen. Typische Schädigungsbilder sind die sind die Krallhand, die Fallhand und die Schwurhand.

Tabelle 5.10. Läsionsorte von Nerven der oberen Extremität

Nerv	Bevorzugter Läsionsort
Nervus ulnaris	Epicondylus medialis
Nervus radialis	Proximaler Humerus, Epicondylus lateralis, distaler Radius bei distaler Radiusfraktur
Nervus medianus	Karpaltunnel, Handgelenke

5.1.5 Verletzungen an Hand, Handgelenken, Fingern, Daumen

Hohe Häufigkeit von solchen Verletzungen bei:
- Handgelenke: Boxen, Bergsteigen, Eislaufen, Radfahren, Turnen, Rodeln
- Finger: Kegeln, Boxen, Volleyball, Basketball, Karate, Handball

Tabelle 5.11. Hohes Risiko für Hand- und Fingerverletzungen

Basketball	"Basketballfinger"
Inline Skating	"Coach-finger"
Volleyball	
Kegeln/Bowling	"Bowlingfinger"
Ski alpin	"Ski-Daumen"
Klettern	"Kletterfinger"

Frakturen der Langfinger

Therapie: konservativ mit Gipsruhigstellung für 3 Wochen, operativ Osteosynthese

Tabelle 5.12. Risiken der Gipsbehandlung bei Fingerfrakturen

Muskuläre Probleme bis hin zur Kontraktur
Durchblutungsstörungen
Schwellungen
Sensibilitätsstörungen
Morbus Sudeck (Störungen der Gefäße und Nerven in Kombination)
Decubitalulcera
Entkalkungen der Knochen (lok. Osteoporose)

Fingergelenksluxationen

Häufige Verletzung bei Ballsportarten

Therapie: Reposition und Gipsschiene für 10 Tage, bei Instabilität temporäre Arthrodese mit Draht

Handwurzelfraktur

Der Kahnbeinbruch (Fraktur des Os scaphoideum) ist die häufigste Fraktur im Bereich der Handwurzel. Meist kommt es zu einem Bruch des Os scaphoideum bei einem Sturz auf augestreckte Handgelenk. Therapie: Verschraubung (Herbert-Schraube), Gefahr / Komplikation: Entstehung einer Pseudarthrose.

Mitunter Kombination einer Schädigung von Scaphoid und Lunatum: Kombination aus Kahnbeinfraktur und scapho-lunärer Dissoziation (Zerreissung der Bänder zwischen Mond- und Kahnbein); Therapie: Verdrahtung (Kirschner-Drähte) und Gips für 6 Wochen.

Distale Radiusfrakturen

Definition: häufigste Fraktur des menschlichen Organismus, handgelenksnahe Fraktur des Radius

Tabelle 5.13. Einteilung der distalen Radiusfrakturen

Name der Radiusfraktur	Unfallhergang, Bemerkungen
Colles-Fraktur	Extensionsfraktur (häufigste Form 25%)
Smith-Fraktur	Flexionsfraktur
Chauffeur-Fraktur	intraartikuläre Fraktur mit Abbruch des Griffelfortsatzes am distalen Radius
Barton-Fraktur	intraartikuläre Fraktur dorsaler Rand des distalen Radius teilweise mit Luxation des Radio-Carpal-Gelenkes
Umgekehrte Barton-Fraktur	intraartikuläre Fraktur, palmarer Rand des distalen Radius
Galeazzi-Fraktur	distale Radiusschaftfraktur & Luxation des distalen Ulnaköpfchens
Typ A AG Osteosynthese	Brüche ohne Beteiligung der Gelenkfläche (extraartikuläre Frakturen)
Typ B AG Osteosynthese	Brüche mit teilweiser Beteiligung der Gelenkfläche
Typ C AG Osteosynthese	Brüche mit vollständiger Beteiligung der Gelenkfläche

Symptome: Schwellung und Schmerzen am Handgelenk,
eingeschränkte Beweglichkeit
Verschiebung des Bruchstücks zur Streckseite → Fourchette-Stellung
Verschiebung des Bruchstückes zum Daumen → Bajonett-Stellung

Diagnostik: Röntgenaufnahme, Palpation des Pulses / druckschmerzhafte Punkte / Beweglichkeit, MRT

Therapie: konservativ: bei nicht dislozierten Frakturen, Gipsverband
operativ: bei dislozierten Frakturen und instabilen Frakturen, Reposition, Spickdrähte = Verdrahtung, Verplattung, manchmal Fixateur externe

Komplikationen:
Abrutschen der Fraktur, Druckschäden durch Gips, Pseudoarthrose (Falschgelenkbildung), Morbus Sudeck (reaktive, neurovaskulär bedingte Weichteil- und Knochenveränderung rumpfferner Gliedmaßenanteile als Verletzungsfolge)
Bei operativer Behandlung zusätzlich beachten: Gefäß-, Sehnen- und Nervenverletzungen, Infektion, Metalllockerung

Skidaumen (Ruptur des Lig. collaterale ulnare, TFCC-Läsion)

Definition: Der Skidaumen ist die klassische Bandverletzung der Hand. Der Daumen wird nach außen, von der Hand weg, überdehnt (Hängenbleiben und extremes Abspreizen des Daumens). Dabei reißt das ulnare Band am Daumen-Grundgelenk.

Ätiologie: Diese Verletzung kommt besonders oft beim Skifahren, aber auch bei Ball-Sportarten, beim Turnen, Ringen und Selbstverteidungs-Sportarten vor.

Symptome: Schmerzen, Schwellung im Bereich des Daumens, "aufklappbares" Daumengrundgelenk, Daumen ist nach außen hin abnorm beweglich

Diagnostik: Klinik, Röntgen zum Frakturausschluss

Therapie: PECH, Ruhigstellung, provisorische Schienung, evtl. OP (bei komplettem Riss des Lig. collaterale ulnare → spezielle Drahtnaht, mehrere Wochen nach OP KG zur Wiederherstellung der Beweglichkeit im Daumengrundgelenk

Epicondylopathien im Sport

Tabelle 5.14. Tests durch Schmerzprovokation bei Epicondylopathien

Epicondylitis humeri radialis (Tennisellenbogen)	Epicondylitis humeri ulnaris (Golferellenbogen)
Schmerzprovokation im äußeren Bereich des Ellenbogens bei:	Schmerzprovokation im inneren Bereich des Ellenbogens bei:
Drehung des Unterarms	Beugung des Handgelenks
Handgelenksstreckung gegen Widerstand	Drehung des Unterarms gegen Widerstand
Streckung des Mittelfingers gegen Widerstand	Heben von schweren Gegenständen
Streckung des Ellenbogens und passive Beugung der Hand	

5.2 Klinische Anwendungen in der Sportphysiotherapie

Kurze Einführung in die Sportphysiotherapie

In der Sportphysiotherapie hat sich in den letzten Jahren einiges getan. Viele Jahre bezog sich die eigentliche Tätigkeit des Sportphysiotherapeuten fast ausschließlich auf passive Behandlungsmethoden wie Massagen, Elektrotherapie oder Eis bis zur Schmerzfreiheit des Sporttreibenden. War der Schmerz austherapiert, wurde - und wird häufig leider immer noch - der Sportler als "geheilt" zurück ins Mannschafts- bzw. Wettkampftraining entlassen. "Entlassen" - denn ab hier war er auf sich allein gestellt, eine sportartspezifische Anpassung an seine im Sport benötigten Belastungsspitzen wurde ihm in der Rehabilitation nicht zuteil. Die motorischen Grundeigenschaften wie Kraft, Ausdauer, Schnelligkeit und Koordination wurden nicht berücksichtigt.

Nicht selten war der Sprung von Rehabilitation zu Wettkampftraining zu groß und es stellten sich rasch erneut gesundheitliche Probleme ein! Denn weder war es dem Therapeuten - mangels Wissen - möglich, die sportartspezifische Belastung des Patienten zu analysieren, noch dem Trainer, ein individuelles Aufbauprogramm mit Rücksicht auf die Wundheilungsphysiologie zu erstellen. Der qualifizierte Sportphysiotherapeut schließt mittels kosten- und zeitintensiver Fortbildung diese Lücke.

Er analysiert und dokumentiert die sportartspezifischen Belastungen des Patienten und erarbeitet einen absolut individuellen Rehabilitationsplan, der es gewährleistet, dass der Sportler wirklich nach Abschluss der Reha, seiner Disziplin entsprechend 100% belastungsfähig ist. Hierzu ist natürlich das Wissen um die Physiologie der Wundheilung, der komplizierten biomechanischen Zusammenhänge des Körpers und nicht zuletzt der Trainingswissenschaft unumgänglich, um den Athleten nicht zu unter- oder überfordern und stets entsprechend seiner verletzungs-abhängigen Belastungsfähigkeit im Aufbautraining zu begleiten - bis die Sportfähigkeit wieder hergestellt ist und er dem Trainer sozusagen "gesund" übergeben werden kann.

Nicht selten kommt es jedoch noch vor, dass es der Sporttreibende Patient besser zu wissen scheint und bei Erreichen der Schmerzfreiheit die Therapie beendet. Mit dem Erfolg, dass in der entscheidenden Phase wo die Grundeigenschaften Kraft, Ausdauer, Schnelligkeit und Koordination wieder langsam der Sportspezifität angepasst werden sollten die bereits zu Anfang beschriebene Lücke entsteht und man entweder den angeblich gesundeten Sportler bald erneut verletzt wieder sieht oder der Therapeut als unfähig betitelt wird und eine andere Praxis aufgesucht wird.

Natürlich braucht die auf den Körper hörende Rehabilitation mehr Zeit als das rasche "wieder fit kneten", jedoch ist der Begriff "fit" oder "gesund" für o.g. Patienten irreführend und völlig deplatziert. Sie sind lediglich schmerzfrei (!), von Belastungsfähigkeit kann natürlich nicht die Rede sein! Somit relativiert sich natürlich auch der Begriff "schnell". Entgegen vieler Sportphysiotherapie-Fortbildungsanbieter (der Begriff Sportphysiotherapeut ist nicht geschützt und kann von jedem benutzt werden), die oft nur kurze Wochenendseminare mit den ungenügenden Inhalten Sportmassage und Tapes & Verbände anbieten, hat die I.A.S. (International Academy for

Sportcience - Los Angeles/Brüssel)) als Erste Ende der achtziger Jahre Handlungsbedarf gesehen und eine entsprechende Ausbildung angeboten, die darauf abzielt, verletzte A -Kader-Athleten oder Bundesliga-Spieler wieder an den Leistungsstand zu bringen, an dem sie vor der Verletzung gestanden haben.

Nicht immer bestimmt das Wissen um die (Wundheilungs)Vorgänge und die Gesundheit die Rückkehr in den Sport - das Geld vermag häufig Wunderheilungen zu vollbringen. Mit o.g. Erfolg!

Aufgaben in der klinischen Physiotherapie und in der Sportphysiotherapie
Besonderheiten der Sportphysiotherapie

Zur klinischen Physiotherapie: Nach abgeschlossener Berufsausbildung zum Physiotherapeuten gibt es beispielsweise Ausübungsmöglichkeiten in Krankenhäusern, Kliniken, Einrichtungen der Rehabilitation, Physiotherapeutischen Lehranstalten, Kur- und Erholungseinrichtungen, Fitness-Studios und sozialen Einrichtungen (Altenheim, Pflegeheim, mobile Pflegedienste). Auch kann man sich, sobald man das Staatsexamen hat, selbstständig machen.

Bei der Berufsausübung ist Teamarbeit unter den Physiotherapeuten, aber auch die gute Zusammenarbeit mit Ärzten gefragt, denn die Arbeit des Physiotherapeuten ergänzt und unterstützt die ärztliche Therapie sinnvoll.

Nach der ärztlichen Verordnung werden eigenverantwortliche Behandlungspläne aufgestellt und durchgeführt. Dabei wird darauf geachtet, dass die Schäden nicht nur "repariert" werden, sondern auch der korrekte Bewegungsablauf als Ganzes im Auge behalten wird, um Verletzungen gar nicht erst entstehen zu lassen.

Physiotherapie wird von Physiotherapeuten in unterschiedlicher Form und Vielfalt ausgeübt.

Physiotherapeuten analysieren und interpretieren Schmerzzustände, sensomotorische Funktions- und Entwicklungsstörungen (z. B. die Hyper- oder Hypomobilität eines Gelenks), um sie mit spezifischen manuellen und anderen physiotherapeutischen Techniken zu beeinflussen. Primärer Ansatzpunkt ist das Bewegungssystem und das Bewegungsverhalten; Ziel ist, Schmerzfreiheit und ökonomisches Bewegungsverhalten im Alltag zu erreichen bzw. - im Falle von irreversiblen Funktionsstörungen - Kompensationsmöglichkeiten zu schaffen.

Physiotherapeuten beeinflussen auch Funktionsstörungen innerer Organe, verbessern die Eigen- und Fremdwahrnehmung sowie die Sozialkompetenz und können ebenfalls auf die psychische Leistungsfähigkeit einwirken.

Ziele der Physiotherapie sind darüber hinaus, Eigenständigkeit und Selbstständigkeit des Patienten zu fördern und die Selbstheilungskräfte des Organismus zu aktivieren; wo Selbständigkeit des Patienten nicht zu erreichen ist, gehört zu den physiotherapeutischen Aufgaben das Anleiten von Angehörigen (z. B. in der Pädiatrie, Geriatrie oder bei schweren neurologischen Störungen).

Zur Sportphysiotherapie: Die Sportphysiotherapie ist ein Spezialgebiet innerhalb der klassischen Physiotherapie. Sie bezieht sich grundsätzlich auf die Behandlung von Verletzungen und Überlastungsschäden im Breiten- bis hin zum Spitzensport. Zielgruppe sind aktive Sportler während der Aufbauphase, des Trainings oder in der Rehabilitation nach Verletzungen oder Operationen.

Sportphysiotherapie beinhaltet auch die Wettkampfbetreuung und die vorbeugende Behandlung, wenn beispielsweise Schwächen an Muskeln oder Bändern vorliegen. Hierbei werden oft Tapeverbände eingesetzt, um die Maximalbelastung der Strukturen zu mindern und Verletzungen zu vermeiden. Dabei werden alle bekannten und bewährten Therapiemethoden ergänzt durch passive Anwendungen, (z.b. Wärme, Kälte, Elektrotherapie, funktionelle Verbände, ...). Der Physiotherapeut kombiniert seine Kenntnisse von Sport und Erkrankung bzw. Verletzung, um somit eine optimale Vorbeugung und Rehabilitation von Verletzungen zu gewährleisten.

Kenntnisse und Analyse der Sportart geben dem Sportphysiotherapeuten darüber Auskunft, welche Ansprüche auf die verletzte Struktur gestellt werden.

Spezielle Übungen können die Belastbarkeit optimieren.

Darüber hinaus übernimmt der Sportphysiotherapeut Aufgaben im Bereich der Prävention (Erkennen und evtl. Verhindern von drohenden Schäden durch geeignete Maßnahmen und Programme) und der weiterführenden Rehabilitation nach Verletzungen, evtl. in Verbindung mit einem Rehatrainer. Die Behandlung unterscheidet sich hierbei wenig, ob diese Verletzung jetzt zu Hause oder auf dem Sportplatz entstanden ist. Jedoch sind die Ansprüche nach der Erholungsphase innerhalb des Sports meist ein Vielfaches höher als die im Alltag.

Der Sportphysiotherapeut versteht sich als Teamspieler, welcher eine entscheidende Funktion zwischen Athlet, Arzt und Trainer einnimmt.

Das Hauptziel der Rehabilitation ist das Wiedererreichen des Prä-Trauma-Niveaus. In dieser Zeit des sogenannten medizinischen Fortschritts und in Anbetracht der Kostenexplosion im Bereich der medizinischen Versorgung, ist es nötig eine kritische Haltung zu bewahren. Dies liegt nicht allein in der Verantwortung der medizinischen Berufe, sondern impliziert ebenfalls die Aufgabe der Patienten, für Ihren eigenen Körper Verantwortung zu tragen. Wir müssen akzeptieren, dass die Rehabilitation und die Heilung, nach den verschiedensten Arten von Verletzungen, ein angeborener und normaler Körperprozess sind und dass die meisten Verletzungen "self-limiting" sind, zumindest wenn wir diesen körpereigenen Vorgängen eine "faire" Chance geben und die nötigen Reize und die für eine optimale Erholung notwendige Zeit ermöglichen.

Aufgrund der steigenden Anforderungen im modernen Spitzensport sollten Sportphysiotherapeuten aktuelle Zusatzqualifikationen vorweisen, gepaart mit einem hohen Maß an Erfahrung. Der Deutsche Olympische Sportbund DOSB bildet Sportphysiotherapeuten aus, die den internationalen Anforderungen im Leistungssport gewachsen sind.

Beispiel physiotherapeutische Anwendungen nach Kreuzbandriss beim Fußball

Nach Abklingen der akuten Schmerzen wird meist nach Anpassung einer Kunststoffschiene regelmäßige Krankengymnastik durch den Arzt verordnet und durch den Physiotherapeuten durchgeführt. Dies verbessert mit Muskelkräftigung und Koordinationsübungen die Stabilität des betroffenen Kniegelenkes.

Zusäzlich kann mit Reizstrom, Ultraschall und Eisbehandlung einzeln oder in Kombination therapiert werden. Damit wird die Durchblutung verbessert und die Schmerzen werden gelindert. Wichtig ist aber zu wissen, dass ein lebenslanges, konsequentes, selbständig durchgeführtes Muskeltraining erforderlich ist, damit die Muskeln die Aufgabe des gerissenen Kreuzbandes übernehmen können. Daran mag es beim einen oder anderen scheitern. Funktionsverbesserung, Muskelaufbau, Verbesserung der koordinativen Fähigkeiten, Verhütung von Kontrakturen, Reizdämpfung nach konservativer oder operativer Behandlung der Kreuzbandruptur mit Hilfe von Krankengymnastik, Gelenkschutztraining werden sinnvoll durch Kryotherapie (Kältetherapie), Ultraschalltherapie, Ergotherapie und manuelle Lymphdrainage ergänzt.

Hinsichtlich Orthopädie-technischer Maßnahmen und Unterstützung spielt die Anwendung folgender Heil- und Hilfsmittel eine bedeutsame Rolle:

- Stock bzw. Unterarmgehstützen
- Gummikniekappe bei konservativer Therapie
- Knieorthesen im Einzelfall, in der postoperativen Weiterbehandlung und ggf. in der Sportausübung bei konservativer Therapie.

Behandlungsplan nach VKB-Ruptur (Auszug)

Beispielhafter Auszug eines Behandlungsplans zur Veranschaulichung einer Reha nach VKB-Ruptur: Es wird dazu geraten diesen Auszug nicht dogmatisch sondern eher skeptisch und auf jeden Patienten personalisierbar zu betrachten.

Nachbehandlungsschema Patellarsehenentransplantat:

1. Tag
- Lagerung auf Schaumstoffschiene,
- keine Belastung,
- Isometrische Übungen Hüftbeuger, Abduktoren und Kniestrecker, aktive Übungen gesundes Bein - Kokontraktion.

2. Tag
- Bewegungsübungen aktiv und passiv 0-0-90,
- 1/2 Körpergewicht Belastung,
- Motorschiene 2 x 1/2 Stunde täglich, volle Streckung, Patellamobilisation.

bis 3. Woche
- Bewegungsübungen aktiv und passiv 0-0-90,
- 1/2 Körpergewicht Belastung,
- Einzelkrankengymnastik mit PNF,
- aktive Bewegungstherapiemit Widerständen, Kokontraktion,
- Stabilisierungs- und Koordinationsübungen mit Teilbelastung,
- Krafttraining der Ischiocruralmuskulatur,
- Kryotherapie 5 Minuten am Ende jeder Übungsserie.

4. bis 6. Woche
- Bewegungsübungen aktiv und passiv 0-0-90,
- Vollbelastung,
- Steigende Widerstände beim Muskeltraining,
- Koordinationstraining, Schwimmbad, Isokinetik, Standfahrrad.

7. bis 12. Woche
- Freies Bewegungsmaß,
- Vollbelastung (Alltagsbelastbarkeit meist nach 8 Wochen erreicht),
- Behandlung plus Laufband,
- Koordinations- und Geschicklichkeitstraining (Kippkreisel, Trampolin),
- Übungszeit 2 - 3 Stunden täglich.

ab 13. Woche
- Freies Bewegungsmaß,
- Vollbelastung,
- Training nach Anspruch und Fortschritt,
- isokinetisches Muskeltraining, Fahrrad, Schwimmen.

Vermeidung dynamischer Sportarten im ersten postoperativen Jahr wegen Gefahr der Transplantatdehnung!

Nachbehandlungsschema Semitendinosustransplantat

1.-3. Tag
- Immobilisation in einer dorsalen Gipsschiene oder Lagerungsschiene in 15°-Flexion (Beugung)
- Kryotherapie (Kältetherapie), isometrische Spannungsübungen

4. Tag
- Anpassen der Don-Joy-Goldpoint-Orthese mit Extension/Flexion: 0-10-90°
- Mobilisation und Gangschulung unter Vollbelastung
- erste krankengymnastische Übungstherapie nach PNF

7.- 8. Tag
- Bei komplikationslosem Verlauf Entlassung des Patienten.

11. Tag
- Fädenentfernung

Ende 6. Wochen
- Nachuntersuchung
- Aufhebung der Streckhemmung von 10°, Ext./Flex. der Orthese: 0 - 0 - 90°
- die Orthese darf nachts entfernt werden

ab 13. Woche
- Nachuntersuchung
- Abnahme der Orthese,
- Vermeidung dynamischer Sportarten im ersten postoperativen Jahr wegen Gefahr der Transplantatdehnung!

Ziel der extern durchgeführten Physiotherapie (Krankengymnastik) ist ebenfalls das Erreichen einer Kniegelenksbeugung von 90°, einer Streckung von 10° und nach sechs Wochen von 0° sowie eine Kräftigung der kniegelenksstabilisierenden Muskulatur. Die Schulung der Propriozeption kann durch Trainingsgeräte (Minitrampoline) unterstützt werden. Sobald der Patient eine aktive Beugung von 90° erreicht, konnte ein Bewegungstraining auf einem Heimfahrrad durchgeführt werden. Joggen auf ebener Strecke mit angelegter Kniegelenksorthese wird frühestens 12 Wochen postoperativ zugestimmt, Sportarten wie Fußball, Basketball u.a. erst nach Ablauf eines Jahres.

Taping im Bereich der Sportphysiotherapie

Was ist Tape? Unter Sporttape - bzw. Tape als Kurzform, auch Tapeverband - versteht man im Allgemeinen ein gut haftendes (nicht elastisches) Pflaster. Normalerweise werden Tapeverbände bei verschiedenen Indikationen angewandt. Nach Bänderrissen oder Gelenksverletzungen um eine erneute Verletzung zu vermeiden und die Rekonvaleszenz zu unterstützen. Auch präventiv können Sporttapes eingesetzt werden. Ein Tapeverband kann die Gefahr der Verletzung beim Umknicken reduzieren.

Wozu Anlegen von Tapeverbänden? Ein Tapeverband wird normalerweise angelegt um - gerade bei Sportarten wie Fußball, Basketball, Handball- Verletzungen von Gelenken zu vermeiden. Auch können Verletzungen an Muskeln und Bändern vermieden werden, bzw. nach überstandenen Verletzungen die Gefahr einer Wiederholung durch Unterstützung eingeschränkt werden. Zur Unterstützung von Gelenkfunktionen durch Sporttape und Vermeidung von Verletzungen gibt es viele Möglichkeiten, am besten einmalig vom Physiotherapeuten demonstrieren lassen oder in der vielfältigen Literatur nachlesen. Mit Übung ist das Anlegen eines Tapeverbandes (kurz: tapen genannt) im Notfall zum Beispiel am Knöchel, Finger, Sprunggelenk auch selbst durchführbar.

Verletzungen und Sporttape

Sporttapes können bei sehr vielen Verletzungen angewandt werden um den Heilungsprozess zu fördern, die Tapeverbände können auch die Wiederholungsgefahr mindern.

Hier einige Anwendungsbeispiele von Tapeverbänden

- Sprunggelenk, Schultergelenk, Ellenbogen, Handgelenk, Kniegelenk, Fingergelenk
- Zur Prävention
- Bänderrisse
- Zerrungen
- Die Tapeverbände ermöglichen die Belastung der betroffenen Partie und verhindern ein erneutes Umknicken, außerdem wird das Band stabilisiert
- Kinesiotaping in der Sportphysiotherapie.

Im Laufe der letzten Jahre hat sich das so genannte Kinesiotaping zu einem regelrechten Trend entwickelt. Es kann zur Behandlung der unterschiedlichsten Krankheiten eingesetzt werden, ob chronische Krankheiten wie Rückenleiden oder Kopfschmerzen, bis hin zu psychischen Erkrankungen. Ein besonderes Aufsehen hat das Tape im Bereich des Sports erlangt. Dort ist es auch unter dem Namen Sporttape bekannt. Es wird zur Behandlung kleinerer Verletzungen eingesetzt, etwa bei Prellungen oder Zerrungen, immer dann, wenn schnelle Hilfe gefragt ist. Es findet aber auch seinen Einsatz zur Nachbehandlung vorangegangener Krankheiten, durch die Verwendung des Kinesiotapes kann der Körper schnell wieder einsatzfähig gemacht werden, verletzte Körperpartien bleiben aber trotzdem geschont. Bei vielen Sportmedizinern ist das Kinesiotape bereits zu einem beliebten "Medikament" geworden. Eine Rolle davon passt ganz locker noch in jeden Erste-Hilfe-Koffer. Kinesiotape wird nicht bloß bei Hobbysportlern verwendet, inzwischen sind immer mehr Profis mit den Klebebändern in den vielen bunten Farben zu beobachten. Wer genau hinsieht, kann zum Beispiel bei Bundesligaspielen beim Fußball immer wieder einmal den einen oder anderen Spieler mit einem Kinesiotapeverband entdecken. Der Trend hat sich im Laufe der letzten Jahre immer mehr zu schonenden alternativen Heilmethoden hin entwickelt. Nur wenige Patienten schwören noch auf die klassischen Medikamente zur Behandlung von Schmerzen und anderer Beschwerden. Vielmehr ist der Großteil von ihnen auf einer immer wieder neuen Suche nach alternativen schonenden Möglichkeiten, die das Ausmaß der Nebenwirkungen möglichst gering halten. So auch das Kinesiotape. Es ist praktisch nebenwirkungsfrei und kann von jedermann aufgrund seiner einfachen Handhabung verwendet werden. Eines sollte jedoch stets beachtet werden: Sporttape darf nicht auf offenen Wunden angebracht werden.

5.3 Testfragen und Aufgaben

Zählen Sie einige besonders häufige Sportverletzungen auf!

Nennen Sie Ligamenta, bei denen im Sport häufig Rupturen auftreten!

Wie wird eine Distorsion auf dem Sportplatz behandelt?

Nennen Sie häufige sport-bedingte Frakturen!

Bei welchen Sportarten kommt es relativ häufig zu einer Ruptur des vorderen Kreuzbandes (Lig. cruciatum anterius)?

Welche Vorteile hat das Aufwärmen / Erwärmen vor dem Wettkampf?

Welche makroskopischen und mikroskopischen Veränderungen treten in der Muskulatur bei regelmäßigem Ausdauertraining auf?

Unterscheiden sich die Mitochondrien in einem Muskel, wenn man diesen mittels Krafttraining trainiert hat, von den Mitochondrien des Muskels, wenn dieser auf Ausdauer trainiert wurde?

Kann man die Zahl der Synapsen durch Training verändern?

Welche Effekte erreicht man im Herzen durch Training, welche in den Lungen?

Wie wird der Knochenstoffwechsel durch Training beeinflußt?

Nennen Sie Faktoren für die Entstehung eines "Muskelkaters"!

Was verstehen Sie unter aerober, und was unter anaerober Energiegewinnung in der Muskulatur?

Welches Organ beseitigt in erster Linie angehäufte Milchsäure bzw. Laktat und in welchem Stoffwechselweg erfolgt dies?

Welche Wirkungen erzielt Bewegung / Körpertraining im Nervensystem?

Erläutern Sie die Symptome eines schweren Supinationstraumas!

Welche Sportverletzungen treten beim Rudern auf?

Welches sind die häufigsten Verletzungen beim Volleyball?

Warum wird die Gabe von Epo bei Sportlern als Doping-Vergehen geahndet?

Welche Nahrungsergänzungsmittel (Nahrungs-Supplemente) kann man sinnvoller Weise während des Trainings einsetzen?

Was versteht man unter isokinetischer Muskelarbeit?

Welche Pathologie liegt bei folgender Klinik wahrscheinlich vor:
A   Feldhockeyspieler hat einen Schlag gegen den Fuss abbekommen
B   es läßt sich ein scharfer, eng lokalisierter Schmerz über dem vierten Metatarsalknochen nachweisen
C   es liegt eine lokale Schwellung vor
D   der Bereich ist äußerst druckschmerzhaft ? Was machen Sie?

Welche Pathologie liegt wahrscheinlich vor:
A   40jähriger Patient
B   Hobby-Fussballer
C   stechende Schmerzen zwischen dem 4. und 5. Metatarsalknochen in beiden Füssen
D   manchmal Missempfindungen
E   die Probleme traten nach dem Kauf neuer Schuhe auf
F   Kompression der Metatarsalknochen löst die typischen Schmerzen aus.

5.3 Testfragen und Aufgaben

Nennen Sie drei Behandlungsmöglichkeiten!

Patient Z.n. Knorpeltransplantation. Es wird eine medizinische Trainingstherapie empfohlen. Wann sind biopositive Anpassungen des Knorpels zu erwarten? Was sollte der Patient innerhalb der Trainingsplanung beachten?

Beschreiben Sie eine sinnvolle Progression beidbeiniger Sprungvarianten bei Patienten nach Knieoperationen!

Sie führen mit Ihrem Patienten ein statische Stabilitätstraining durch. Was versteht man unter einem Semi-Romberg?

Welche Pathologie liegt wahrscheinlich vor:
A Läufer klagt über Schmerzen plantar des Grosszehengrundgelenks
B Sprünge verstärken die Schmerzen
C Druck von plantar auf den Bereich des Grosszehengrundgelenks während forcierter Dorsalextension löst den typischen Schmerz aus.
Was ist zu tun?

Welche Aussage ist wahr?
A Schwimmer haben die höchste Knochendichte
B Schwimmen ist bei Osteoporose die Therapie der Wahl
C um die Knochendichte zu erhöhen, ist ein Training mit hohen Gewichten und wenigen Wiederholungen notwendig!
D intensives Ausdauertraining erhöht die Knochendichte am schonendsten
E um die Knochendichte zu erhöhen, genügt ein Training mit einer großen Anzahl von Sprüngen täglich

Welche Pathologie liegt wahrscheinlich vor:
A der Patient hat ein Inversionstrauma erlitten
B im Moment des Traumas war ein Schnappen zu hören
C die Palpation distal der Fibulaspitze ist extrem schmerzhaft
D ein lokales Hämatom ist sichtbar 5. der Patient klagt über Schwäche und ein Instabilitätsgefühl

Worum handelt es sich wahrscheinlich:
A nach einem Inversionstrauma humpelt ein Spieler vom Platz
B er kann nicht mehr auftreten
C er klagt über starke Schmerzen anterior der distalen Tibia
D ein Bluterguss anterior der Tibia ist sichtbar
E der Schubladen- und Talar-Kipp-Test ergibt eine im Seitenvergleich erhöhte Beweglichkeit
F die forcierte Dorsalextension mit Eversion ist sehr schmerzhaft

Was versteht man unter Koordinationsschulung?

Training auf der Weichbodenmatte oder dem Therapiekreisel ist vorwiegend ein
A Krafttraing
B Propriozeptives Training
C Ausdauertraining
D Schnelligkeitstraining
E Beweglichkeitstraining?

Nenne 2 Beispiele für dynamische Stabilitätsübungen!

Nenne 2 Beispiele für Propriozeptionstraining auf instabiler Unterlage!

Was bedeutet beim Beintraining Training im offenen System?

Was bedeutet Training im geschlossenen System beim Beintraining?

Was versteht man unter Isotonie?

Wie bezeichnet das Faszien-Distorsions-Modell eine übermäßige Traktion eines Gelenks?

Wie bezeichnet das Faszien-Distorsions-Modell eine übermäßige Kompression eines Gelenks?

Welche Aussage zur Triggerband-Technik ist falsch?
A das Band wird in seinem Verlauf mit großem Druck der Daumenkuppe langsam durchgezogen
B ein teilweiser Verschluß des Bandes führt nur zu einer kurzzeitigen Besserung
C der Verlauf des Bandes ist individuell
D im Zweifel über den Verlauf des Bandes hält man sich an seinen Palpationsbefund
E im Zweifel über den Verlauf des Bandes hält man sich an die Angaben des Patienten

Welche Aussage zur Triggerband-Technik ist falsch?
A bei akuten Triggerbändern ist nach der Behandlung mit Hämatomen zu rechnen
B ein teilweiser Verschluß des Bandes führt nur zu einer kurzzeitigen Besserung
C der Verlauf des Bandes ist individuell
D bei chronischen Triggerbändern ist nach der Behandlung mit Hämatomen zu rechnen
E im Zweifel über den Verlauf des Bandes hält man sich an die Angaben des Patienten

5.3 Testfragen und Aufgaben

Worum handelt es sich aus Sicht des Fasziendistorsions-Modells bei folgendem Unfallhergang: der Patient wurde beim Reiten vom Pferd abgeworfen, wobei er mit dem Fuss im Steigbügel hängen blieb?
A Tektonische Fixation
B Entfaltdistorsion
C Einfaltdistorsion
D Zylinderdistorsion
E hernierter Triggerpunkt

Was sind Hyperextensions? Nennen Sie Agonisten und Antagonisten dieser Übung!

Was versteht man unter Lunges, Squats und Deadlifts?

Beim Hochdrücken während des Bankdrückens entfernen sich die Fixpunkte des Latissimus dorsi voneinander. Wie ist der M. latissimus dorsi demnach tätig?

Bei der Armbeugung entfernen sich die Fixpunkte des M. triceps brachii voneinander. Wie ist der M. triceps brachii demnach tätig?

Was versteht man unter der Maximalkraft?

Welche Erscheinungsformen der Kraft werden unterschieden?

An welchem Bein ist die Kraft des Quadrizeps beim Fußballer stärker ausgeprägt: Schußbein oder Standbein?

An welchem Bein ist die Kraft der Ischiokruralmuskulatur beim Fußballer stärker ausgeprägt: Schußbein oder Standbein?

Wo finden sich häufiger degenerative Veränderungen des Femoropatellargelenks beim Fußballer: am Standbein oder am Schußbein?

In welche Formen lässt sich die Bewegungsschnelligkeit einteilen?

Was versteht man unter Schnelligkeitsausdauer? Argumentieren Sie über die relevante Laufstrecke!

Was versteht man unter Sprintausdauer?

Zu welchen Anpassungen führt ein Krafttraining beim Knochen?

Zu welchen Veränderungen des Knochens kommt es durch Osteoporose?

Wie hoch müssen Widerstandshöhe und Trainingsumfang für eine Zunahme der Knochendichte sein?

Welche Bedingung muß erfüllt sein, damit Krafttraining eine erhöhte Belastbarkeit des Bandapparates bewirkt?

Weshalb kann ein isometrische Krafttraining für den Gelenkknorpel nur sehr bedingt nützlich sein?

Nehmen Sie Stellung zu folgender Aussage: "Rotationen und Seitneigungen als Trainingsreize gefährden die Bandscheiben der LWS unnötig. Vielmehr ist ein Stabilisierungstraining sinnvoll".

Was ist ein Agonist?

Was ist ein Synergist?

Was ist ein Antagonist?

Nennen Sie 2 Nachteile des Therabandes!

Nennen Sie 2 Vorteile den Wasserwiderstand innerhalb des Krafttrainings einzusetzen!

Nehmen Sie Stellung zu folgender Aussage: Übungen mit Zusatzgewicht sind bei Kindern und Jugendlichen zu unterlassen, vielmehr sollten diese Übungen mit dem eigenen Körpergewicht ausführen.

Was versteht man unter EMG-Messungen?

Was versteht man unter exzentrischer Muskelarbeit?

Welche Empfehlung geben Studien für die Trainingsintensität bei Tendinose der Achillessehne?
A während der Übung dürfen keine Schmerzen auftreten
B während der Übung dürfen Schmerzen bis zum Wert "8" auf der NRS auftreten
C es darf zu einer leichten Verschlechterung der Symptomatik innerhalb der ersten beiden Trainingswochen kommen
D spätestens nach 1 Woche sollte der Trainingsschmerz wieder abgeklungen sein
E Schmerzen dürfen nach der Übung nicht auftreten

Was ist ein plyometrisches Training?

Anpassungen der Sehne sind über Zeitraum von ... zu erwarten:
A Tagen
B 1-2 Wochen
C 1 Monat
D 3-6 Monaten
E 1 Jahr

Wie bezeichnet man folgende Pathologie der Sehne: durch Mikrotraumen kommt es zu einer Veränderung der Matrix der Sehne. Heilungsvorgänge sorgen dafür, dass sich Gewebsabfall und andere Stoffe in der Matrix anreichern. Einsprossende Blutgefässe und Nerven führen zu einer verstärkten Vaskularisation und Nozizeption?
A Tendinitis
B Paratendinitis
C Bursosis
D Bursitis
E Tendinose

Wie reagieren Ligamente auf längere Immobilisierung (8-12 Wochen)?
A sie werden fester
B mit einer Reduktion ihrer Reissfestigkeit
C mit einer gesteigerten "Stiffness"
D reagieren auf Dehnung mit einer verminderten Deformation
E verändern sich nicht

Weiterführende Literatur

Bant H, Haas HJ, Ophey M, Steverding M: Sportphysiotherapie. Thieme, Stuttgart, 2011.

Habsch J: Kompaktkurs Kinetische Tapes: Praxisorientierte Einführung und Handbuch zur Taping-Therapie am Bewegungsapparat. Habsch-Verlag, 2011.

Hollmann W, Strüder HK: Sportmedizin: Grundlagen von körperlicher Aktivität, Training und Präventivmedizin. Schattauer, 2009.

Maibaum S, Braun M, Jagomast B, Kucera K: Therapielexikon der Sportmedizin: Behandlung von Verletzungen des Bewegungsapparates. Springer, Berlin, 2006.

Ahonen J, Lahtinen T, Sandström M, Pogliani G: Sportmedizin und Trainingslehre. Schattauer, 2008.

Mayer C, Siems W: Hundert Krankheitsbilder in der Physiotherapie. Springer Medizin Verlag, Heidelberg, 2011.

Gehrke T, Gottwald B, Kleinschmidt S, Lichte H: Sportanatomie. Nikol Verlag, 2009.

6 Rheumatologie

DR. WERNER SIEMS, GERT LOOSEN, DR. RENATE SIEMS

6.1 Die rheumatologischen Krankheitsbilder

Die Rheumatologie ist die Fachrichtung der Medizin, die sich mit Diagnose und Therapie von chronischen Krankheiten beschäftigt, welche sich meist auch durch Schmerzen im Bereich des Bewegungsapparates bemerkbar machen.

Der Begriff Rheumatismus bezeichnet eine Reihe von Erkrankungen. Zum so genannten Rheumatischen Formenkreis werden derzeit mehr als 100 Erkrankungen gerechnet. Dazu gehören die Rheumatoide Arthritis, die man früher auch als primär chronische Polyarthritis bezeichnet hat, da sie chronisch abläuft und viele Gelenke befallen kann. Zum Rheumatischen Formenkreis gehören dann z.b. noch der Morbus Bechterew, die Fibromyalgie, der systemische Lupus erythematodes, die Sklerodermie, die Dermatomyositis und viele andere Krankheiten.

Die Mehrzahl der rheumatischen Erkrankungen, insbesondere solche, die zu den Autoimmunerkrankungen gerechnet werden, geht mit Entzündungsprozessen einher. Andere rheumatische Erkrankungen führen zu Schmerzen im Stütz- und Bewegungsapparat ohne nachweisbare Entzündungsaktivität, sondern in der Folge von Abnutzungserscheinungen im Gelenkbereich.

Tabelle 6.1. Hauptgruppen rheumatischer Erkrankungen

Erkrankungsgruppe	Ursache und Pathogenese	Entzündungsparamter	Beispiele von Erkrankungen
Entzündlich-rheumatische Erkrankungen	Aktive Entzündungsprozesse, häufig schubweise, meist auf der Grundlage von Auto-Aggression	Stark erhöhte Entzündungsparameter des Blutes, z.B. C-reaktives Protein, oft schubweise Veränderungen	Rheumatoide Arthritis (RA); Spondylitis ankylosans (Mb. Bechterew); Psoriasis-Arthritis; Lupus erythematodes (LE); Sklerodermie; Wegener-Granulomatose
Degenerativ bedingte rheumatische Erkrankungen	Überlastung oder Fehlbelastung mit der Folge verstärkter Abnutzung (Verschleiß), u.a. von Gelenkknorpel	Entzündungsparameter meist nicht oder nur gering erhöht, Erhöhung lediglich bei akuter entzündlicher Verschlimmerung	Arthrosen; Gicht; Osteoporose; Fibromyalgie; Hämochromatose; Polymyositis

Mit Rheuma (griech. rheo "ich fließe") werden allgemein Beschwerden am Stütz- und Bewegungsapparat mit fließenden, reißenden und ziehenden Schmerzen bezeichnet. Die medizinisch korrekte Bezeichnung für Rheuma ist auf Grund der Variabilität dieser Krankheitsgruppe demzufolge Krankheiten des rheumatischen Formenkreises. Die traditionellen Begriffe Rheuma und Rheumatismus wurden erstmals im "Liber de Rheumatismo et Pleuritide dorsali" von Guillaume de Baillou (1538-1616) verwendet.

Bei einer Reihe von Erkrankungen des rheumatischen Formenkreises handelt es sich um so genannte Auto-Aggressions-Krankheiten. Was bedeutet das, und wie entstehen solche Krankheiten? Bei Auto-Aggressions-Krankheiten werden durch unser Immunsystem Antikörper (AK) gebildet, die sich gegen körpereigene Strukturen richten und diese körpereigenen Strukturen bekämpfen und schädigen. Das Immunsystem hat also zumindest anteilig seine sonst übliche Eigenschaft verloren, zwischen fremd und selbst zu unterscheiden. Wie kann so etwas erklärt werden. Sicher damit, dass wir genügend Situationen kennen, in denen körpereigene Strukturen - und es handelt sich bei den entscheidenden Strukturen, die erkannt werden können, vor allem um Eiweiße - durch exogene oder endogene Noxen in geringem Maße verändert werden. Z.B. wird also ein Eiweiß, ein Protein, geringgradig verändert, man spricht auch von modifiziert. Und das Immunsystem erkennt dieses modifizierte Protein nicht mehr als körpereigenes Protein an, sondern als "falsches" oder "fremdes" Protein. Demzufolge werden dann Antikörper gegen das vermeintliche fremde Protein gebildet, um dieses Protein zu markieren und den Phagozyten zu präsentieren. Letzten Endes wird somit alles getan, um das vermeintlich fremde Protein zu vernichten bzw. aus dem Körper zu entfernen. Und dabei werden dann körpereigene Strukturen angegriffen und geschädigt, zu denen das entsprechende Protein gehört. Solche Abläufe einer Autoaggression können sich prinzipiell in allen Organen abspielen, z.B. bei einer Glomerulonephritis in der Niere, bei der Bindung von Nickel an Proteine der Haut im Oberflächenorgan, bei Veränderung von Proteinen in Gelenkräumen in unseren Gelenken. Die Rheumatoide Arthritis ist eine Auto-Aggressions-Krankheit, bei der Proteine der inneren Schicht von Gelenkkapseln - der Lamina synovialis - angegriffen werden und damit die Synovialschicht verschiedener Gelenke schwer in Mitleidenschaft gezogen wird.

Eine gezielte Labordiagnostik trägt ganz wesentlich zur Diagnostik und Differenzierung der entzündlich rheumatischen Erkrankungen bei. Selbstverständlich sind aber die Befunde immer nur ein ergänzender Baustein einer primär klinischen Diagnostik. Für die Bewertung degenerativ bedingter rheumatischer Beschwerden ist die Labordiagnostik im Vergleich zur Differenzierung entzündlicher Systemerkrankungen viel weniger bedeutsam. Bei den entzündlichen Erkrankungen können bereits unspezifische Entzündungszeichen diagnostisch wegweisend sein. Siehe hier z.B. den Anstieg der Harnsäure (hohe Harnsäure-Spiegel im Blut = Hyperurikämie); oder siehe Veränderungen des Differential-Blutbildes, also der Zahl und der Zusammensetzung der Zellen des Blutes.

In der Abbildung werden die wichtigsten und die gebräuchlichsten Entzündungsparameter, die man vor allem im Blut mißt, gezeigt.

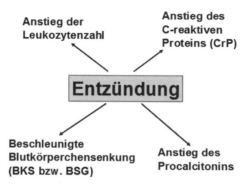

Abb. 6.1. *Die gebräuchlichsten Entzündungs-Parameter, die man aus dem Blut messen lassen kann.*

Neben den Entzündungs-Parametern gibt es eine Vielzahl weiterer Laborparameter, die man für die Diagnostik von entzündlich-rheumatischen Beschwerden und Erkrankungen nutzen kann. Es ist vielleicht wichtig, darauf hinzuweisen, dass die "alten" Rheumafaktoren und das "alte" Antistreptolysin (ASL) und einige andere der früher angewendeten Messparameter heute fast völlig out sind. Gerade auf dem Gebiet der Labordiagnostik von rheumatischen Erkrankungen hat sich eine regelrechte Revolution vollzogen, die zu deutlichen Fortschritten in der Diagnostik solcher Erkrankungen beigetragen hat. Dies liegt an der hohen Spezifität der "neuen" Tests, aber auch an der teilweise sehr hohen Empfindlichkeit. Dies bedeutet, dass man bereits einige wenige Moleküle, die im Krankheitsprozess entstanden sind, nachweisen kann. Zu der hohen Empfindlichkeit neuartiger Testverfahren haben vor allem molekularbiologische Techniken und auch die grandiosen Fortschritte der Immunologie (Nachweis mittels monoklonarer Antikörper etc.) beigetragen. Einige der "neuen" hilfreichen Laborparameter sollen genannt werden, um zumindest den elementaren Zugang zur Begriffswelt rheumatologischer Termini zu verschaffen, um im medizinischen Team wenigstens mitreden zu können.

Tabelle 6.2. *Moderne Laborparameter für die Diagnostik und Differentialdiagnostik von Erkrankungen des rheumatischen Formenkreises*

Name der Parametergruppe	Bedeutung	Beispiele
CCP-AK = cyclisches citrulliniertes Peptid	Hohe diagnostische Spezifität bei rheumatischen Erkrankungen	Rheumatoide Arthritis (RA)
ENA = Antikörper gegen extrahierbare nukleäre Antigene	Antikörper gegen Eiweiße von Zellkernen, v.a. von Zellkernen weißer Blutzellen, deren Protein-Struktur bei rheumatischen Krankheiten oft verändert ist	Rheumatoide Arthritis (RA), Sjögren-Syndrom, systemischer Lupus erythematodes (SLE), Sklerodermie, Dermatomyositis, medikamenten-induzierter LE
ANCA = Antineutrophile cytoplasmatische Antikörper	Differentialdiagnostik entzündlicher rheumatischer Erkrankungen	pANCA nachweisbar bei Polyangiitis, cANCA bei Wegenerscher Granulomatose
Anti ds-DNA	Doppelstrang-DNS-Antikörper	Akutes Stadium eines systemischen Lupus erythematodes (SLE)
Antikörper gegen Erreger	Nachweis einer postinfektiösen Arthritis	Borrelien / Meningitis; Chlamydien / Urethritis, Adnexitis, Pneumonie; Yersinien / Enteritis; Parvoviren; Streptokokken / Tonsillitis
HLA = Humanes Leukozyten-Antigen	Spielt bei der Erkennbarkeit von Geweben und Organen durch das Immunsystem eine Rolle (siehe auch in der Transplantations-Medizin)	Eine genetische Disposition für einen bestimmten HLA-Typ besteht bei vielen rheumatischen Erkrankungen; siehe HLA B27 (+HLA B27 bei Mb. Bechterew zu 95%, +HLA B27 in Normal-Bevölkerung 6-8%)

Einzelne Krankheitsbilder des rheumatischen Formenkreises

Rheumatoide Arthritis

Definition / Charakteristik:
Vor allem Befall kleiner Gelenke an Händen (und Füßen), vor allem zu Beginn der Erkrankung; RA kann an vielen Gelenken auftreten (siehe alte Bezeichnung "chronische Polyarthritis"), befallen ist die innere Schicht der Gelenkkapsel, die Lamina synovialis, befallen ist auch der Gelenkknorpel; in der Pathogenese spielt die Entwicklung postarthritischer Arthrosen eine große Rolle

Epidemiologie:
Fast eine Million Patienten mit RA in Deutschland

Ätiologie: Auto-Aggressions-Krankheit, es entstehen Antikörper gegen Proteine der Lamina synovialis der Gelenkkapsel; verschiedene primäre Ursachen werden diskutiert: durchgemachte Infektionen, exogene Noxen unterschiedlicher Art, genetische Faktoren, klimatische Faktoren, Ernährungs-Faktoren → Wer mehr Obst und Gemüse isst, ist besser gegen die Entstehung von RA geschützt (RA-Studie Norfolk, UK), im Vergleich zu der Gruppe, die mehr Vitamin C aufgenommen hatte, war das Arthritis-Risiko bei Vitamin C-Mangel-Ernährung (<56mg/Tag) dreifach erhöht, die Studie unterstreicht die Bedeutung von Antioxidanzien beim Schutz vor RA

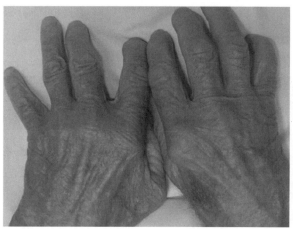
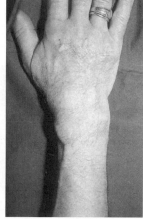

Abb. 6.2. und Abb. 6.3. Hände von Patienten mit Rheumatoider Arthritis (RA)

Symptome: Schmerzen, zu Beginn vor allem in den kleinen Gelenken der Hände, auch der Füße, später auch in anderen Gelenken, z.b. Knie, Schulter, selten Hüfte; Schwellungen während der entzündlichen Schübe, alle Kardinalsymptome der Entzündung: Rubor, Calor, Tumor, Dolor, Functio laesa, also Beweglichkeitseinschränkungen; schrittweise / schubweise Ausbildung postarthritischer Arthrose mit z.t. schweren Verformungen und auch Versteifungen / Ankylosen; "Die Hand ist die Visitenkarte des Rheumatikers."

Diagnostik: klinische Untersuchung, Inspektion: Hand als Visitenkarte des Rheumatikers, Röntgenbilder der Hände und evtl. auch der Füße, MRT für Weichteil-Feindiagnostik

Tabelle 6.3. Röntgenologische Veränderungen an Händen bei Rheumatoider Arthritis

- **Osteolysen**
- Verformungen
- **Osteophyten**
- **Knopfloch-Deformität** (Fehlstellung eines Fingers mit Unfähigkeit der aktiven Streckung des Mittelgelenkes und daraus resultierender Beugestellung im Mittelgelenk sowie gleichzeitiger Streckung oder Überstreckung = Hyperextension im Endgelenk desselben Fingers; kausal ist Defekt des Streckapparates des / der Finger/s)
- **Schwanenhals-Deformität** (Fehlstellung eines Langfingers mit Überstreckung Mittelgelenk, Endgelenk in Flexion fixiert, Grundgelenk meist in Flexion; kausal meist Defekt der palmaren Sehnenplatte, also der Fingerbeugesehnen v.a. im Bereiche des Mittelgelenkes)
- Teilweise massive Destruktionen
- **Ankylosen** = Versteifungen

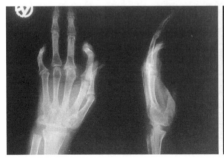
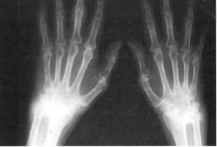

Abb. 6.4. und Abb. 6.5. Röntgenologische Veränderungen bei Rheumatoider Arthritis

Tabelle 6.4. *Möglichen zusätzliche Symptome bei RA aufgrund der Beteiligung innerer Organe am Krankheitsprozess*

- Schwere Augenbeteiligung möglich
- Lungenfibrose
- Serositis mit Pleuritis und/oder Perikarditis
- Sekundäre Feingefäßvasculitis mit Ulzerationen der Haut, vor allem am Unterschenkel oder Fußrücken

Ärztliche Therapie: Gabe von Antirheumatika, langwirksame Antirheumatika (DMARDs = Disease Modifying AntiRheumatic Drugs) als Basismedikamente mit dem Ziel, eine Remission, d.h. einen Heilungsprozess einzuleiten; nur die langwirksamen Antirheumatika sind in der Lage, die Schäden der chronischen Entzündung an Gelenkknorpel und Knochen aufzuhalten oder mindestens zu verringern, evtl. können diese Präparate sogar Reparaturen einleiten bzw. Remodelling im Sinne der Rückbildung initiieren; Beispiele für langwirksame Antirheumatika: Azathioprin, Cyclosporin A, Goldpräparate, Chloroquin, Methotrexat, Sulfasalazin; Effekte der Antirheumatika: Schmerzreduktion, antiphlogistische Wirkung;

Physiotherapie: siehe unter Klinische Anwendungen in der Rheumatologie

Morbus Bechterew

Definition / Charakteristik:
    chronische Erkrankung des Bewegungsapparates, die vor allem die Gelenke der Wirbelsäule und die Darmbein-Kreuzbein-Gelenke (ISG) befällt; die entzündlichen Prozesse führen zu Verknöcherungen und damit zur Versteifung der betroffenen Gelenke; die Wirbelsäule wird starr und zwar in mitunter extremer Flexionsstellung mit massiver Hyperkyphose der BWS, aber auch Kyphosierung der anderen Wirbelsäulen-Abschnitte;

Synonyme: Spondylitis ankylosans, Spondylarthrosis ankylopoetica, Morbus Bechterew-Marie-Strümpell

Epidemiologie: tritt bei zirka 1% der Bevölkerung in Mitteleuropa auf, häufigster Erkrankungsbeginn zwischen dem 20. und dem 30. Lebensjahr, Verhältnis Erkrankungsrate bei Männern zu Erkrankungsrate bei Frauen 1,5 : 1 (dafür wurde früher ein wesentlich höherer Wert angegeben)

Ätiologie: Autoimmunkrankheit mit erblicher Veranlagung

Symptome: in Frühstadien zeigt sich eine Symptomatik der ISG, dabei treten alle Entzündungssymptome auf, nachfolgend wird immer mehr die Wirbelsäule befallen, es kommt zu einer Hyperkyphosierung der BWS, zur Kyphosierung auch anderer WS-Abschnitte, gesamte WS gerät in Flexionsstellung, die zunehmend fixiert wird; beim Gang ist eine Beugestellung der Knie sichtbar; das wichtigste Symptom der Erkrankung ist der so genannte entzündliche Rückenschmerz; diese Rückenschmerzen werden oft als tief sitzende Schmerzen in der Lendenwirbelsäule oder im Beckenbereich beschrieben, die in die Oberschenkel und Hüfte ausstrahlen; typisch für die Schmerzen bei einem Morbus Bechterew ist außerdem, dass sie auch in Ruhe auftreten, und sich bei Bewegung bessern. Häufig wecken die Schmerzen die betroffenen Pateinten in der zweiten Nachthälfte oder frühmorgens auf. Der Schmerz zwingt die Patienten dazu, aufzustehen und umherzugehen, was in der Regel Erleichterung verschafft. Häufig haben die Patienten morgens mit einer länger anhaltenden Steifigkeit der Wirbelsäule zu kämpfen, die sich bei Bewegung deutlich bessert.

Verlauf: Im Verlauf kann es mitunter schon in einem frühen Stadium der Erkrankung zu einem Stillstand des Krankheitsgeschehens kommen, so dass dann evtl. keine größeren Beeinträchtigungen entstanden sind; die Krankheit kann auch in Schüben verlaufen, wobei sich aktive Krankheitsphasen mit beschwerdefreien Intervallen abwechseln; schließlich kann die Krankheit auch einen (stark) progredienten Verlauf aufweisen; im übrigen können auch Gelenke außerhalb der Wirbelsäule befallen sein, auch innere Organe sind bei einer Reihe von Patienten/innen befallen; typisch ist (bei 30-40% der Patienten) eine Augenentzündung, die sich meist als Iritis bzw. als Iridozyklitis äußert

Diagnostik: Röntgen: Fehlstellung der Wirbelsäule dokumentieren, außerdem Bambusstabphänomen, Ankylosen, Verknöcherungen = Knochenbrücken, Knochenspangen;

Kernspin-Tomographie (MRT):
für den Nachweis entzündlicher Weichteilveränderungen im Bereiche der Wirbelsäule und des Beckens;

Labordiagnostik:
der Nachweis von HLA-B27 ist zwar kein eindeutiger Beweis, erhöht aber die Wahrscheinlichkeit dafür, dass es sich um einen Morbus Bechterew handelt

Ärztliche Therapie:
: zwei wichtige Säulen der Therapie → regelmäßige Bewegung und Behandlung mit schmerz- und entzündungshemmenden Medikamenten; nicht-steroidale Antirheumatika (NSAR) tragen wesentlich zur erfolgreichen Behandlung bei; Einsatz von TNF-alpha-Blockern, die gute klinische Ergebnisse vor allem während ablaufender entzündlicher Schübe zeigen (Gefahr: erhöhtes Superinfektions-Risiko);

operative Therapie:
: Gelenkersatz-Operationen, seltener Aufrichtungs-Operationen;

naturheilkundliche symptomatische Behandlung:
: Injektion von neuro-L90, toxi-L90 sowie von uro-L90 in definierte Akupunkturpunkte, außerdem homotoxikologische Behandlung mit China-Homaccord Tropfen, Colocynthis-Homaccord Tropfen, Discus compositum Ampullen, Neuralgo-Rheum-Injeel Ampullen, Traumeel S Salbe oder Spascupreel S Suppositorien (Basispräparate)

Physiotherapie: regelmäßige Bewegung: KG, Sport, Kraft- und Ausdauer-Training, zahlreiche Studien der EBM; außerdem physikalische Therapie → Kaltreize während entzündlicher Schübe, u.a. als Kryo-Pack, Kaltluft, aber auch Kältekammer

Psoriasis-Arthritis

Definition: Die Psoriasis-Arthritis oder Arthritis psoriatica ist eine entzündliche Erkrankung der Gelenke an Händen, Füßen, Wirbelsäule in Begleitung einer Hautschuppenflechte - der Psoriasis - als Grundkrankheit

Epidemiologie:
: zirka 5-15% der Psoriasis-Patienten bekommen auch eine Psoriasis-Arthritis

Ätiologie: Psoriasis → verstärkte und beschleunigte Proliferation der Basalschicht (Stratum basale) der Haut auf der Grundlage von Disposition, exogenen und endogenen Noxen; die Ursache für die Gelenkbeteiligung ist nicht völlig geklärt, Autoimmunmechanismen und medikamentöse Nebenwirkungen werden diskutiert

Symptome: Schuppenflechte (Befall vor allem an den Streckseiten der Gelenke, z.B. Ellenbogen, Knie, aber auch auf behaartem Kopf); Schmerzen und Schwellungen an Finger-und Zehengelenken; nächtlicher , frühmorgendlicher, tiefsitzender Rückenschmerz als Ausdruck der Sakroiliitis; Beschwerden an den Sehnenansätzen; begleitende Augenentzündungen (Iritis, Iridozyklitis)

Diagnostik: klinisch mit Nachweis der Schuppenflechte auf der Haut, bezüglich der Arthritis: klinische und radiologische Veränderungen an den Gelenken (meist scheinen am stärksten die Fingerendgelenke befallen zu sein), auch an den Sehnenansätzen, Sehnen und Schleimbeuteln, typisch ist z.b. eine Entzündung der Achillessehne (Tendo calcanei) mit Bursitis; als Wirbelsäulen-Affektion werden mitunter Parasyndesmophyten = Osteophyten gesehen

Ärztliche Therapie:
Gabe von Analgetika und von Antiphlogistika; neu: Adalimumab (Humira®), der erste vollständig humane monoklonale Antikörper gegen Tumornekrosefaktor(TNF)-alpha ist in Deutschland zur Behandlung der Psoriasisarthritis zugelassen;

EBM: Humira verbesserte bei Patienten mit Psoriasisarthritis während 48 Wochen Studiendauer Gelenk- und Hautmanifestationen und reduzierte körperliche Einschränkungen, Humira hemmte in dieser Studie auch die radiologisch bewertete Gelenkdestruktion

Physiotherapie:
Bewegungstherapie, aktive und passive Übungen, medizinische Trainingstherapie, außerdem physikalische Maßnahmen, z.B. Kälte im entzündlichen Schub

Lupus erythematodes (LE)

Definition: eine systemische Autoimmunerkrankung aus der Gruppe der Bindegewebserkrankungen (Kollagenosen)

Ätiologie: multifaktorielles Geschehen, noch weitgehend unklare Genese; Auto-Aggressions-Krankheit

Epidemiologie:
von SLE (systemischer Lupus erythematodes) sind in Deutschland zirka 40.000 Menschen betroffen, 9 von 10 sind Frauen im gebärfähigen Alter

Symptome: das so genannte Schmetterlingserythem (symmetrische Rötung im Gesicht) ist besonders charakteristisch für den systemischen Lupus erythematodes (SLE); UV-Licht verschlimmert die Hauterscheinungen, auch das Gesichtserythem ' Sonnenschutz; häufig Gelenkbefall im Sinne von Arthritis mit Schmerzen und Einschränkungen der Beweglichkeit der betroffenen Gelenke

Diagnostik: klinische Untersuchung, Inspektion Haut, v.a. Kopfbereich, Untersuchung von inneren Organen, vor allem, um den Befall von Nieren und Herz rechtzeitig zu erkennen
Labordiagnostik:
ENA, Doppelstrang-DNA-Antikörper (siehe Tabelle 6.2.)
Ärztliche Therapie:
Medikamentös: Analgetika, Antiphlogistika (z.B. Diclofenac-Präparate wie Voltaren etc., Ibuprofen); Hautpflege und Augenpflege; als spezielle Methoden zur Reinigung der Plasmaproteine (sinnvoll bei allen Erkrankungen mit Auto-Antikörpern) Immunadsorption, Plasmapherese, aber auch Stammzell-Transplantation sowie Gabe von Immunglobulinen
Physiotherapie:
KG, aktive und passive Bewegungsübungen, Training von Kraft und Ausdauer zur Behandlung des Gelenkbefalls, Atemtherapie zur Stärkung des kardiopulmonalen Systems (besonders sinnvoll bei Befall innerer Organe, v.a. des Herzens), Hautpflege

Fibromyalgie

Definition: Das Fibromyalgie-Syndrom ist eine chronische, nicht entzündliche Multifunktionsstörung mit Schmerzen im Bereich der Muskulatur bzw. der Sehnenansätze; es sind deutlich mehr Frauen als Männer betroffen

Ätiologie: chronische Überlastungssituationen werden diskutiert, offenbar gibt es auch metabolische Grundlagen zumindest für die Pathogenese, ob diese pathobiochemisch gesicherten Veränderungen kausale Faktoren, also Faktoren für die Auslösung und Entstehung der Krankheiten, darstellen, kann nicht sicher festgestellt werden: Erniedrigung der Konzentration der Aminosäure Tryptophan im Blutserum, auch Erniedrigung des Transmitters und Gewebshormones Serotonin im Blutserum, außerdem wurde die Erhöhung der Konzentration von Substanz P im Liquor cerebrospinalis regelmäßig beobachtet (doppelt bis vierfach erhöhte Werte wurden in EBM - klinischen Studien gemessen), des weiteren gibt es sichere Hinweise auf eine Dysregulation der Hypothalamus-Hypophysen-Nebennieren-Achse im Sinne einer chronischen neuroendokrinen Stress-Reaktion

Symptome: Schmerzen in der Muskulatur und an den Sehnenansätzen; zahlreiche begleitende Symptome wie Schlafstörungen, Morgensteifigkeit, Konzentrations-Schwäche, allgemeine Leistungsschwäche, verringerte Ausdauerleistungs-Fähigkeit, starke Erschöpfung (Patienten/innen fühlen sich teilweise im Burnout), Reizdarm (Colon irritabile)

Diagnostik: Nach den ACR-Kriterien von 1990 handelt es sich um eine Fibromyalgie, wenn 11 von 18 möglichen Tender-Points auf Fingerdruck spontan Schmerzen auslösen

Tender points (Druckpunkte), was haben sie zu bedeuten?

Sie sind ein wichtiges Diagnostikum für eine Fibromyalgie.
Für das Verständnis und die Diagnostik der Fibromyalgie sind die Druckpunkte, die "tender points" von großer Bedeutung; man kann den Begriff möglicherweise verstehen, wenn man tender points am eigenen Körper aufsucht: Versuchen Sie die Stelle zu tasten, an der die Muskeln des Unterarmes in die Sehnen am Ellenbogen übergehen. Drücken Sie kräftig mit dem Daumen auf diese Stelle. Möglicherweise müssen Sie ein wenig suchen, bis Sie solche Stellen auf Vorder- und Rückseite des Ellenbogens finden. Wenn der ausgeübte Druck schmerzt, hat man einen Tender point gefunden. Solche Punkte befinden sich auch an der Knorpel-Knochen-Grenze im Bereich der Rippen.

Die Schmerz-Symptomatik wird von vegetativen Symptomen und funktionellen Störungen begleitet, von denen zur positiven Diagnosestellung mindestens drei dieser Symptome vorhanden sein müssen:

Tabelle 6.5. Vegetative Symptome und funktionelle Störungen bei einer Fibromyalgie

- Kalte Hände und Füße
- Trockener Mund
- Vermehrter Dermographismus = sichtbare Hautreaktion bei Berührung
- Orthostatische Beschwerden = Lage- und lagewechselabhängiger Schwindel
- Respiratorische Arrhythmie = starke atembedingte Unregelmäßigkeit des Herzschlages
- Zittern

- Ein- und Durchschlafstörungen
- Gastrointestinale Störungen, z.B. Verstopfung oder Durchfall
- Globusgefühl = Kloßgefühl im Hals
- Funktionelle Herzbeschwerden
- Dysurie = schmerzhafte Blasenentleerung
- Dysmenorrhoe = vermehrte Schmerzen während der Monatsblutung

Ärztliche Therapie: Gabe von Analgetika, z.T. Muskelrelaxantien, symptomatische Medikation der vegetativen Symptome und der funktionellen Störungen

Physiotherapie: Bewegungstherapie, aktive und passive Bewegungen, Kraft- und Ausdauertraining entsprechend den Ergebnissen der EBM sehr erfolgreich, Patienten wünschen oft vorrangig passive Maßnahmen und lehnen sogar aktive Übungen ab, teilweise mit dem Argument der Schmerzverstärkung durch solche Maßnahmen, Bewegungsbäder, Massagen, begleitende Psychotherapie ist manchmal sinnvoll, Entspannungstechniken sollen Stress reduzieren, gute Ergebnisse durch Wärmeanwendungen → warme Packungen, Sauna, Infrarot (IR)

Gicht, Hyperurikämie

Definition: obgleich die Gicht auf der Grundlage erhöhter Konzentrationen von Harnsäure im Blutplasma und auch in den Geweben (Hyperurikämie = hohe Spiegel von Harnsäure im Blut) im wesentlichen eine metabolische Krankheit, also eine Stoffwechsel-Krankheit ist, wird sie aufgrund der Gelenkbeschwerden auch in die Erkrankungen des rheumatischen Formenkreises eingereiht; Gicht entsteht durch Ansammlung = Akkumulation von Harnsäure, Harnsäure ist das Endprodukt des Purinabbaus beim Menschen; Gicht wurde früher als so genannte Wohlstandskrankheit bezeichnet

Ätiologie: hohe Harnsäure-Spiegel im Blut und in den Geweben können entstehen bei so genannter kernreicher Nahrung, dies bedeutet, dass Nahrung aufgenommen wird, in der sich viele Zellen mit vielen Zellkernen befinden, in den Zellkernen befindet sich nämlich die DNA, und in der DNA sind die Nukleotide enthalten, die als einen Bestandteil - als so genannte Nukleobase - immer ein Purin oder ein Pyrimidin enthalten. Während die Abbauprodukte der Pyrimidine gut wasserlöslich sind und demzufolge effektiv mit dem Harn ausgeschieden werden können, ist das Endprodukt der Purine, das Harnsäure genannt wird, sehr schlecht wasserlöslich. Dadurch entsteht die Gefahr, dass sich die Harnsäure im Körper ansammeln kann. Dies erfolgt in erster Linie in den Gelenken. Dort können dann die ungelösten, kristallinen Harnsäure-Aggregate Schäden und Beschwerden hervorrufen. Insbesondere stören sie durch Erosion den Gelenkknorpel, rufen also Entzündungen hervor (Arthritis). Viele solche Entzündungsschübe fördern die Entstehung von Arthrosen (postarthritische Arthrosen). Die Harnsäure ist nur beim Menschen das Endprodukt des Purinstoffwechsels. Die Harnsäure-Akkumulation kann gefördert werden durch: individuell hohe Aktivität des Harnsäure-bildenden Enzyms im Purinabbau, die so genannte Xanthin-Oxidase; durch Alkoholgenuss, durch Abbau von Zellen im Organismus, z.b. bei Traumata, bei Chemotherapie etc., durch "kernreiche" Nahrung, z.b. Verzehr von Geflügel-Muskelfleisch.

Symptome: Gelenkentzündungszeichen, vor allem Gelenkschmerz, der erste Gichtanfall soll zu 75% der Fälle im Großzehengrundgelenk (Articulatio metatarso-phalangealis I, MTP I) erfolgen

Diagnostik: klinische Diagnostik, Anamnese und Untersuchung, Tastbefund, Sichtbefund, Labor: Harnsäure-Konzentration im Blutplasma

Ärztliche Therapie:
Gabe von Colchizin (im akuten Gichtanfall sinnvoll), über längere Zeit Gabe von Allopurinol als Xanthin-Oxidase-Hemmer mit dem Ziel der Verringerung der Harnsäurebildung, die Metabolite Xanthin und Hypoxanthin, die sich dann bilden, sind gut wasserlöslich und können leicht mit dem Harn ausgeschieden werden, außerdem Gabe von Benzbromaron, das die Ausscheidung von Harnsäure über den Harn in der Niere fördert - solche Medikamente nennt man Urikosurika = Substanzen, die die Harnsäure (uric acid) in den Urin treiben; Präventivmaßnahmen erläutern: Ernährungsberatung, Hinweis auf Förderung der Harnsäure-Bildung durch Alkoholgenuss

Physiotherapie:
Ernährungsberatung ' diätetische Therapie, weniger "kernreiche" Nahrung, viel trinken; symptomatische Therapie der Gelenkbeschwerden, medizinische Trainingstherapie, Sport; Tabelle 6.6. zeigt wichtige Formen von Bewegungstherapie und physikalischer Therapie auf

Tabelle 6.6. Bewegungstherapie und physikalische Therapie bei Gichtpatienten

- Einzel-KG
- Gruppen-KG
- MTT
- Wasseranwendungen, z.B. Bewegungsbad
- Kälte - Wärme für unterschiedliche Therapieziele
- Kaltluft, Kältekammer in entzündlichen Phasen
- Wärme gegen die Degeneration
- Aktive - passive Bewegungsübungen gemischt

6.2 Klinische Anwendungen in der Rheumatologie

Einführung

Beispiele für entzündlich rheumatische Erkrankungen sind - wie bereits im ärztlichen Teil des Unterrichts ausgeführt - die Rheumatoide Arthritis, die man früher auch als chronische Polyarthritis bezeichnet hat, und der Morbus Bechterew. Morbus Bechterew ist gekennzeichnet durch eine Verknöcherung des Anulus fibrosus und der Längsbänder der Wirbelsäule mit nachfolgender Einsteifung. Bei der Rheumatoiden Arthritis / chronischen Polyarthritis kommt es zu entzündlichen Veränderungen der Synovialmembran mit zunehmender Ausdünnung der Knorpelschicht. Die Belastbarkeit der Gelenkstrukturen nimmt dabei kontinuierlich ab! Entzündungsschübe sind gekennzeichnet durch Schmerzen und Schwellung. Nach Abklingen der Entzündung kommt es zu einer Abnahme der Beweglichkeit mit Zunahme der Invalidität. In seltenen Fällen kann es bei chronischer Polyarthritis zu einer Verringerung der Belastbarkeit des Lig. transversum atlantis kommen! Dies hat direkte Folgen für die Therapie: segmentale Flexionsmobilisationen und -manipulationen sind zu unterlassen!

Rheumatoide Arthritis

Die rheumatoide Arthritis ist die häufigste entzündliche Gelenkerkrankung. Die chronische Entzündung der Gelenkinnenhaut führt schließlich zur Zerstörung des Gelenkknorpels und des angrenzenden Knochens. Zu beachten ist, dass auch Sehnen, Blutgefässe und innere Organe betroffen sein können.

Leitsymptome der rheumatoiden Arthritis sind:

- Gelenkschmerzen
- morgendliche Steifigkeit
- Störung der Gelenkbeweglichkeit mit Funktionsverlust
- Entzündung, Schwellung
- Gelenkdeformierungen
- Muskelabbau
- Sehnenrisse

Meist kommt es zur Entzündung der kleinen Fingergelenke und Handgelenke. Auch Hüft- und Kniegelenk sind häufig beteiligt. In seltenen Fällen sind auch Kiefergelenke und die Halswirbelsäule betroffen. Eine Affektion der Halswirbelsäule durch eine rheumatoide Arthritis hat immer ernste Folgen (evtl. Schwächung des Lig. transversum).

Typisch ist der symmetrische Befall beider Körperhälften. Die Erkrankung kann grundsätzlich in jedem Lebensalter vorkommen (Altersgipfel: 50 Jahre). Frauen sind häufiger betroffen als Männer. In der Schwangerschaft zeigt die Erkrankung einen milderen Verlauf. Eine unbehandelte Rheumatoide Arthritis führt zu einer schnellen Zerstörung der Gelenke.

Die Erkrankung wird wahrscheinlich durch eine erbliche Anlage oder eine veränderte Immunabwehr ausgelöst. Diätetische Einflüsse werden diskutiert. Rauchen stellt einen Risikofaktor dar.

Die rheumatoide Arthritis bricht durch eine plötzliche Reaktion auf ein noch unbekanntes Antigen aus. Die Gelenkinnenhaut entzündet sich. Gesteuert werden die entzündlichen Vorgänge durch Botenstoffe des Immunsystems (z.b. Tumornekrosefaktor Alpha und Interleukin 1). Insbesondere der Tumornekrosefaktor produziert wiederum Entzündungsstoffe, die Entzündungszellen anziehen. Interleukin 1 fördert die Zerstörung von Knochen und Knorpel.

Infolge rezidivierender Entzündungen beginnt die Synnovialmembran zu wuchern. Die Synovialis verbreitert sich, Makrophagen wandern in sie ein. Bindegewebige Zellen in der Synovialis vermehren sich, Blutgefäße sprießen ein. Die entzündlich veränderte Synovialis wird auch als Pannus bezeichnet. Diese Pannusgewebe überwuchert schließlich Knorpel und Gelenkspalt. Der direkte Kontakt von Pannus und Knorpel führt zur Zerstörung des Knorpelgewebes. Die Botenstoffe des Immunsystems, Tumornekrosefaktor Alpha und Interleukin 1, aktivieren Osteoklasten, die Knochengewebe zerstören.

Mittels der Synovektomie entfernt man die eitrigen, nekrotischen und fibrinösen Gewebe und schält die gesamte Synovia heraus.

Physikalische Therapie am Beispiel einer Synovektomie des Kniegelenks

Ziele:
- Verbesserung der Beweglichkeit
- Beseitigung Ödem
- Schmerzlinderung

Maßnahmen:
- Mobilisierung des Kniegelenks durch Manuelle Therapie
- Hochlagern des Beins
- Lymphdrainage
- Eisanwendung zur Schmerzlinderung
- statisches Muskeltraining zur Resorptionsförderung
- dynamische Aktivität der Nachbargelenke (z.B. Dorsalextension und Plantarflexion im OSG) zur Resorptionsförderung
- Bewegungsschiene

In der Frühphase sollte es durch physiotherapeutische Maßnahmen zu keiner Schmerzverstärkung kommen! Dynamische Bewegungen erfolgen aktiv-assistiv im schmerzfreiem Bereich. Das Gleiten der Patella nach kaudal muß erhalten bzw. verbessert werden. Transfer vom Sitz in den Stand über das nichtbetroffene Bein erarbeiten.

Morbus Bechterew

Synonyme für Morbus Bechterew sind Spondylitis ankylosans und Spondylarthritis ankylopoetica. Kennzeichnend für Morbus Bechterew sind Verknöcherungsprozesse der Zwischenwirbelräume, der Rippen- und Facettengelenke, sowie der Iliosakralgelenke.

Die Erkrankung beginnt häufig mit nächtlichen Kreuzschmerzen. Sie verläuft chronisch progredient mit entzündlichen Schüben.

Aufgrund von Verkalkungen der Bänder der Wirbelsäule, Entzündungen der Facetten- und Rippengelenke, sowie Verknöcherungen des kollagenen Bindegewebes kommt es zu einer zunehmenden Versteifung von Wirbelsäule und Thorax. Knorpel zwischen Sternum und Rippen sowie Sehnen-Knochenübergänge sind häufig von Verknöcherungen betroffen.

Auch die Extremitäten sind häufig betroffen:

- bei etwa der Hälfte der Bechterew-Patienten sind die Hüftgelenke Ziel entzündlicher Veränderungen
- 1/3 der Bechterew-Patienten haben Schulter-Probleme
- nicht selten kommt es zu einem asymmetrischen Befall weiterer Extremitätengelenke

Durch Destruktion des Gelenkknorpels kommt es letztlich zur Einsteifung. Im Extremfall sieht man auf dem Röntgenbild eine Wirbelsäule in Form eines Bambusstabs. Grund sind ausgeprägte Verkalkungen, die zu Einbrüchen der Wirbelkörper führen.

Die Versteifung beginnt meist kaudal und schreitet nach kranial fort, wobei die Halswirbelsäule erst sehr spät betroffen ist. Sie bleibt somit bei dieser Erkrankung sehr lange beweglich!

Durch die Verknöcherungsprozesse übernehmen Bänder und Gelenke eine Tragefunktion und entlasten somit die Wirbelkörper. Somit sind Bechterew-Patienten stark durch Osteoporose gefährdet.

Das vordere Längsband verkalkt durch eine Flexions-Gewohnheitshaltung in Annäherung. Somit bleibt die Wirbelsäule in Kyphose fixiert. Die kyphotische Stellung kann dabei so ausgeprägt sein, dass der Patient zu Boden schaut.

Im Frühstadium der Erkrankung sieht man manchmal einen asymmetrischen Befall der Iliosakralgelenke. Meist kommt es aber zu bilateralen Arthrididen mit Verknöcherung beider ISG-Gelenke.

Die Erkrankung endet jedoch nicht immer mit einer völligen Einsteifung der Wirbelsäule! Sie kann jederzeit zum Stillstand kommen. Eine rechtzeitige Therapie hilft, eine exzessive Kyphose zu vermeiden!

In der Anamnese gibt der Patient häufig lumbale Kreuzschmerzen an, die vor allem nachts und frühmorgens auftreten. Die Schmerzen können so stark sein, dass der Patient aufwacht. Häufig sind Schwellungen großer Extremitätengelenke (z.B. Knie) beobachtbar. Die Kyphose der BWS ist meist deutlich verstärkt.

Die Einschränkung der Wirbelsäulenbeweglichkeit lässt sich leicht durch Messung von

- Finger-Boden-Abstand
- Kinn-Sternum-Abstand und
- Kopf-Wand-Abstand quantifizieren.

Durch Beteiligung der ISG-Gelenke sind oft auch die Hüftgelenke schmerzhaft.

Durch Einsteifung der Sternokostal- und Kostovertebralgelenke kommt es zu verminderten Atembewegungen. Umfangmessungen (Achsel-, Brustwarzen-, Proc. xiphoideus-Höhe) können hier Änderungen nachweisen. In extremen Fällen kann es zu Differenzen zwischen Ein- und Ausatmung von weniger als 2cm kommen! Man beachte, dass Bechterew-Patienten deshalb gefährdet sind, an Atemwegsinfekten zu erkranken.

Im Anfangsstadium der Erkrankung ist das Röntgenbild unauffällig. Dagegen lässt sich mittels der Szintigraphie ein Morbus Bechterew schon im Frühstadium nachweisen. Radioaktive Substanzen lagern sich vermehrt in den Bereichen der Entzündung an.

Manchmal sieht man in der Röntgendarstellung ein sogenanntes "buntes Bild", bei dem im Bereich der ISG und der Wirbelsäule gleichzeitig Osteolyseherde (Knochenauflösungen) und sklerotische Stellen (Knochenverdichtungen) auftreten. Durch eine Kalzifizierung der Bänder kann sich die Wirbelsäule als Bambusstab darstellen. Die Wirbelkörper können durch knöcherne Spangen verbunden sein.

Bei etwa 75-85% der Erkrankten lässt sich im Blut das humane Leukozytenantigen B27 verstärkt nachweisen. Jedoch ist zu bedenken, dass es auch bei anderen Erkrankungen des rheumatischen Formenkreises (wie Morbus Reiter, Arthritis psoriatica) zu einer Erhöhung dieses Wertes kommen kann.

Die Erkrankung hat folgende Prognose:
- sie verläuft chronisch-progredient
- die Dauer der Erkrankung beträgt viele Jahre
- eine Heilung ist nicht möglich
- jedoch kann ein Voranschreiten aufgehalten werden.

Ziel der konservativen Therapie ist eine Einsteifung der Wirbelsäule in Aufrichtung. In den Entzündungsphasen werden Antiphlogistika und Analgetika verordnet. Auf eine lang andauernde Kortisontherapie wird wegen der Gefahr einer Osteoporose möglichst verzichtet.

Physiotherapeutische Untersuchung

Der Patient wird im Frühstadium nächtliche, nicht genau lokalisierbare Kreuzschmerzen angeben. Der Patient klagt über Steifigkeit, die erst nach Stunden nachlässt. Vor allem am Knie zeigen sich sehr häufig Ödeme unklarer Genese.

Die Inspektion ergibt eine verstärkte BWS-Kyphose. Die LWS-Lordose erscheint abgeflacht. Aufgrund der verstärkten Kyphose verlagert sich der Körperschwerpunkt nach ventral (das Sakrum kippt somit ebenfalls stärker nach anterior). Das Becken rotiert deshalb kompensatorisch nach dorsal, so dass es in den Hüftgelenken zu einer verstärkten Extensionsstellung kommt. Diese Ausweichbewegung des Beckens führt auch dazu, dass beim Gehen der Eindruck entsteht, das die Extension im Hüftgelenk eingeschränkt ist (da das Hüftgelenk schon in Extension steht, ist eine Extension vom Bein her nicht mehr möglich).

Die verstärkte Kyphose der BWS führt außerdem zu einer erhöhten Protraktion der HWS und gelegentlich zu einer Flügelstellung der Skapulae.

Die zunehmende Thoraxeinsteifung führt zu verminderter Rippenbewegung. Kompensatorisch wird der Patient verstärkt über seinen Bauch atmen. Dies kann zu einem vorgewölbtem Bauch führen. Die Thoraxbeweglichkeit wird duch Umfangmessungen dokumentiert. Messpunkte sind z.B.:

- Axilla
- Brustwarzen
- Brustbeinspitze
- unterer Rippenrand

Der Umfang wird bei maximaler Ein- und Ausatmung ermittelt.

Auch die Beweglichkeit der Schulter wird durch eine verminderte Beweglichkeit der BWS sowie einer Verkürzung der Brustmuskeln eingeschränkt sein (hier insbesondere die Flexion, Abduktion und Außenrotation).

Die Schrittlänge wird sich durch Abnahme der Rotationsfähigkeit in Wirbelsäule und Hüftgelenk verkleinern. Die Standbeinphase ist aufgrund der mangelnden Hüftextensionsfähigkeit verkürzt. Insgesamt erscheint das Gangbild weniger dynamisch. Eventuell kompensiert der Bechterew-Patient über eine verstärkte Unterarmbewegung im Ellbogen.

Bei ausgeprägter BWS-Kyphose und mangelnder Beweglichkeit der HWS kann es sein, dass der Blick des Patienten ständig nach unten fällt. Eventuell kann der Patient nur noch mit mehreren Kissen schlafen.

Die Ausdauerleistung wird durch die Thoraxversteifung eingeschränkt sein. Daraus resultiert eine schlechtere Lungen- und Herzfunktion. Die Ausdauerleistung lässt sich gut über standardisierte 6- oder 12-Minuten-Gehtests überprüfen und kann als Wiederbefundzeichen (Maßstab für den Therapieerfolg) genutzt werden. Durch die geringe Thoraxbeweglichkeit wird die Atemfrequenz eher erhöht sein (normal sind etwa 18-20 Atemzüge pro Minute).

Physiotherapeutische Therapie

Aus dem Befund ergibt sich die Therapie.

Ziele:
- Erhalten der Beweglichkeit (Wirbelsäule, Schulter, Hüfte)
- Verbesserung der Atmung durch Förderung der Ausdauer
- Erhalten und Verbessern der Muskelkraft
- Schmerzlinderung im akuten Schub
- optimale Haltung (möglichst aufrecht!)

Maßnahmen:
- Mobilisationen der Wirbelsäule (z.B. Extensionsmobilisationen, Mobilisation der Rippen)
- Massage
- Moblisation des ISG
- Weichteiltechniken (z.B. Ausstreichungen der Interkostalräume)
- Dehnlagerungen (Brust-, Rückendrehdehnlagerungen)
- Mobilisation des Hüftgelenks (besonders Innenrotation)
- Skapula- und Beckenpattern
- bilaterale Armpattern
- Haltungsschulung
- Ergometertraining (Fahrrad, Armfahrrad)

6.3 Testfragen und Aufgaben

Was sind die Hauptsymtome einer Rheumatoiden Arthritis?

Wie entsteht eine Rheumatoide Arthritis?

Warum wird im entzündlichen Schub einer RA Kälte eingesetzt? Welche Formen der Kältetherapie kennen Sie?

Was verstehen Sie unter postarthritischer Arthrose?

Was bedeutet Knopfloch-Deformität?

Was bedeutet Schwanenhals-Deformität?

Wie wird eine Rheumatoide Arthritis behandelt?

Was sind nicht-steroidale Antirheumatika? Welche Vorteile haben sie gegenüber den Corticoiden?

Beschreiben Sie einige Nebenwirkungen von Corticoiden?

Inwiefern ist die Hand die Visitenkarte des Rheumatikers?

Warum kann man bei einer kontinuierlichen Supplementation von Vitamin E (Tocopherole) in der Regel die Cortison-Dosis oder die NSAR-Dosis bei Patienten mit RA reduzieren?

Was sind die Frühsymptome eines Morbus Bechterew?

Was bedeutet Bambusstab-Phänomen?

Was bedeutet HLA-B27? Welche Rolle spielt das HLA-System insgesamt?

Beschreiben Sie die Symptome einer Psoriasis-Arthritis?

Was ist eine Psoriasis? Wie entsteht diese Krankheit?

Was bedeutet Sklerodermie, was Dermatomyositis? Zu welcher Gruppe von Krankheiten werden die Sklerodermie und die Dermatomyositis gezählt?

Wie äußert sich eine Fibromyalgie?

Nennen Sie die wichtigsten Therapieformen für eine Fibromyalgie!

Zeigen Sie die wichtigsten Tender Points!

Für Morbus Bechterew wird auch folgendes Synonym verwendet:
A Psoriasis
B Spondylarthritis ankylopoetica
C M. Scheuermann
D M. Kienböck
E M. Calvé

In welchem Gelenk zeigen sich die Symptome bei M. Bechterew häufig zuerst?
A Acromioclavicular-Gelenk
B Sternoclavicular-Gelenk
C Iliosakralgelenk
D Kiefergelenk
E Großzehengrundgelenk

Welche Aussage trifft auf M. Bechterew zu?
A die Erkrankung verläuft nicht in Schüben
B es kommt zu einer Spontanheilung
C Heilungsdauer 1 Jahr
D Bei M. Bechterew sind neben der Wirbelsäule auch häufig die Extremitäten betroffen.
E Synonym: M. Sinding-Larsen

Weshalb stellt sich bei M. Bechterew häufig eine Osteoporose ein?

Nennen Sie 2 Gründe dafür, dass es bei M. Bechterew meistens zu einer stark kyphotischen Fehlhaltung kommt?

Weiterführende Literatur

Puchner R: Rheumatologie aus der Praxis: Kurzlehrbuch der entzündlichen Gelenkerkrankungen mit Fallbeispielen. Springer, Wien, 2010.

Hettenkofer H-J: Rheumatologie: Diagnostik, Klinik, Therapie. Thieme, Stuttgart, 2003.

Zeidler H, Zacher J, Hiepe FA: Interdisziplinäre klinische Rheumatologie: Innere Medizin. Orthopädie. Immunologie. Springer, Berlin, 2007.

Zeidler H, Michel BA: Differenzialdiagnose rheumatischer Erkrankungen. Springer, Berlin, 2008.

Böger G-W, Hoppe K, Möller F-W: Physiotherapie in der Orthopädie und Rheumatologie. Hippokrates, 1999.

Mayer C, Siems W: Hundert Krankheitsbilder in der Physiotherapie. Springer Medizin Verlag, Heidelberg, 2011.

7 Neurologie

DR. RENATE SIEMS, GERT LOOSEN, DR. WERNER SIEMS, DANIELA REHSE, SILVIA WACHSMANN

7.1 Die neurologischen Krankheitsbilder

Akute cerebrovaskuläre Syndrome

Definition und Ätiologie

Unter cerebrovaskulären Syndromen versteht man Funktionsstörungen des Gehirns, die durch eine Minderversorgung von Teilen des ZNS mit Sauerstoff und Substraten (Verschluss von arteriellen Gefäßen) oder durch eine Hämorrhagie (Blutung) im ZNS zustande kommen. Eine Minderdurchblutung kann durch eine zunehmende Verengung eines arteriellen Gefäßes zustande kommen - auf der Basis einer sich entwickelnden Arteriosklerose, aber auch durch einen Embolus, der in die Hirngefäße strömt. Dabei ist die Ursprungslokalisation eines Embolus entweder das linke Herz (Atrium sinistrum) oder ein Plaque in der A. carotis communis. Eine Blutung kommt in der Regel bei einer starken Arteriosklerose in Kombination mit kurzzeitig erhöhtem Blutdruck - z.B. beim Niesen, Husten, Pressen - zustande. Diese Blutungen kann man als intracerebrale Blutungen vorwiegend auf hypertonischer Grundlage bezeichnen. Daneben gibt es dann die Subarachnoidalblutungen, vorwiegend auf der Grundlage von Aneurysmen der Hirnbasisarterien.

Unterschieden werden reversible cerebrovaskuläre Syndrome von irreversiblen Veränderungen bei cerebrovaskulären Syndromen. Reversible cerebrovaskuläre Syndrome sind die TIA und der PRIND. TIA bedeutet transitorisch-ischämische Attacke, PRIND bedeutet Prolongiertes Reversibles Ischämisches Neurologisches Defizit. Bei einer transitorischen ischämischen Attacke handelt es sich um vorübergehende neurologische Ausfallserscheinungen, die nicht länger als 24 Stunden anhalten. Ursache ist meist eine umschriebene Durchblutungsstörung einer Gehirnregion. Die TIA hat heute in der Notfallmedizin eine große Bedeutung, weil die möglichst rasche Erkennung und Behandlung der Ursache bei vielen Patienten einen "großen" Schlaganfall verhindern kann.

Die Termini TIA und PRIND sind teilweise umstritten. Bei Anwendung empfindlicher Untersuchungsmethoden stellt man heute fest, dass viele transitorische ischämische Attacken tatsächlich durch kleine Schlaganfälle verursacht sind, insbesondere, wenn die Symptome länger als eine halbe Stunde andauern. Deshalb ist auch die Bezeichnung PRIND für eine "Zwischenstufe" zwischen TIA und Schlaganfall (Symptomdauer bis zu acht Tagen) inhaltlich umstritten, da in diesen Fällen immer bereits ein "vollendeter" Schlaganfall vorliegt.

Schlaganfall als Begriff kennzeichnet, dass die Symptome bei einem Verschluss oder bei einer Blutung schlagartig auftreten. Dies bedeutet aber keinesfalls, dass sich die Symptomlage nicht noch verändern kann. Dies trifft in erster Linie auf die hämorrhagisch, also durch Blutung bedingten Schlaganfälle zu. Hier kommt es zur einer Kombination von Unterversorgung von Hirnabschnitten mit der meist noch progredienten Auswirkung eines Hämatom-bedingten Hirndruckes, wobei die Symptom-Entwicklung dann in starkem Maße davon abhängt, wohin und wie weit sich das Hämatom ausbreitet.

Was die Häufigkeit der Okklusions-(Verschluß-)bedingten und der Hämorrhagie-(Blutungs-) bedingten Schlaganfälle, die man auch als apoplektische Insulte bezeichnet, betrifft, so sind die Verschlüsse durch am Ort entstandene Thromben oder durch eingewanderte Emboli wesentlich häufiger (zirka 80-85%) als die Blutungen (15-20%). Die schnelle und sichere Unterscheidung eines Verschlusses von einer Blutung ist von größter Wichtigkeit für die richtige Therapie.

Symptome und Diagnostik

Bei apoplektischen Insulten kann sich - je nach Schädigungsstelle - eine Vielfalt von Symptomen zeigen. Im Vordergrund stehen in der Regel (aufgrund der Häufigkeit der Insulte in der primären motorischen Rinde und der primären sensorischen Rinde) motorische und sensible Ausfälle bzw. Störungen. 80% der Axone der Pyramidenbahn kreuzen zur Gegenseite. Deshalb kommt es bei einem linkshirnigen Insult im Bereiche des Gyrus praecentralis dann zu Lähmungen von Muskeln der rechten Körperseite, die sich z.B. in Störungen des Gangbildes oder Störungen der Armbeweglichkeit, Handbeweglichkeit etc. äußern. Die rechte Körperseite ist dann also paretisch. Bei einem linkshirnigen Insult im Bereiche des Gyrus postcentralis kommt es zu Sensibilitätsstörungen, z.B. Parästhesien oder Hypästhesien der rechten Körperhälfte. Bei einer Durchblutungsstörung des Sprachzentrums kommt es zu Störungen der Sprache oder sogar zum Sprachverlust. Oder es kommt zu neuropsychologischen Defiziten. Am häufigsten sind die motorischen Beeinträchtigungen. Dies liegt offenbar daran, dass die motorische Rinde am häufigsten von Insulten befallen wird. Die Vielfalt der Störungen geht weit über die motorischen, sensiblen und neuropsychologischen Defizite hinaus. Genannt werden sollen Sehstörungen, Gesichtsfeldausfälle, Neglect (fehlende Wahrnehmung eines Teiles der Umwelt des Patienten), Übelkeit, Erbrechen, Schwindel, Gleichgewichtsstörungen, Schriftstörungen, Wortfindungsstörungen, Kopfschmerzen, Orientierungsstörungen, Schluckstörungen, Koordinationsstörungen. In der Tabelle werden der Lokalisation der Verschlußstelle / Läsionsstelle Symptome zugeordnet.

7.1 Die neurologischen Krankheitsbilder

Tabelle 7.1. *Symptomatik zerebraler Gefäßsyndrome in Abhängigkeit von der Lokalisation der Läsion*

Lokalisation der Läsion / Verschluß bzw. Embolus im Bereiche des folgenden Gefäßes	Symptome
A. cerebri anterior	Kontralateral: beinbetonte Hemiparese, beinbetonte Hemihypästhesie, Blasen- und Mastdarmstörungen, Antriebsstörungen
A. chorioidea anterior (Capsula interna)	Kontralateral: Hemiparese, Hemihypästhesie, Hemianopsie, Anosognosie bei Läsion der nicht sprachdominanten Seite
A. cerebri media	Kontralateral: brachiofazial betonte Hemiparese, brachiofazial betonte Hemihypästhesie, Hemianopsie; totale Aphasie, Alexie, Agraphie bei Läsion der sprachdominanten Hemisphäre, Apraxie, Anosognosie bei Läsion der nicht sprachdominanten Hemisphäre
A. cerebri posterior	Kontralaterale homonyme Hemianopsie oder obere Quadrantenanopsie, Alexie und agraphie bei Läsion der sprachdominanten Hemisphäre, eventuell kontralaterales Thalamussyndrom
A. basilaris, Aa. vertebrales	Unsystematischer Schwindel, Doppelbilder, ein- oder doppelseitige Extremitätenlähmungen, zerebelläre Symptome, nukleäre Störungen der Trigeminussensibilität, transiente globale Amnesie, "drop attacks"
Subclavian steal syndrome (Subklavia-Anzapfsyndrom)	Bei Stenose oder Versschluß der linken A. subclavia proximal des Abgangs der A. vertebralis oder des rechts liegenden Truncus brachiocephalicus kann es zur Strömungsumkehr in der A. vertebralis der betroffenen Seite zur Aufrechterhaltung der Durchblutung des Armes kommen. Dadurch wird im Basilarisgebiet die Blutversorgung kritisch, beim Sublavian steal syndrome einseitige Radialispulsabschwächung, RR-Differenz über 20 mmHg im Seitenvergleich, rasch ermüdender Arm und / oder Brachialgien, diskrete Zeichen der Basilarisinsuffizienz

Klinische Diagnostik

Die klinische Diagnostik wird durch gerätetechnische Verfahren zur Diagnose ergänzt. Dazu gehören Röntgen-CT, die Magnetresonanz-Tomographie (MRT), angiographische Verfahren. Mitunter werden auch Laborwerte genutzt, u.a. auch Messungen aus dem Liquor cerebrospinalis. Von besonderer Bedeutung ist die schnelle Differentialdiagnose zwischen einem Schlaganfall, der durch einen arteriellen Verschluß ausgelöst wurde und einem Schlaganfall, der durch eine Blutung, z.b. eine Aneurysma-Blutung entstanden ist. Je schneller diese Differential-Diagnostik vorgenommen wird, desto schneller kann die Entscheidung über die akute Therapie getroffen werden. Bei einer Blutung muss die Blutstillung (Hämostase) gefördert werden, möglicherweise ein blutendes Gefäß chirurgisch versorgt und ein Hämatom ausgeräumt werden. Beim Verschluß eines arteriellen Gefäßes muß demgegenüber die Gerinnung gehemmt werden, also indirekt die Blutungsneigung des Organismus gefördert werden. Im ersten Fall muss der Arzt also die Hämostase stärken, im zweiten Fall aber die Antikoagulation.

Therapie

Zur Therapie von apoplektischen Insulten gehört generell die Sicherung und Kontrolle der Vitalfunktionen. Dazu zählen die Sicherung von Atmung, Kreislauf, Temperatur, Blutzuckerspiegel etc. Bei ischämischen Störungen muss die Hämodilution zur Verringerung der Blutviskosität und Verbesserung der rheologischen Eigenschaften des Blutes (Fließeigenschaften) vorgenommen werden. Die Primärbehandlung besteht bei ischämischen Störungen demzufolge in der Lyse. Eingesetzt werden Heparin-Präparate und / oder Fibrinolyse-fördernde Substanzen wie Teneplase. Die Lyse ist nur innerhalb eines gewissen Zeitfensters - der so genannten warmen Ischämiezeit - sinnvoll, da nach dieser Zeit bereits Nekrosen aufgetreten sind. Wenn die Lyse schnell genug erfolgt, kann der nekrotische Abbau von Neuronen verhindert werden und somit ein Beitrag zu verringerten Funktionsausfällen geleistet werden. Zu den weiteren Therapieformen gehört die Hirnödem-Therapie. Zu diesem Zweck werden Osmodiuretika eingesetzt, z.B. Lösungen von Mannitol, einem niedermolekularen Kohlenhydrat. Dazu kommt die internistische Behandlung kardiovaskulärer Ursachen für den Insult (Arteriosklerose, Herzinsuffizienz, arterieller Hypertonus), die medikamentöse Sekundärprophylaxe, z.B. mit ASS, evtl. die gefäßchirurgische Intervention extrakranieller Stenosen z.B. im Verlaufe der Arteria carotis, natürlich Maßnahmen der Mobilisation und Rehabilitation. Mit Schlaganfall-Patienten arbeiten dann neben den Ärzten die Physiotherapeuten, die Ergotherapeuten und die Logopäden. Häufig ist auch psychologische Behandlung sinnvoll, z.B. Entspannungstechniken bei Patienten mit stress-induziertem arteriellem Hypertonus etc. In der Physiotherapie spielen Techniken auf neurophysiologischer Grundlage wie Bobath-Therapie und Vojta-Therapie eine wichtige Rolle. Auch PNF wird eingesetzt. In den klinischen Studien schneiden hinsichtlich des Outcomes teilweise andere Verfahren wesentlich besser ab als die Bobath-Therapie. Dazu zählen die Forced use-Therapie, die Bewegungstherapie, Krafttraining und Ausdauertraining. In der EBM bringen die Ergotherapie wie ADL-Training und die Logopädie gute Resultate. Auch RAS (rhythmische auditive Stimulation), psychologische Maßnahmen und Entspannungstechniken sind in klinischen Studien getestet worden und somit hinsichtlich ihres Impacts bewertbar.

Es wird darauf hingewiesen, dass sich aufgrund der Ergebnisse der Evidenz-basierten Medizin (EBM) sicher in den nächsten Jahren durchaus die Schwerpunkte der Therapie cerebrovaskulärer Störungen wandeln oder zumindest deutlich verschieben könnten. Aber auch die neuesten Erkenntnisse über die Plastizität des Gehirns und die Forschungen zur Anwendung von Stammzellen könnten das therapeutische Vorgehen nach cerebrovaskulären Insulten optimieren, wenn nicht gar revolutionieren.

Morbus Parkinson

Definition

Morbus Parkinson - auch bekannt als Parkinson´sche Krankheit oder Paralysis agitans (Schüttellähmung) - wird den degenerativen Erkrankungen des Extrapyramidalmotorischen Systems (zugehörig: Basalganglien = an der Basis des Gehirns liegende Nervenknoten) zugeordnet. Es handelt sich um eine langsam fortschreitende neurologische Erkrankung. Das degenerative Krankheitsbild wird auch den Age-related diseases (Erkrankungen des höheren Lebensalters) zugeordnet. Das idiopathische Parkinson-Syndrom ist durch die vier Kardinalsymptome Tremor, Rigor, Akinese gekennzeichnet. Dabei bedeutet Tremor Muskelzittern, Rigor Muskelstarre und Akinese oder Hypokinese Bewegungsarmut.

Ätiologie

Die Ursachen sind derzeit noch nicht vollständig geklärt. Fest steht jedoch, dass melaninhaltige, Dopamin-produzierende Neuronen in der Substantia nigra (Struktur im Mittelhirn) progredient absterben, was eine verminderte Bildung des Neurotransmitters Dopamin zur Folge hat. Dieser wird jedoch benötigt, um Informationen innerhalb der Basalganglien zu übermitteln und um die Funktion der Kontrollierung und Feinabstimmung von Bewegungsentwürfen auszuführen. Aufgrund dessen stellt der Körper vermehrt Acetylcholin her, was in den in den Stammganglien zu beobachten ist. Es wird außerdem ein Noradrenalin- und Serotoninmangel festgestellt. Bei unzureichender Produktion dieser Neurotransmitter kommt es zu massiven Einschränkungen im motorischen, psychischen, sensorischen und vegetativen Bereich.

Risikofaktor für M. Parkinson ist laut einer Studie der Kontakt mit Pestiziden (70%ige Wahrscheinlichkeit), was Tierversuche bestätigen. Diese haben eine zerstörende Wirkung auf Dopamin-produzierende Neuronen.

Epidemiologie

Morbus Parkinson tritt häufiger bei Männern auf (1,4-1). Das Haupterkrankungsalter liegt bei ca. 55-65 Jahren. Ein Auftreten vor dem 40. Lebensjahr oder nach dem 70. Lebensjahr ist sehr selten. In Deutschland kann man von 300.000-400.000 Erkrankten ausgehen, weltweit gibt es ca. 4 Millionen Erkrankte.

Klinisches Bild

Im frühen Stadium tritt die Hypokinese auf, d.h. eine Bewältigung von Abläufen der Feinmotorik ist nur unter Höchstkonzentration möglich, die sich im weiteren Verlauf zur Akinese, der Bewegungsarmut, und häufig auch Bradykinese, d.h. Langsamkeit der durchgeführten Bewegungen, ausbildet. Aufgrund der verminderten Muskelbewegung haben Betroffene Probleme bei der Ausführung von Spontanreaktionen und Formung von Gesichtsausdrücken (Maskengesicht, Hypomimie). Erkennen lässt sich dieses Hauptsymptom auch am Schriftbild: zum Ende der Zeile nimmt die Schriftgröße deutlich ab (Mikrographie). Später zeigt sich die Akinese an der gebeugten Körperhaltung und an dem schlurfenden Gangbild, was auch durch den Rigor beeinflusst wird, welcher eine Steifigkeit aufgrund einer Steigerung des Tonus in der gesamten quergestreiften Muskulatur bezeichnet. Jedoch liegt die Ursache hierfür nicht in den Muskeln selbst, sondern an der chemisch gestörten Steuerung im Gehirn. Deutlicher Ausdruck des Rigors ist das Zahnradphänomen (ruckartige, kleine Bewegungen) beim passiven Bewegen der Gelenke. Das dritte Hauptsymptom dieser Erkrankung ist der sogenannte Ruhetremor, der durch die wechselseitige Anspannung gegenseitiger Muskeln entsteht und bei Bewegung abklingt. Er kann allerdings zur Fehldiagnose leiten, da er auch bei Kleinhirnerkrankungen vorhanden ist. Das Zittern tritt vor allem an der oberen Extremität auf und wird häufig verstärkt bei Nervosität oder starken Emotionen. Eine Störung im Bereich der Stellreflexe führt zur verminderten Aufrechthaltung des Körpers, welche durch reflektorische Bewegungen ausgeglichen werden müssen. Diese finden allerdings verzögert statt, so dass es zu Stand- und Gangunsicherheiten (Trippeln, kleinschrittiger schlurfender Gang) kommt. Man kann die Symptomatologie einteilen in Frühsymptome, Leitsymptome und Begleitsymptome.

Diese Symptome können im Tagesverlauf an Stärke variieren und müssen nicht zwingend vorhanden sein, weswegen man drei Arten von Verläufen angibt, die sich nach dem Grad der Ausprägung von bestimmten Symptomen unterscheiden: den akinetisch-rigiden, den tremordominanten und den Äquivalenz-Typ.

Tabelle 7.2. Symptomgruppen bei Mb. Parkinson

Frühsymptome	• unilaterales Handzittern sowie Restless-Legs-Syndrom • einseitige Muskelverspannungen • Schulterschmerzen • reduziertes Mitschwingen eines Armes beim Laufen • Kleinschrittigkeit, taumeln/schlurfen • Mikrographie • Riechstörungen • rheumatische Beschwerden sowie diffuse Schmerzen • monotone Stimme • Persönlichkeitsveränderungen • Antriebsmangel
Leitsymptome	• Rigor (Muskelstarre/Muskelsteifheit) • Tremor (Muskelzittern) • posturale Instabilität (Haltungsinstabilität) • Bradykinese (verlangsamte Bewegungen), welche bis hin zur • Akinese (Bewegungslosigkeit) führen kann
Fakultative Begleitsymptome	• Sensible Störungen, z.B. Hyposmie (Minderung des Geruchsinns), Dysästhesien (Missempfindungen), Schmerzen • Vegetative Störungen, z.B. Blasenfunktionsstörungen, Störung des Magen-Darm-Trakts, gesteigerte Talgproduktion führt zum Salbengesicht, Sexualfunktionsstörungen, Kreislaufregulationsstörungen • Psychische Störungen, z.B. Demenz, Sinnestäuschungen und Verfolgungswahn, Bradyphrenie (Verlangsamung von Denkabläufen)

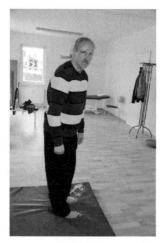

Abb. 7.1.
70jähriger Patient mit Mb. Parkinson seit 6,5 Jahren.
Deutlich sichtbar ist die leicht nach vorn geneigte Haltung des Rumpfes.

Zusätzlich klagen Erkrankte über sensorische Störungen wie Dysästhesien, deren Ursache unbekannt ist und Schmerzen, die durch den Rigor zustande kommen. Feststellbar sind ebenfalls vegetative Störungen. Der Speichelfluss nimmt zu (jedoch nur so empfunden, da Schluckbewegung nachlässt), die Talkproduktion wird stärker, sodass ein Salbengesicht begünstigt wird, die Regulation des Magen-Darm-Traktes und der Temperatur sind beeinträchtigt. Besonders nachts kommt es zu starken Schweißausbrüchen.

Als psychische Symptome sind häufig depressive Verstimmungen aufgrund der Belastung oder neurologischen Störungen, organische Bradyphrenie (Verlangsamung der Denkabläufe) und von Medikamenten hervorgerufene Sinnestäuschungen zu verzeichnen. Letztere führen meist zu optischen Halluzinationen, die sich in Kombination mit einer vorhandenen Demenz bis hin zu Panikzuständen und Aggressionen ausprägen.

Krankheitsverlauf

Der Krankheitsverlauf von Morbus Parkinson ist progressiv. Eine Verbesserung der Symptome, Wiederherstellung der Schädigungen oder Stillstand der Erkrankung ist derzeit nicht möglich! Die Lebenserwartung liegt zwischen 1-24 Jahren. Die mittlere Überlebenszeit beträgt ca. 9 Jahre.

In der Regel schreitet die Erkrankung langsam fort, somit verstärken/häufen sich die Symptome im Verlauf der Krankheit. Die medikamentöse Therapie kann den Verlauf nur verlangsamen. Sie ist durch Schwierigkeiten der Medikamenteneinstellung sowie deren Nebenwirkungen geprägt.

Die Erkrankung kann man in Früh-, Mittel- und Endstadium einteilen.

- Im **Frühstadium** der Erkrankung hadert der Betroffene sehr mit sich und ihrer Situation. Ihm wird/ist bewusst, dass sein Körper in seiner Funktion gestört ist. Je mehr er versucht die Symptome zu unterdrücken, desto ausgeprägter werden diese.
- Im **mittleren Stadium** tritt meist die Arbeitsunfähigkeit ein. Der Tremor hat hier seine Hochburg. Die Betroffenen sind mehr und mehr auf fremde Hilfe angewiesen.
- Im **Endstadium** kann eine Bettlägerigkeit zu neuen Komplikationen führen. Eine Rundum-Betreuung und Pflege prägt dieses Stadium. Der Tremor tritt in den Hintergrund bzw. er verschwindet und leistet dem Rigor Vorschub.

Diagnostik

Erster Anhaltspunkt für M. Parkinson sind wie oben beschrieben die vier Kardinalsymptome, die durch körperliche und neurologische Untersuchungen (Diadochokineseprüfung, Armschwingen, Kopf-Fall-Test u.a.) bekräftigt werden können.

Im frühzeitigen Stadium untermauert der L-Dopa-Test diese Erkenntnisse. L-Dopa ist eine Vorstufe des Dopamins, die dem Patienten verabreicht wird. Bessert sich daraufhin die Symptomatik, liegt eine Parkinson-Erkrankung vor, dessen Ausmaß den therapeutischen Nutzen abschätzen lässt. Dieser Test kann auch mit Apomorphin, einem Dopaminagonisten durchgeführt werden.

Nur in Ausnahmefällen werden technische Maßnahmen wie das IBZM-SPECT (IBZM Single Photon Emission Computed-Tomographie) eingesetzt, um unterschiedliche Störungen des Dopaminstoffwechsels des Gehirns nachzuweisen.

Therapie

Zurzeit besteht noch nicht die Möglichkeit einer kausalen Therapie, die die Krankheit aufhalten oder zurückbilden könnte. Demnach bleibt den Betroffenen nur die symptomatische Behandlung, die ihnen den Alltag erleichtert. Darunter fällt beispielsweise die Zuführung von L-Dopa, was jedoch nur kurzzeitig wirksam ist. Wird die Erkrankung frühzeitig entdeckt, helfen Dopaminagonisten (z.b. Amphetamine, fördern dessen Freisetzung oder hemmen dessen Wiederaufnahme in die präsynaptische Membran) oder COMT-Hemmer (Catechol-O-Methyltransferase-Hemmer), die das abbauende Enzym des Dopamins an seiner Aktivität hindern. Sie werden in Kombination mit Levodopa-Präparaten eingesetzt, wodurch eine Erhöhung der Dopaminkonzentration im ZNS erreicht werden kann.

Da die Erkrankung noch unaufhaltsam fortschreitet, muss die medikamentöse Therapie immer wieder aktualisiert und angepasst werden. Hat sie ihre Grenzen erreicht bzw. kann sie aus bestimmten Gründen nicht angewendet werden, empfiehlt sich die Implantation eines Impulsgenerators ("Hirnschrittmacher"). Dieser erzeugt elektrische Impulse und unterdrückt durch Weiterleitung der Informationen an die entsprechenden Basalganglien mögliche Fehlimpulse.

Tabelle 7.3. Vielfalt der Physiotherapie bei Morbus Parkinson

- KG, - Bewegungstherapie
- Beschäftigungstherapie
- ADL
- Sprech- & Atemübungen
- Massagen
- med. Bäder/Inhalation/Packungen
- Behandlung nach dem Bobath-Konzept
- Behandlung nach dem Vojta
- Entspannungstherapie
- Gedächtnistraining

Physiotherapeutisch sollte auf eine Verbesserung der Koordination und der posturalen Kontrolle Wert gelegt werden, um Stürze zu vermeiden und um möglichst lange Mobilität, Selbständigkeit und die kardiopulmonale Belastbarkeit zu erhalten bzw. zu steigern. Dazu können z.b. Fahrradergometer und Laufbandtherapie in Erwägung gezogen werden. Aufgrund der verspannten Muskulatur sollten Wärmeanwendungen und Massagen erfolgen.

Patientenbeispiel: Patient mit Morbus Parkinson

Herr W. wurde 1939 als eines von 8 Geschwistern geboren. Erwähnenswert ist, dass in der Familie 5 von 8 Geschwistern eine ähnliche Symptomatologie entwickelt haben. Bei den anderen ist heute bzw. war zum Zeitpunkt der Diagnosestellung von Herrn W. noch keine gefestigte Diagnose gestellt worden. Es ist aber auch von einer Erkrankung auszugehen.

Der Betroffene ist Vater von 6 Kindern, die bis dato noch keine Symptomatologie entwickelt haben. Herr W. ist bei gestrecktem Körper 1,68 m groß und hat ein Körpergewicht von 88 kg.

Herr W. ist gelernter Landwirt (Nebenerwerb), Forstwirtschaftsmeister (Haupterwerb), Jäger, sowie Ausbilder zum Forstwirt und Jäger. Er war bis zu seiner Frührente, die er aufgrund der Erkrankungen erhält, in allen Bereichen tätig. Der Betroffene hat sein ganzes Leben lang schwere körperliche Arbeit verrichtet.

Bei Herrn W. liegen seit September 1997 eine Neuroborreliose sowie ein Parkinson-Syndrom vor. Die Einteilung in eine bestimmte Ursache ist nicht möglich. Es kommen das familiäre Parkinson-Syndrom (aufgrund der Häufigkeit der Erkrankung), das symptomatische Parkinson-Syndrom (aufgrund der landwirtschaftlichen Toxine), sowie das atypische Parkinson-Syndrom (aufgrund der gleichzeitigen Neuroborreliose) in Frage. Bei den Ärzten wird die Erkrankung als "(familiäres) atypisches Parkinson-Syndrom vom Äquivalenztyp" geführt.

Herr W. ist seit 13 Jahren erkrankt und befindet sich im Endstadium des Morbus Parkinsons. Der Grad der Behinderung beträgt 100 und er besitzt die Pflegestufe III. Die häusliche Pflege und Betreuung wird von seiner Frau und seinen Kindern durchgeführt.

Wichtige Stationen im Krankheitsverlauf

Die Anzahl der Ärzte und Krankenhausaufenthalte ist enorm hoch und vielfältig. Die ambulanten Arztbesuche umfassen die Fachbereiche Allgemein Medizin, Augenheilkunde, Dermatologie, Gastroenterologie, Innere Medizin, Kardiologie, Neurologie, Orthopädie, Psychologie, Urologie und Zahnheilkunde. Einige der Klinikaufenthalte sollen exemplarisch genannt werden:

10/1997   Klinik für Neurologie bei diffusen starken Schmerzen im Skelett-/ Muskelsystem, Hautausschlag, Fieber, Kreislaufproblemen, schlechtem Allgemeinzustand, Kraftverlust, auffälligem Gangbild, Konzentrations-/ Koordinationsschwierigkeiten → Diagnose: Morbus Parkinson bei einer akuten Borreliose

03/1998   Klinik für Neurologie wegen Kontrolle/Behandlung der Borreliose und Mb. Parkinson

06/1998   Klinik für Neurologie wegen Symptomverstärkung

02/1999   Klinik für Urologie wegen Schmerzen und schlechten AZ

08/1999   Neurologie und Opthalmologie wegen Nervenschmerzen, Sehbeeinträchtigungen, Symptomverstärkung

10/1999   Notfallmedizin / Neurologie wegen Schmerzen, Auffälligkeiten der rechten Körperseite Ò Diagnose: Transitorisch ischämische Attacke (TIA)

05/2000   Allgemein Medizin bei Schmerzen und Schwellung in der rechten Leistengegend → Diagnose: Hernia inguinalis (Leistenbruch), Therapie: Analgetika

04/2001   Institut für Tropenmedizin Hamburg wegen Hautrötung am ganzen Körper, Nervenschmerzen

10/2001   Neurologie, Herr W stellt sich der Parkinson-Studie mit dem Medikament Rilutek zur Verfügung. Unter dem Medikament kam es zu einer wesentlichen Verbesserung der Symptomatik, jedoch wurde das Medikament am Ende der Studie nicht für Deutschland zugelassen

02/2002   Kardiologie wegen Angina pectoris → Diagnose: extrakardiale Ursache; Refluxösophagitis

11/2002   Neurologie: Die Studie ist seit einem Monat beendet. Das Studien-Medikament Rilutek zählt nun als Off-Label-Medikament. Herr W. wurde nun wieder auf eine L-Dopa Medikament umgestellt, welches die Symptomatik stark verschlechtert hat. Ein starker Tremor, verstärkter Rigor, Akinese, posturale Instabilität, gestörte Feinmotorik, auffälliges Gangbild ohne Mitbewegen der Arme, Doppelbilder, Konzentrationsstörungen, Schmerzen, Kreislaufprobleme sowie Niedergeschlagenheit sind die Folge.

06/2006   Neurologie wegen sehr schlechter Allgemeinzustand und Symptomatik, Depressionen und Halluzinationen

07/2007   Psychiatrie/Psychotherapie/Neurologie bei extremen Halluzinationen, aggressivem Verhalten

12/2007 Kieferchirurgie bei Schmerzen, extremer Verschlechterung des Allgemein-Zustands, Herz/Kreislaufproblemen, hochgradiger Akinese; Herr W. halluzinierte stark und wurde zunehmend apathisch
→ Diagnose: Paramandibulärer Abszess im Unterkiefer;
Therapie: Zahnextraktionsoperation;
Folge: manifestierte Verschlechterung

02/2008 Gutachten: Grad der Behinderung 100%, Pflegestufe II

06/2008 Neurologie; extremer kognitiver Abbau, Depression, Halluzination; Medikamentenumstellung auf Clozapin; unter diesem Medikament muss nun eine monatliche Kontrolle mit Blutbild, EKG, Blutdruck und Urin vorgenommen werden

10/2008 Universitätsklinikum
Humangenetik; Herr W. und seine noch lebenden Geschwister sowie einer seiner Söhne haben sich bereiterklärt für eine umfangreiche körperliche Untersuchung sowie zu einer humangenetischen Untersuchung. Die Forschung erhofft sich ein Weiterkommen und die Generationen möchten Sicherheit über ihren Erbzustand; bisher ist noch kein aussagekräftiges Ergebnis zu Stande gekommen

05/2010 Innere Med./Kardiologie; bei der monatlichen EKG-Kontrolle kam es zu Auffälligkeiten → Anteroseptale ERBS ohne Anhalt für Myokardinfarkt, Hypertensive Herzerkrankung

Symptomverläufe des Erkrankten

Herr W. hat alle Stadien der Parkinson-Erkrankung durchlebt. Die Symptomatiken sind nun dem Endstadium zuzuordnen.

Frühstadium

Bei Herrn W. sind die Symptome zu ersten Mal im Zusammenhang mit der Borreliose aufgetreten. Diffuse starke Schmerzen im Kopf/Skelett- und Muskelsystem, Hautausschlag, Fieber, Kreislaufprobleme, schlechter Allgemeinzustand, Kraftverlust, auffälliges Gangbild, Konzentrations- und Koordinationsschwierigkeiten, Sehschwächen, Bradykinese, Muskelzucken sowie eine leichte Form des Ruhetremors waren zuerst vorhanden. Die Symptomatik war rechts betont. Körperlich schweres Arbeiten war nur noch bedingt möglich bzw. die Regenerationsphasen mussten ausgedehnt werden. In diesem Stadium gab es Phasen über einige Wochen, in denen die Erkrankung bzw. Symptomatik kaum erkennbar war.

Mittleres Stadium

Alle Symptome aus dem Frühstadium haben sich prägnant intensiviert. Die Bradykinese führte zur Akinese. Es traten atypischerweise auch die anderen Formen des Tremors sowie eine symmetrische Symptomatik auf. Die Sehschwäche entwickelte sich zu Sehstörung mit gelegentlichen Doppelbildern. In diesem Stadium traten auch viele neue Symptome auf: Stimmungsschwankungen, Niedergeschlagenheit, leichte Form der Depression, Verwirrtheit, Wortfindungsschwierigkeiten, Mikrographie, Appetitlosigkeit, Posturale Instabilität, gestörte Feinmotorik, Gleichgewichtsschwierigkeiten mit vermehrtem Stürzen, Treppensteigen nur mit Begleitperson, Schluckstörung sowie Obstipation.

Aufgrund der Ausgeprägtheit der Symptome wurde Herr W. in die Pflegestufe II eingestuft.

Die Jagd, Autofahren und Arbeiten war nicht mehr möglich. Die Isolation fing an, da eine Teilnahme an Vereinsaktivitäten und Hobbys nicht mehr möglich war. Es bestand ein vermehrter Bedarf an Hilfsmittel im Alltag und es war nicht mehr möglich, den Betroffenen ohne Beaufsichtigung zu lassen. In diesem Stadium hat Herr W. kaum noch symptomfreie Tage.

Endstadium

Alle vorherigen Symptome sind geblieben und haben sich nochmals verstärkt.

Die eigenständige Bewegung des Körpers ist nur noch minimal möglich, der Körper friert regelrecht ein. Depression, Halluzination und Doppelbilder sind an der Tagesordnung. Eigenständiges Reden ist nicht mehr möglich, der Patient kann noch auf Ja/Nein-Fragen antworten. Der Betroffene ist nicht mehr in der Lage, seinen Namen zu schreiben, kann keine Bäume/Pflanzen und Tieren mehr typisieren, hat keine Kontrolle über Blasen-/ Mastdarmtätigkeiten, kann nur mit Hilfestellung essen und trinken. Es bestehen Herz / Kreislaufprobleme. Treppe gehen ist nicht mehr möglich. Herr W ist nicht mehr zeit- und ortsorientiert. Außerdem leidet er an Angstzuständen und starken Schmerzen.

Im Allgemeinen ist Herr W. schwach. Am Morgen und am Spätnachmittag sind die Symptome verstärkt. Beschwerdefreiheit gibt es in diesem Stadium nicht mehr, somit bedarf er einer ständigen Betreuung. Aus diesem Grund wurde Herr W. in die Pflegestufe III eingestuft. Zur Ausprägung bzw. Verschlechterung der Symptome kommt es auch durch psychische Belastung.

Status Präsens des Herrn W.
Aktuelle Diagnosen
Bei Herrn W. bestehen gleichzeitig mehrere Krankheiten (Multimorbidität). Derzeit sind folgende Krankheiten diagnostiziert worden:
- Morbus Parkinson
- Demenz
- Depression
- Anteroseptale Erregungsrückbildungsstörungen (ERBS) ohne Anhalt für Myokardinfarkt
- Hypertensive Herzerkrankung
- Arterielle Hypertonie
- Coxarthrose (li.)
- Hernia inguinalis (Leistenbruch re.)
- Hernia scrotalis (Hodenbruch re.)
- Obstipation (Verstopfung)

*Tabelle 7.4. Aktuelle Medikation des Patienten Herrn W (Patientenbeispiel Morbus Parkinson)**

Medikament	Dosierung	Wirkung des Medikamentes
Madopar 125	1 ½ - 1 ½ - 1 ½ - 0	dopaminerges Medikament, Kombinationspräparat aus Levodopa & Benserazid
Herz ASS 100	0 - 1 - 0 - 0	Thrombozytenaggregationshemmer, Wirkstoff: Acetylsalicylsäure
Exelon 9,5mg/24h	1 Pflaster	Behandlung mittelschwerer Parkinson-Demenz, Wirkstoff: Rivastigmin
Clozapin 25mg	0 - 0 - 0 - ½	Neuroleptikum
Mirtazapin 1A 15mg	0 - 0 - 0 - 1	Antidepressivum
Movicol	1 - 0 - 1 - 0	Abführmittel
Nitrospray	Bei Bedarf	Verbessert Durchblutung des Herzens; Wirkstoff: Glyceroltrinitrat
Ibuhexal 400	Bei Bedarf	Analgetikum, Wirkstoff: Ibuprofen
Granufink	1 - 0 - 1 - 0	Urologikum, Wirkstoff: Extrakt aus Kürbissamen

* *Die Medikamenteneinnahme unterliegt einem strikten Einnahmeplan, der mit den Mahlzeiten abgestimmt ist. Einnahmezeitpunkt: 7 Uhr, 11 Uhr, 17 Uhr, 21 Uhr; Mahlzeiten: jeweils eine Stunde nach Medikamenteneinnahme*

Aktuelle Symptomatik / Lebenssituation

Herr W. hat die Pflegestufe III und ist auf eine Rundum-Betreuung (24h) angewiesen. Die Pflege und Betreuung wird hauptsächlich von Frau W. und unterstützend von seinen Kindern vollzogen. Es ist die dauernde Anwesenheit einer Person zu jeder Zeit erforderlich. Der Erkrankte benötigt personelle Hilfe bei der Körperpflege, beim Bekleidungswechsel, bei der Mobilität, bei der Nahrungsaufnahme und den Toilettengängen. Aufgrund des Leistenbruches ist ein Abtasten des Abdomens mehrmals am Tag nötig.

Positionswechsel ist nur durch Hilfe seiner Frau möglich. Liege-, Sitz-, Steh- und Gehphasen sind ausgeglichen. Freies Stehen geht nur für einen kurzen Moment. Herr W. kann eine Wegstrecke von ca. 50m zurücklegen, wobei die Sturzgefahr sehr hoch ist. (Dies ist aber nur an guten Tagen möglich - an schlechten Tagen ist Herr W. bettlägerig!) Im Rollstuhl sitzend kann sich der Betroffene nicht eigenständig fortbewegen, auch kann der Treppenlift nicht von ihm bedient werden. Herr W. ist nicht in der Lage, eigenständig zu essen und zu trinken, außerdem besteht bei ihm eine Schluckstörung. Es besteht eine Stuhl- und Harninkontinenz (Windeln). Herr W. hat eine sehr eingeschränkte Beweglichkeit (Grob-/Feinmotorik).

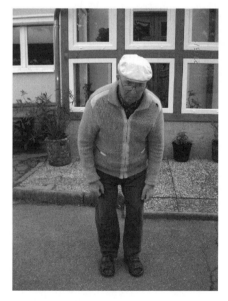

Abb. 7.2. Charakteristisch für das Erscheinungsbild des Morbus Parkinson sind die Gesichtsstarre (Hypomimie), Winkelstellung der Arme, Kopf/Rumpf/Knie sind gebeugt sowie das Zittern (Pillendrehen-Phänomen) welches sehr ausgeprägt ist.

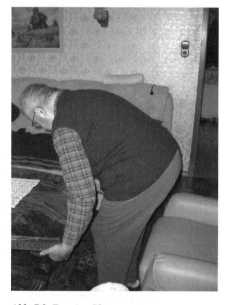

*Abb. 7.3. Freezing-Phänomen.
Wenn der Patient Bewegungen ohne äußere Reize vollziehen will, kommt es zum Einfrieren in einer Körperstellung (ohne Reiz bis zu 10 Minuten andauernd)*

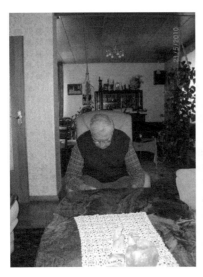
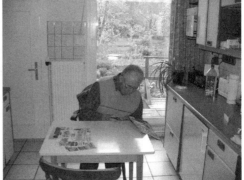

Abb. 7.4. Bei dem Erkrankten bestehen ein sehr hoher Muskeltonus sowie ein ausgeprägter Rigor. Im Sitzen und Liegen ist es dem Erkrankten nicht möglich aus der Flexionsspur des Körpers heraus zu kommen.

Abb. 7.5. Auch das Symptom der posturalen Instabilität ist weit fortgeschritten. Herrn W ist es nur möglich, auf Sitzmöbeln mit Armlehnen zu sitzen. Am Anfang ist der Körper nur nach vorne geneigt, doch schon nach einer Sitzdauer von nur 5min neigt sich der Oberkörper immer nach links (Lateralflexion). Die Sitzposition muss ständig überwacht und korrigiert werden. Lesen und Schreiben ist nicht mehr möglich. Herr Wachsmann beschäftigt sich eher mit dem Umblättern und Sortieren vieler Dinge.

Die Symptome der Depression, Halluzination, Angstzuständen und diffuse Schmerzen begleiten den Patienten den ganzen Tag. Dies äußert sich in der Atmung, Schweißproduktion, panischen Augen und schubweisen Tremorattacken.

Zurzeit ist Herr W. in einem sehr schlechten Allgemeinzustand. In den letzten Monaten hat der kognitive Abbau stark zugenommen. Seit zwei Wochen finden Hausarztbesuche und Physiotherapie zu Hause statt. Zu diagnostischen Untersuchungen ist ein Krankentransport (liegend) nötig. Trotz allem wird Herr W. nicht in ein Pflegeheim untergebracht werden, denn dies wurde damals bei vollem Bewusstsein besprochen und versprochen.

Hilfsmittel des alltäglichen Lebens

Herr W. hat die Pflegstufe III und wird von seiner Frau und Kindern zu Hause betreut und gepflegt. Die Pflege und Betreuung kann nur durch bestimmte Hilfsmittel gewährleistet werden: Pflegebett, Betteinlagen, Lagerungsmaterial, Badewannenlift, Waschhocker / Griffe, Treppenlift, Sessel mit Aufstehhilfe, Rollstuhl usw.

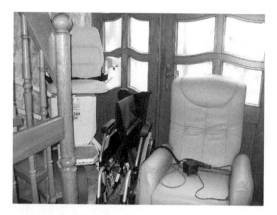

Abb. 7.6. Hilfsmittel, hier Sessel mit Aufstehhilfe, Rollstuhl

Physiotherapeutische Ansätze

Herr W. bekommt seit mehreren Jahren Physiotherapie und Massagen verordnet. Die Behandlungsdauer beträgt 30min und findet 2-mal wöchentlich statt. Die Therapie bedarf einer Vielfältigkeit und es sollte nach dem Prinzip Mobilität vor Stabilität therapiert werden. Der Betroffene wird durch forcierte Kommandos und Reize motiviert. Das Loben, nach vollbrachter Ausführung einer Übung, motiviert extra. Die Prophylaxen sind Teil der Therapie. Die ADL stehen im Vordergrund. Das Ziel der Therapie liegt auf größtmöglicher Mobilität und Vitalkapazität, bestmöglicher Muskeltonus, Reaktionsvermögen, Gleichgewicht, Haltung, Gangbild, Feinmotorik, Gedächtnis und Sprache, verbesserter Mimik sowie den Umgang mit Hilfsmitteln. Die Therapie erfolgt durch verschiedene Behandlungskonzepte, Übungen, Techniken und Massagen, die auf Herrn W. zugeschnitten sind und ihn nicht überfordern.

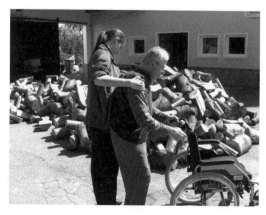

Abb. 7.7. Im Stand wird an der Körperaufrichtung, dem Gleichgewicht, der Koordination, dem Gangbild und dem Umgang mit Hilfsmitteln gearbeitet.

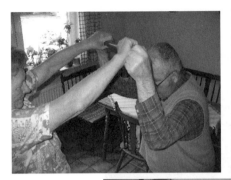
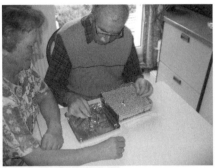
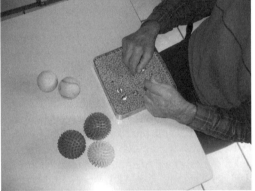

Abb. 7.8., 7.9. und 7.10. Die Ehefrau des Patienten führt regelmäßig mit ihm Übungen durch. Die Übungen zielen unter anderem auch auf die Körperaufrichtung ab. Des weiteren wird die Feinmotorik trainiert.

Chorea Huntington

Definition

Die Chorea major (Huntington) auch als Huntington-Chorea oder Huntington-Krankheit bezeichnet (älterer Name: Veitstanz) ist eine bis heute unheilbare vererbliche Erkrankung des Gehirns.

Ätiologie und Epidemiologie

Die Chorea Huntington ist eine autosomal-dominant vererbte, neuro-degenerative Erkrankung, die meist um das 40. Lebensjahr zu ersten Symptomen führt. Diese sind Bewegungsstörungen und psychische Symptome. Männer und Frauen sind in gleicher Häufigkeit betroffen. Die Krankheit nimmt immer einen schweren Verlauf und führt im Durchschnitt 15 Jahre nach den ersten Symptomen zum Tod. Homozygote (gleicherbige) Mutationsträger, d. h. solche mit zwei mutierten Allelen (Gen-Strängen) sind nicht stärker betroffen als heterozygote (verschiedenerbige) und mit wenigen Ausnahmen erkranken alle Merkmalsträger früher oder später (vollständige Penetranz). Die Chorea Huntington ist eine der häufigsten erblich bedingten Hirnstörungen mit einer Inzidenz von 5:100.000. Seit 20 Jahren lässt sich das die Krankheit verursachende Allel auf dem kurzen Arm des vierten Chromosoms (Locus 4p16.3) nachweisen.

Symptome

Psychische Symptome gehen den Bewegungsstörungen oft viele Jahre voraus. Die Bewegungsstörungen beginnen meist mit Hyperkinesen (ungewollten Bewegungen) bei verringertem Muskeltonus. Später zeigen sich eher Hypokinese (Bewegungsarmut) und Erhöhung des Muskeltonus.

Psychische Symptome

Zu den ersten Erscheinungen der psychischen Veränderung gehören meist Störungen des Affektes und des Antriebes. Später können ein unbedachtes und impulsives Verhalten sowie eine Enthemmung in zwischenmenschlichen Beziehungen auftreten. Aufgrund der mangelhaften Kontrolle über die Muskulatur (z. B. des Gesichtes mit Grimassieren) kann der falsche Eindruck eines bereits fortgeschrittenen Persönlichkeitsverlustes entstehen, was bei den Patienten Resignation und Depressionen hervorruft. Besonders in der Frühphase der Erkrankung kann dies auch zu suizidalem Verhalten führen.

Früh treten auch Störungen der visuellen Informationsverarbeitung auf. Im Frühstadium werden leichte Beeinträchtigungen der intellektuellen Fähigkeiten sowie Gedächtnisstörungen oft übersehen. Im Spätstadium der Erkrankung entwickeln die Patienten eine subkortikale Demenz, d. h. es kommt zum Verlust ihrer kognitiven Fähigkeiten. So finden sich Störungen der Merkfähigkeit, damit im Zusammenhang stehend eine Desorientierung und eine Sprachverarmung. Einige Patienten entwickeln Wahnvorstellungen.

Bewegungsstörungen

Die Chorea beginnt meist mit einer zunächst kaum bemerkbaren Bewegungsunruhe der Arme und Beine, des Gesichtes, später des Kopfes sowie des Rumpfes. Diese Unruhe kann sich zu heftigen choreatischen Hyperkinesien steigern. Das sind plötzlich einsetzende, unwillkürliche Bewegungen verschiedener Muskeln, wodurch die Willkürbewegungen unterbrochen werden. Betroffene versuchen zunächst, die choreatischen Bewegungen zu verbergen, indem sie diese in willkürliche Bewegungsabläufe einbauen, z. B. streichen sich nach einer einschießenden Beugebewegung des Armes über das Haar. Zunehmend geraten die Muskelbewegungen aber außer Kontrolle. Beim Vollbild der Erkrankung kommt es zum plötzlichen Grimassieren und zu schleudernden Bewegungen (Chorea) von Armen und Beinen. Sprechen und Schlucken fallen zunehmend schwer (Dysarthrie und Dysphagie).

Typischerweise beginnen die Hyperkinesien in den rumpffernen Teilen der Extremitäten (in den Händen und im Gesicht), so wird der Mund weit geöffnet, die Zunge weit herausgestreckt und sofort wieder zurückgezogen ("Chamäleonzunge"). Im weiteren Verlauf sind auch die rumpfnahen Extremitätenanteile betroffen. Bei Auslösen des Kniesehnenreflexes bleibt das Knie gestreckt (Gordon-Phänomen). Die Bewegungsunruhe verstärkt sich unter seelischer und körperlicher Belastung. Obwohl die unkontrollierten Bewegungen im Schlaf aufhören, nehmen sie bei Ermüdung eher zu.

Diagnostik

Die Diagnose kann meist klinisch anhand der Symptome gestellt werden. Darüber hinaus besteht die Möglichkeit, die Diagnose durch genetische Analyse zu sichern, auch schon bevor sich die ersten Symptome zeigen, sogar vor der Geburt. Weitere Möglichkeiten sind MRT und CT.

Therapie

Eine Therapie, welche die Krankheit heilt oder dauerhaft aufhält, ist nicht bekannt. Verschiedene Vitamine und Nahrungsergänzungsmittel werden eingesetzt, um die Zellen vor oxidativem Stress zu schützen und den Krankheitsverlauf zu verlangsamen. Das Medikament Riluzol vermindert die Glutamatausschüttung und soll den Verlauf verlangsamen. Sämtliche Therapien werden flankiert von physiotherapeutischer, ergotherapeutischer und logopädischer Behandlung zur Besserung der Bewegung beziehungsweise der Sprache und Schluckfähigkeit. Gleichzeitig sollten der Patient und auch seine Angehörigen psychologisch betreut werden. Die Ernährung sollte den erhöhten Energiebedarf, die Schluckbeschwerden und den erhöhten Zuckerbedarf der Patienten berücksichtigen.

Gegen Hyperkinesien werden neben Tetrabenazin auch Dopamin-Antagonisten eingesetzt. Bei einsetzendem Rigor werden Dopamin-Agonisten oder L-Dopa eingesetzt, können jedoch die Hyperkinesien verstärken. Daher wird die medikamentöse Therapie erst eingeleitet, wenn die Bewegungsstörungen den Patienten im Alltag stark beeinträchtigen. Bei psychotischen Symptomen werden Neuroleptika eingesetzt, bei Schlafstörungen und Angstzuständen Benzodiazepine. Gabapentin wird eine neuroprotektive Wirkung zugeschrieben.

Multiple Sklerose

Definition

Bei der Multiplen Sklerose handelt es sich um eine entzündliche Auto-Immun-Krankheit des zentralen Nervensystems, bei der es zu entmarkenden Läsionen mit Verlust an Axonen und reaktiver Gliose kommt. Die Krankheit wird auch als Encephalomyelitis disseminata bezeichnet.

Ätiologie

Es handelt sich wahrscheinlich um eine Virus-induzierte Autoimmun-Erkrankung (Auto-Aggressions-Krankheit). Eine genetische Disposition wird diskutiert. Es spielen sich Entmarkungen und axonale Schädigungen ab. Das Ausmaß der axonalen Schädigung korreliert mit dem klinischen Defizit der Patienten. Obwohl die MS traditionell als eine Erkrankung des Myelins und somit der weißen Substanz betrachtet wird, zeigen neuere Studien, dass auch ein Befall der grauen Substanz (Kortex und tiefe Hirnkerne) auftritt. Also kann nicht nur das Mark befallen sein, sondern auch die Rinde. Neben entzündlich-entmarkenden und degenerativen Vörgängen laufen gleichzeitig reparative Prozesse (Remyelinisierung) ab.

Tabelle 7.5. Histopathologische Differenzierung der Multiplen Sklerose

Patienten mit primär immunologisch induzierter Entmarkung	• Subtyp I: Makrophagen/T-Zell-vermittelt • Subtyp II: AK-/Komplement-mediiert)?
Patienten mit einer Störung des Oligodendrozytenstoffwechsels	• Subtyp III: Oligodendrozytenapoptose, Verlust von Myelin- assoziiertem Glycoprotein MAG, Hypoxiezeichen • Subtyp IV: Untergang von Oligodendrozyten in der periläsionalen Substancia alba

Tabelle 7.6. Verlaufsformen der Multiplen Sklerose

- Einmalige Ausfälle bzw. Störungen
- Schubweiser Verlauf
- Manchmal progredienter Verlauf mit immer schwereren Schüben

Symptome

Die Symptomatik der MS ist ausgesprochen vielfältig, da die multiplen Demyelinisierungsherde an völlig variablen Stellen liegen und somit für so unterschiedliche Ausfälle verantwortlich sein können. Anfangszeichen, die den Patienten nicht erheblich stören oder als kurzzeitig wahrgenommen werden, führen den Patienten in der Regel noch nicht zum Arzt und damit zur Diagnostik. Ungewöhnliche Krankheitszeichen, die dann ernster genommen werden, sind Sehstörungen oder das Umstürzen /Kollabieren des Patienten in Bewußtlosigkeit. In solchen Fällen wird dann der Patient in eine Klinik eingewiesen oder sucht selbst den Arzt auf.

Tabelle 7.7. Symptome von MS

- Frühzeichen häufig Sehstörungen
- Motorische Defizite
- Sensible Störungen
- Kopfschmerzen bis hin zu migräneartigen Anfällen
- Krampfanfälle
- Bewußtlosigkeit
- Körperliche und seelische Erschöpfung
- Schluckstörungen
- Psychische Veränderungen

Diagnostik

Im Mittelpunkt steht das Abschätzen des Ausmaßes der neuroaxonalen Schädigung beim einzelnen Patienten mittels serologischer und bildgebender Marker.

Tabelle 7.8. Diagnostische Verfahren bei Multipler Sklerose

- Schädel-Röntgen, auch als CT
- NMR-Tomographie = Kernspin (MRT)
- Laboruntersuchungen aus Liquor cerebrospinalis
- Blutuntersuchungen: z.B. Entzündungs-Parameter
- Klinische Untersuchungen: z.B. Reflexstatus, aktive Bewegungen, Sensibilitätstests (DMS)

Therapie

In der Tabelle werden die wichtigsten Therapieformen bei MS gezeigt.

Tabelle 7.9. Therapieformen bei der Multiplen Sklerose

- Symptomatisch, auch alle Formen von MT und Bewegungstherapie, auch Ergotherapie, neurophysiologische Techniken (Bobath etc.)
- Entspannungstechniken
- Interferon-Gabe
- Immunsuppression, v.a. Cortisol
- Natalizumab
- Azathioprim (ein Virostatikum)
- Zytostatika wie Cyclophosphamid, Methotrexat (MTX, ein Purin-Analogon)

Prognose

Die Prognose der MS ist sehr variabel. Bei einer Reihe von Patienten treten nach einem oder zwei Schüben keinerlei neue Schübe mehr auf. Praktisch ist das wie eine Ausheilung zu bewerten, obgleich morphologische Auffälligkeiten nachgewiesen worden sind und mitunter noch immer nachweisbar sind. Neben diesen positiv zu bewertenden Verläufen gibt es leider auch viele Fälle mit Progredienz und deutlicher Verkürzung der Lebenserwartung.

Schädel-Hirn-Trauma

Definition

Als Schädel-Hirn-Trauma (auch SHT) bezeichnet man jede Verletzung des Schädels mit Hirnbeteiligung, aber keine reinen Schädelfrakturen oder Kopfplatzwunden. Wegen der Gefahr von Hirnblutungen oder anderer Komplikationen wird für jeden Patienten mit Schädel-Hirn-Trauma die stationäre Beobachtung empfohlen. Die Schwere von SHT wird nach der Glasgow Coma Scale eingeteilt.

Tabelle 7.10. Graduierung von Schädel-Hirn-Traumata nach der Glasgow Coma Scale

• leichtes SHT	GCS 13-15
• mittelschweres SHT	GCS 9-12
• schweres SHT	GCS 3-8

Einteilung

Eine globale Einteilung von SHT in drei Schweregrade mit Einbeziehung von Dauer der Bewusstlosigkeit, Rückbildung der Symptome und Spätfolgen wird in der nächsten Tabelle angegeben.

Tabelle 7.11. Graduierung von Schädel-Hirn-Traumata

Grad des SHT	Fachterminus lateinisch	Fachterminus deutsch
SHT 1. Grades	Commotio cerebri	Gehirnerschütterung
SHT 2. Grades	Contusio cerebri	Gehirnprellung
SHT 3. Grades	Compressio cerebri	Gehirnquetschung

Bei der Commotio cerebri (Gehirnerschütterung) besteht eine leichte, gedeckte Hirnverletzung mit akuter, vorübergehender Funktionsstörung des Gehirns, die mit sofortiger kurzfristiger Bewusstseinsstörung von wenigen Minuten bis zu maximal einer Stunde einhergeht. Weitere typische Symptome der Commotio cerebri sind anterograde Amnesie (Gedächtnislücke für das Unfallereignis und einen kurzen Zeitraum danach), Übelkeit und/oder Erbrechen. Eine retrograde Amnesie (Gedächtnisverlust für die Zeit vor dem Unfallgeschehen) tritt selten auf und ist in der Regel Zeichen einer höhergradigen Hirnschädigung. Neurologische Ausfälle treten nach Abklingen der Bewusstlosigkeit nicht auf. Beschwerden, wie z.B., Leistungsminderung, Kopfschmerzen, Schwindel und Übelkeit können im Rahmen eines sogenannten postkommotionellen Syndroms über längere Zeit, so bis hin zu mehreren Wochen, fortbestehen.

Bei der Contusio cerebri dauert die Bewusstlosigkeit länger als 30 Minuten, es ist nicht zu einer Perforation der Dura mater gekommen. Die Spätfolgen sind von der Lokalisation der Läsion abhängig.

Bei der Compressio cerebri dauert die Bewusstlosigkeit länger als 60 Minuten, verursacht durch Einklemmung des Gehirns durch Blutungen, Ödeme oder ähnliche Vorgänge. Bei einer raumfordernden Blutung (plus Hirnödem) kann das Gehirn unter dem intrakraniellen Druckanstieg leiden. Die Folge ist oftmals ein lang andauerndes Koma (das oft künstlich verlängert wird), ein komaähnlicher Zustand, oder gar der Tod. Zur Druckentlastung kann eine temporäre Entfernung eines Teils der Schädeldecke (bis zu einigen Monaten) angewandt werden. In der Regel - aber nicht immer - kommt es zu dauerhaften Schädigungen.

Eingeteilt wird auch in gedeckte und offene Schädel-Hirn-Traumata. Bei den offenen SHT liegen eine Perforation von Kopfhaut und Schädelknochen sowie eine Zerreißung der Dura mater (harte Hirnhaut) vor.

Symptome

Die in der Tabelle genannten Symptome können auf ein Schädel-Hirn-Trauma hindeuten. Es gilt zu beachten, dass sich einige Symptome teilweise deutlich nach dem Trauma entwickeln können. Dies wird als Latenz oder Latenzzeit (Zeitraum zwischen Auftreten des SHT und des Symptoms) bezeichnet.

7.1 Die neurologischen Krankheitsbilder

Tabelle 7.12. Symptome von Schädel-Hirn-Traumata (SHT)

- Bewusstseinsstörung, eventuell mit zunehmender Eintrübung*
- Kopfschmerzen
- Schwindel und Gleichgewichtsstörungen
- Anisokorie (unterschiedlich große Pupillen)*
- Krämpfe oder sonstige neurologische Ausfallserscheinungen
- Übelkeit und Erbrechen
- Bewusstlosigkeit
- Erinnerungslücken (Amnesie)
- visuelle Halluzinationen (Phtopsien)

* *Die Pupillendifferenz (Anisokorie) und zunehmende Bewusstseinsstörungen müssen als besondere Warnzeichen betrachtet werden, da sie Hinweise auf eine Blutung innerhalb des Schädels sein können. Tritt nach einer unmittelbar posttraumatischen, zunächst zeitlich begrenzten Bewusstlosigkeit später eine zweite Phase von Bewusstseinsstörung auf, dann bezeichnet man die dazwischenliegende Phase klareren Bewusstseins als freies Intervall. Ein solcher Verlauf wird als Anzeichen einer epiduralen oder subduralen Blutung gewertet.*

Diagnostik

Ein wesentlicher Untersuchungsteil ist die klinisch-neurologische Untersuchung. Dabei werden einbezogen: die Prüfung der Bewußtseinslage (einschließlich Sprache und Gedächtnis), die Testung der Hirnnerven (Auge, Ohr, Mimik, Zunge und Rachen), der Bewegungsfähigkeit (Kraft, Koordination) und der Sensibilität. Dabei wird die Einschätzung nach der GCS vorgenommen. Da das SHT oft im Rahmen eines Polytraumas auftritt, müssen auch alle anderen Körperregionen untersucht werden. Ein weiteres Diagnoseverfahren ist die Computertomographie (CT) des Kopfes: Mittels des Röntgenverfahrens kann festgestellt werden, ob und wo Blutungsherde, Gewebsschäden oder Hirndruckzeichen vorhanden sind. Bei Kindern ist zu prüfen, ob die CT wegen der Strahlenbelastung durch ein MRT ersetzt werden kann. Die Analyse des Proteins S100 aus dem Blut kann zur Ausschlussdiagnose des leichten Schädel-Hirn-Traumas verwendet werden. Zur Untersuchung gehören auch weitere fachärztliche Untersuchungen, z.B. beim HNO-Arzt oder beim Augenarzt. Mittels des EEG werden Hirnströme gemessen. Mittels der evozierten Potentiale werden Nervenbahnen auf ihre Durchlässigkeit überprüft. Auge, Ohr und Haut werden elektrisch gereizt. Die Reaktionen darauf lassen auf Störungen an bestimmten Schaltstellen schließen.

Therapie

Die Gruppen der Therapieverfahren kann man einteilen in operative Therapie, medikamentöse Therapie, Physiotherapie, Ergotherapie etc. Die frühzeitig einsetzende aggressive Therapie vermindert Sekundärschäden und ist ausschlaggebend für den Erfolg. Jeder Patient mit SHT sollte 48 Stunden im Krankenhaus überwacht werden (auch wenn "nur" eine Commotio cerebri vermutet wird). Die Rückbildung der Symptome bei einer Gehirnerschütterung kann mehrere Wochenb dauern, in minderschweren Fällen 3 bis 7 Tage. Sie wird unterstützt durch Ruhe, Vermeiden von Fernsehen, Lärm und Stress. Im Rahmen des SHT können verschiedene Komplikationen auftreten: Bewusstlosigkeit, Hirndruck, Epiduralblutung, Subduralblutung und Schädelbasisbruch.

Querschnitt-Syndrom

Definition

Es handelt sich um eine Kombination von Symptomen, die bei Unterbrechung der Nervenleitung im Rückenmark (Spinalisation) auftritt.

Ätiologie

Ursache können Verletzungen des RM (z.B. bei Wirbelfrakturen), aber auch Tumoren und andere spezielle Erkrankungen (z.B. Multiple Sklerose) sein. Die häufigste Ursache (ca. 70 %) sind Unfälle (spinales Trauma) mit Frakturen der Wirbelsäule, insbesondere der HWS.

Epidemiologie

In Deutschland sind jährlich etwa eintausend Menschen neu von einer Querschnittlähmung betroffen, etwa 80 % davon sind Männer.

Pathogenese

Außer den rein mechanischen Schädigungswirkungen spielen im Rahmen der Pathogenese beim Querschnitts-Syndrom noch einige biologische Vorgänge eine Rolle in der Ausbildung des Schadens und der mangelhaften Regeneration des gestörten neuronalen Gewebes: Apoptose (der programmierte Zelltod), Entzündungsprozesse, die Regeneration von Neuronen verhindernde Faktoren und Prozesse der Narbenbildung.

Symptome

Die Ausprägung der Lähmung variiert mit dem Schädigungsausmaß des Rückenmarks. Anhand der Schwere dieses Leitsymptoms unterscheidet man in klassischem Sinne die Plegie (komplette motorische Lähmung) von der Parese (inkomplette motorische Lähmung). Im Verlauf der Erkrankung kann eine vorerst schlaffe Lähmung in eine spastische Lähmung übergehen. Rückenmarkschädigungen können zu Störungen der motorischen Reflexe mit Ausfall von Eigen- und Fremdreflexen, zum Ausfall der Kontrolle von Mastdarm und Blase (unkontrollierter Stuhl- und Urinabgang) und zum Ausfall der Sensibilität (Gefühl z. B. Schmerz, kalt-warm, nass-trocken und der Tastempfindung) führen. Das Symptombild beschreibend wird die Paraplegie oder Paraparese (Lähmung der unteren Extremitäten bei Schädigung tieferer Abschnitte des Rückenmarks, ca. 60 % der Fälle) von der Tetraplegie oder Tetraparese (Lähmung aller vier Extremitäten bei Schädigung des Halsmarks, ca. 40 % der Fälle) unterschieden. Die Läsionshöhe wird durch das letzte noch intakte Rückenmarksegment definiert. So bezeichnet die Diagnose "Querschnitt unterhalb von C5", dass das Segment C5 noch intakt ist. Die Schädigung ab und oberhalb von C4 führt zu einem Ausfall des N. phrenicus. Dieser Nerv sorgt normalerweise für die Funktion des Diaphragmas. Somit führt der Ausfall des N. phrenicus zum Ausfall der Zwerchfellatmung. Bei dieser Schädigung sind aber auch alle anderen Nerven gelähmt, die unterhalb von C4 liegen, also auch die Nn. intercostales, die die Intercostal-Muskulatur versorgen. Ein derartiges Trauma ist akut lebensbedrohlich, da die aktive Atmung völlig unmöglich wird. Es bedarf als sofortige lebenserhaltende Therapie der künstlichen Beatmung.

Klassifikation

Zur systematischen Einschätzung des neurologischen Schadens wird die Klassifikation nach Frankel herangezogen, die von der American Spinal Injury Association (ASIA) modifiziert wurde.

Tabelle 7.13. Klassifikation von Querschnitts-Syndromen nach Frankel

Klassifikation	Beschreibung
Grad A	Komplette Verletzung: keine motorische oder sensible Funktion unterhalb der Verletzungshöhe
Grad B	Erhaltene Sensibilität: Restsensibilität bis in sakrale Segmente
Grad C	Keine Gebrauchsmotorik: Restmotorik unterhalb der Verletzung, die aber nicht den Gebrauch der Extremitäten erlaubt
Grad D	Gebrauchsmotorik: Restmotorik erlaubt den Gebrauch der Extremitäten mit oder ohne Unterstützung
Grad E	Erholung: normale Motorik und Sensibilität. Pathologische Reflexe können persistieren

Verlauf eines Querschnitt-Syndroms

Der Verlauf hängt vom Ausmaß der Rückenmarkschädigung ab. Ein voll ausgeprägtes spinales Querschnittsyndrom mit hoher Läsion (HWS-Bereich) läuft in drei Phasen ab: Arterielle Hypertonie, Spinaler Schock, Spastik und Hyperreflexie.

Dabei ist der spinale Schock (akute Phase) durch Ausfall von Regulationsvorgängen gekennzeichnet. Die Gefäße im betroffenen Bereich werden weit gestellt, weil die Gefäßmuskulatur erschlafft. Bei unzureichender Kompensation kann es dadurch zu Blutdruckabfall und zum Kreislaufschock kommen. Gefürchtete Folgen sind akutes Nierenversagen, Schocklunge (ARDS) usw. Diese Phase kann deshalb intensivmedizinische Behandlung nötig machen.

Die Phase der Hypertension dauert nur wenige Minuten an. Im spinalen Schock zeigen sich hypotone Krisen, schlaffe Lähmungen, Ausfall der Muskeleigenreflexe, Kontrollverlust von Blase und Mastdarm; Dauer der Phase des spinalen Schocks: Wochen bis Monate

In der Phase der Spastik und Hyperreflexie treten spastisch überhöhter Muskeltonus, übersteigerte Eigenreflexe und autonome Hyperreflexie auf.

Diagnostik

Ein wesentlicher, wenn nicht der wesentlichste Bestandteil der Diagnostik, ist die Erfassung und klare Zuordnung von Muskel- und Hautfehlversorgungen entsprechend den so genannten Myotomen und Dermatomen. Ein Myotom kennzeichnet die Muskeln, die von einem Spinalnerven versorgt werden. Ein Dermatom kennzeichnet die Hautregion, deren Informationen / Reize an einen spezifischen Spinalnerven gegeben und über dessen afferente Fasern zum ZNS geleitet werden (Hautareal eines Spinalnerven). Die Dermatome werden mittels Kältereiz, Nadelstichreizung oder einfache Berührung getestet.

Tabelle 7.14. Zuordnung von Rückenmarkshöhen zu den so genannten Kennmuskeln

Segment	Kennmuskel	Muskelaufgabe(n)
C5	M. biceps brachii	Flexion Articulatio humero-ulnaris
C6	M. extensor carpi radialis	Dorsalextension Handgelenke: Articulatio radiocarpea, Articulatio mediocarpea
C7	M. triceps brachii	Extension Cubitalgelenk
C8	Kurze Handmuskeln	Spreizen der Digiti manus

Therapie

Notfalltherapie: Bei allen bewusstseinsgetrübten und bewusstlosen Patienten muss bei entsprechendem Unfallhergang von einer spinalen Schädigung ausgegangen werden. So ist bei 6-10 % aller Schädel-Hirn-Verletzten mit einem spinalen Notfall zu rechnen. Deshalb ist hier immer Versorgung mit einer HWS-Schiene erforderlich. Bei Schädigung der Brustwirbelsäule (BWS) muss mit einem Thoraxtrauma und bei Verletzungen der Lendenwirbelsäule (LWS) mit einem retroperitonealen Hämatom gerechnet werden. Zur Kreislaufunterstützung sollte vorrangig Volumen appliziert werden. Bei Bewusstlosigkeit und insuffizienter Atmung muss die endotracheale Intubation und Beatmung durchgeführt werden. Der Nutzen einer Behandlung mit Methylprednisolon ist nur geringgradig evidenzbasiert. Weiterhin zeigte sich in Studien, dass mit Methylprednisolon behandelte Patienten häufig zu Wundinfektionen und Pneumonie neigen.

Derzeit gibt es keine evidenzbasierte Aussage über den Nutzen und das Timing konservativer oder operativer Versorgung von Wirbelsäulenverletzungen. Beide Methodengruppen müssen das Ziel verfolgen, die Funktionsausfälle des Rückenmarks und der Wirbelsäule dauerhaft möglichst rückgängig zu machen oder zumindest nicht weiter fortschreiten zu lassen. So wirken z. B. in den Wirbelsäulenkanal verlagerte Knochenfragmente auch später schädigend auf das Rückenmark. Ein anderes Beispiel sei die Vermeidung von Fehlstellungen, die zu Kompressionen des Rückenmarks und zur Gibbus-Bildung (extreme Verkrümmung der Wirbelsäule, "Buckel") führen kann. Ein Gibbus kann auch, soweit er die BWS betrifft, negative Folgen für die Atmung haben. Die konservative Therapie hat ihre Stärken darin, dass hier keinerlei Irritation des Rückenmarks durch die OP erfolgt. Sie setzt aber durch die Verwendung von Orthesen meist wochenlange, zumindest teilweise Immobilisation des Patienten voraus, was wiederum mit verschiedenen Nachteilen und Risiken verbunden ist.

Auch die operativen Möglichkeiten verfolgen die Ziele der Dekompression des Rückenmarks und der Stabilisierung der Wirbelsäule. Der Vorteil der operativen Lösungen liegt in der meist rascheren und umfassenderen Mobilisationsmöglichkeit. Der Dekompressions-OP liegt die Hoffnung zugrunde, dass z. B. durch Begradigung von Stufen (bei Verschiebung in der Längsachse der Wirbelsäule) druckbedingte Durchblutungsstörungen beseitigt werden. Eine frühzeitig durchgeführte Stabilisierungsoperation bietet Vorteile für die intensivmedizinische Behandlung. Zum einen kann das Luftwegsmanagement durch Tracheotomie optimiert werden, zum anderen entfallen Probleme beim Lagerungswechsel in Pneumonieprophylaxe und Pflege. Dabei werden verschiedene unfallchirurgische Verfahren der Osteosynthese angewandt, die zu Versteifung der betroffenen Wirbelsäulenabschnitte führen.

Aktuelle Therapie-Trends sind die medikamentöse Anwendung von Cordaneurin und die Injektion von embryonalen Stammzellen in den Bereich der Rückenmarksläsion.

Periphere Nervenläsionen

Das klinische Symptomenbild einer peripheren Nervenläsion wird durch die Faserarten bestimmt, die der Nerv führt: motorische und / oder sensible und / oder autonome Ausfälle. Die sensiblen und autonomen Störungen (Vasomotorenparese, Anhidrose, trophische Störungen) sind auf das entsprechende kutane Versporgungsgebiet beschränkt. Die motorischen Ausfälle und weitere Symptome bei Läsion der wichtigsten Arm- und Beinnerven sowie zweier Hirnnerven, die einen Teil des Gesichtes versorgen, werden im folgenden beschrieben.

Nervus ulnaris
- Häufigster Schädigungsort: Sulcus ulnaris am Ellenbogen
- Ursachen:
    - Geschlossene oder offene Verletzung am Ellenbogen
    - "Spätlähmung": Jahre oder Jahrzehnte nach Trauma am Ellenbogengelenk
    - Druckläsion durch Aufstützen des Armes auf harte Unterlage (z.B. beim Mikroskopieren) oder bei Bettlägerigen
- Klinisches Bild:
    - Sensibilitätsstörungen: ulnare Hälfte des 4. Fingers und gesamter 5. Finger
    - Palmar sichtbare Atrophien: M. adductor pollicis, Hypothenar und Interossei; "Krallenhand"

Nervus medianus
- Häufigster Schädigungsort: Karpaltunnel am Handgelenk
- Ursachen:
Druckläsion bei zu engem Karpaltunnel begünstigt durch
    - Lokales Trauma
    - Hormonelle Umstellung in der Menopause, Gravidität
    - Intensive Belastung des Handgelenkes
    - Subklinische Polyneuropathien
- Klinisches Bild:
    - "Brachialgia paraesthetica nocturna": vor allem nächtliche Mißempfindungen an Hand und Arm, durch "Ausschütteln" der Hand passager gemildert
    - Sensibilitätsstörungen: palmar Daumen, 2. und 3. Finger und Hälfte des 4. Fingers
    - Sichtbare Atrophien: Thenar: ("Schwurhand" nur bei proximaler Medianusläsion)

Nervus radialis

- Häufigster Läsionsort: Oberarm
- Ursachen:
  - Humerusfraktur oder deren Operation
  - Drucklähmung ("Parkbanklähmung" von Betrunkenen, Lagerungsfehler bei Operation)
- Klinisches Bild:
  - "Fallhand" (Parese der Finger- und Handextensoren)
  - Sensibilitätsstörungen am radialen Handrücken (können aber auch fehlen)

Nervus femoralis

- Häufigster Schädigungsort: Leistenbeuge
- Ursachen:
  - Druckläsionen bei vaginalen Operationen (z.B. durch Instrumente)
  - Verletzung bei Leistenbruchoperationen (Leistenbruch = Hernia inguinalis)
- Klinisches Bild:
  - Parese der Kniestrecker
  - Ausfall des Quadricepsreflexes
  - Sensibilitätsstörungen an Oberschenkelvorderseite und Unterschenkelinnenseite

Nervus peronaeus communis

- Häufigster Schädigungsort: Fibulaköpfchen
- Ursachen:
  - Druckläsion bei Arbeiten in kniender Position
  - Verletzungen in Kniegelenknähe
- Klinisches Bild:
  - Fallfuss ("Steppergang")
  - DD (Differentialdiagnose zur akuten L5-Wurzelläsion / Bandscheiben-Prolaps mit dringlicher OP-Indikation):
    Ausdehnung der Sensibilitätsstörungen, Elektroneurographie, Myelographie, Computertomographie, MRT

Nervus ischiadicus

- Häufigster Schädigungsort: Gesäß
- Häufigste Ursachen:
  - Fehlerhafte i.m.-Injektion
  - Piriformis-Syndrom -Syndrom im Foramen infrapiriforme nach Gesäßtraumen oder bei Prozessen im kleinen Becken
- Klinisches Bild:
  - Sensibilitätsstörungen an Oberschenkelhinterseite sowie Unterschenkel und Fuss
  - Parese der Unterschenkel- und Fussmuskulatur
  - Ausfall des Triceps surae-Reflexes

Nervus trigeminus

Der N. trigeminus ist der fünfte Hirnnerv. Er ist ein gemischter Nerv, der mit seinen drei großen Ästen (N. ophthalmicus, N. maxillaris, N. mandibularis) das Gesicht und den frontalen Schädel bis zur Scheitelhöhe sensibel und die Kaumuskulatur motorisch versorgt.

Klinische Prüfung: Die Sensibilität sollte man im Versorgungsgebiet der drei großen Äste prüfen (N. ophthalmicus: frontaler Schädel, Stirn und Oberlid, N. maxillaris: Wange und Oberlippe, N. mandibularis: etwas oberhalb der Mandibula-Kante bis zum Kinn). Zusätzlich kann man den Schmerz bei Druck auf die Nervenaustrittspunkte (N. frontalis, N. infraorbitalis, N. mentalis) prüfen. Bei zentralen, d.h. im Hirnstamm liegenden Läsionen kann eine andere, zwiebelschalenförmige Verteilung der Sensibilitätsstörung resultieren, wobei der Bezirk um Nase und Mund herum am weitesten oben, der Bezirk von Unterlippe über Wangen und Augenbrauen im mittleren und die weitere Gesichtperipherie im unteren Abschnitt des Nucleus tractus spiralis N. trigemini repräsentiert ist.

Zur Prüfung des N. trigeminus insbesondere bei bewußtseinsgetrübten Patienten eignet sich ferner der Kornealreflex, der afferent über den N. trigeminus und efferent über den N. facialis (M. orbicularis oculi) geleitet wird. Eine motorische Trigeminusläsion kann man außer an einer verminderten Kontraktion bei Palpation des M. masseter an einem Abweichen des Unterkiefers zur gelähmten Seite durch Überwiegen des M. pterygoideus lateralis auf der gesunden Seite feststellen. Läsionen des Nervs kommen im Bereich des Kleinhirnbrückenwinkels durch Raumforderung (z.B. so genanntes Akustikusneurinom), durch entzündliche Prozesse an der Pyramidenspitze und der Schädelbasis vor.

Trigeminusneuralgie

Klinisches Bild

Klinisch am wichtigsten ist die Trigeminusneuralgie mit attackenweise plötzlich einschießenden, aber nur ganz kurz dauernden stechenden Schmerzen, z.B. verbleiben zwischen den einzelnen Schmerzattacken auch dumpfe Dauerschmerzen. Die Schmerzattacken werden nicht selten durch Berühren bestimmter Stellen in der Peripherie (Trigger-Punke) oder bestimmte Bewegungen (beim Sprechen, Kauen, Schlucken etc.) ausgelöst.

Ätiologie

Häufig ist die Trigeminusneuralgie Folge einer mechanischen Schädigung des Nervs kurz nach Austritt aus dem Hirnstamm, durch eine arterielle Gefäßschlinge, die den Nerv bei jedem Pulsschlag mechanisch irritiert und so zu einer lokalen Demyelinisierung führt. Oft kommt die Trigeminusneuralgie auch im Rahmen einer Hirnstammschädigung bei Encephalomyelitis disseminata (Multiple Sklerose = MS) vor, kann aber auch Folge von Tumoren oder traumatischen Nervenläsionen sein. Differentialdiagnostisch (DD) sind Affektionen des N. trigeminus in seinem peripheren Verlauf durch z.B. Zahnwurzel- oder Nebenhölenprozesse oder eine Zosterbeteiligung eines Astes von der echten Neuralgie abzugrenzen.

Therapie

Nach differentialdiagnostischem Ausschluss anderer Ursachen konservative Behandlung mit einem Antiepileptikum, bei Erfolglosigkeit operatives Vorgehen, gegebenenfalls durch Teilkoagulation im Ganglion Gasseri oder mikrochirurgische Dekompression des Nervs im hirnstammnahen Verlauf.

Nervus facialis

Beim Nervus facialis handelt es sich um den siebenten Hirnnerven. Der N. facialis innerviert die mimische Gesichtsmuskulatur, und zwar die mediale Kerngruppe die Muskulatur der unteren Wangenhälfte, der Unterlippe, das Platysma und den M. stylohyoideus und die laterale Kerngruppe die Muskulatur der Oberlippe, den M. orbicularis oculi, den M. frontalis und M. occipitalis. Die laterale Kerngruppe, die die mimische Muskulatur der oberen Gesichtshälfte versorgt, erhält Afferenzen von beiden Hemisphären, so dass bei einer supranukleären Läsion, der so genannten zentralen Fazialisparese, keine Lähmung der mimischen Muskulatur der oberen Gesichtshälfte erfolgt, sondern nur eine Lähmung der mimischen Muskulatur der unteren Gesichtshälfte auf der Kontralateralseite.

Zusätzlich führt der N. facialis parasympathische Fasern über den N. petrosus major zur Tränendrüse und zu den Schleimdrüsen der Nase. Über die Chorda tympani gelangen parasympathische Fasern zu den Speicheldrüsen des Mundbodens. Sensorische Fasern von den vorderen zwei Dritteln der Zunge ziehen über den N. lingualis (Ast des N. trigeminus) und über die Chorda tympani und den zum N. facialis gehörenden N. intermedius nach zentral. Sensibel wird auch ein variables Hautareal an der Ohrmuschel und im äußeren Gehörgang über den N. intermedius innerviert.

Klinische Prüfung: Klinisch wird die Funktion des N. facialis durch die willkürliche Innervation der mimischen Muskulatur geprüft.

Fazialisparese

Klinisches Bild: Die periphere Fazialisparese zeichnet sich durch ein etwa gleichmäßig starkes Betroffensein der mimischen Muskulatur einer Gesichtshälfte aus, sie kann inkomplett oder komplett sein und geht bei stärkerer Ausprägung mit einem inkompletten Lidschluß einher, so daß das Auge nicht mehr ausreichend von Tränenflüssigkeit benetzt wird und die Hornhaut von Austrocknung und Infektionen bedroht ist - Behandlung mit Uhrglasverband = feuchte Kammer und Augensalbe. Auch Läsionen des Fazialiskernes im Hirnstamm (nukleäre Fazialisparese) erzeugen das Bild einer peripheren Fazialisparese.

Die häufigste Form der peripheren Parese ist die idiopathische Fazialisparese, die häufig nach einem vorangehenden banalen Infekt, zum Teil aber auch ohne vorausgehende Symptome abläuft. Wahrscheinlich kommt es zu einer Entzündung im Fallop-Kanal, in dem der Nerv, durch den Knochen bei entzündlichen Veränderungen in seiner Ausdehnung gehindert wird und es durch die Druckerhöhung im Knochenkanal wahrscheinlich zu einer Ischämie kommt. Auch ischämische Läsionen anderer Genese werden angeschuldigt.

Diagnostik

Die idiopathische Fazialisparese ist eine Ausschlußdiagnose, d.h. daß andere Ursachen, wie ein Schädel-Hirn-Trauma (SHT) mit Felsenbeifraktur, Tumoren insbesondere im Bereich des Kleinhirnbrückenwinkels, Polyneuritiden und z.B. ein Zoster oticus ausgeschlossen wurden.

Prognose und Therapie

Die Spontanprognose und die Aussichten für eine Restitutio ad integrum sind insbesondere bei inkompletter Läsion günstig. Durch frühzeitige Gabe von Kortikosteroiden läßt sich die Symptomatik verkürzen. Die operative Dekompression des Nervs im Kanal ist inzwischen weitgehend verlassen worden.

In zirka 70% der Fälle heilt die periphere Fazialisparese ohne Folgen aus. Als Folgen können verbleiben:
- Kontrakturen der Gesichtsmuskulatur mit hochgezogenem Mundwinkel, enger Lidspalte und ausgeprägter Nasolabialfalte, die um so ausgeprägter sind, je schwerer die Fazialislähmung war, die zu einer störenden Gesichtsasymmetrie führen kann.

7.1 Die neurologischen Krankheitsbilder

- Fehlsprossungen der auswachsenden Nervenfasern können zu pathologischen Mitbewegungen (Synkinesien) führen,m z.b. daß bei intendiertem Augenschluß sich der Mundwinkel mit bewegt. Diese Mitbewegungen kommen dadurch zustande, dass ein Teil der Nervenfasern beim Auswachsen nicht wieder ihr ursprüngliches Bestimmungsgebiet erreicht, sondern einen anderen Muskel innerviert. Auch im vegetativen Bereich können Fehleinsprossungen vorkommen, z.b. beim Phänomen der "Krokodilstränen", einer abnormen Tränensekretion beim Essen durch Einsprossen von Fasern der Speicheldrüse in die Glandula lacrimalis.

- Auch der Spasmus facialis, der durch unwillkürliche Zuckungen der mimischen Muskulatur gekennzeichnet ist, kann nach einer peripheren Fazialisparese als Symptom zurückbleiben, tritt aber häufig auch spontan auf (idiopathischer Fazialisspasmus). Er ist dann häufig Folge einer Kompression durch ein arterielles Gefäß (gleicher Schädigungsmechanismus wie bei der Trigeminusneuralgie). Therapeutisch werden membranstabilisierende Medikamente (Antiepileptika) mit Erfolg eingesetzt. Eine mikrochirurgische Operation mit Dekompression des Nervs behebt die Ursache.

Zentrale Fazialisparese

Eine zentrale oder supranukleäre Fazialisparese findet man bei Schädigung im unteren Teil der vorderen Zentralwindung der Gegenseite bzw. des Tractus corticonuclearis, d.h. im durch die innere Kapsel zum Kern des N. facialis ziehenden Fazialissystem, aber oberhalb des Nervenkerns; alle Ursachen für eine zentrale Läsion dieser Strukturen (ischämischer / hämorrhagischer Insult, Enzephalomyelitis disseminata, Tumore etc.) können ätiologisch in Frage kommen. Entsprechend vielgestaltig ist auch das therapeutische Vorgehen.

Amyotrophe Lateralsklerose (ALS)

Definition

ALS (auch myatrophe Lateralsklerose oder Charcot-Krankheit) ist eine degenerative Erkrankung sowohl der zentralen als auch der peripheren Motoneurone. Sie tritt meist bei Menschen im Alter zwischen 50 und 70 Jahren auf, wovon es in Deutschland etwa 6000 Fälle gibt. Man unterscheidet eine nicht erbliche, sporadische (90-95% der Fälle) von einer familiären (5-10%) und endemischen (nur in einer bestimmten Region vorkommend) Form.

Ätiologie

Zwar gibt es Studien zu allen drei Formen, die auf eine bestimmte Ursache hindeuten, doch eindeutig belegt sind sie nicht. Bei der nicht-erblichen Form fällt eine häufige Mutation eines einzelnen Nukleotids im FLJ10986-Gen auf, wobei zum heutigen Stand nicht bekannt ist, welche Faktoren dazu beitragen. Damit ist der Auslöser für die sporadische Form noch nicht gefunden. Möglich ist bei der familiären ALS ein vererbtes Retrovirus, das für eine bedeutend höhere Aktivität der reversen Serumstranskriptase im Blut der Erkrankten und dessen unmittelbaren Blutsverwandten sorgt. Weitere nicht nachgewiesene Theorien über kausale immunologische Mechanismen, Glutamatstoffwechselstörungen, Störungen des Calciumhaushaltes und DNS-Reparation kursieren, fest steht hierbei nur, dass über Fehlreaktionen letzten Endes Peroxinitrit, Kuper und Hydroxyl-Radikale entstehen, die Proteine schädigen. Es handelt sich also pathogenetisch um prooxidative Reaktionen. Man spricht auch von einem oxidativen Stress, also von einer Schädigung durch Sauerstoff-Radikale. Davon sind Neurofilamente betroffen, sodass die motorischen Nervenfasern des Rückenmarks (Vorderhornzellen), die motorischen Hirnnervenkerne im unteren Teil des Hirnstamms und im Großhirn ihre Myelinschicht verlieren. Also kommt es zu Verrechnungsfehlern bei der Weiterleitung der Impulse, die in fortgeschrittenem Stadium sogar unterbleiben. Die sensiblen Teile des Gehirns zeigen allerdings keine Schäden.

Klinisches Bild

Anfangs entstehen Schwächen und Atrophien unterschiedlicher Muskelpartien, die immer weiter fortschreiten. Auch gesteigerte Eigenreflexe aufgrund eines erhöhten Tonus, Krämpfe und Spastiken sind beobachtet worden. Wenn die Sprech-, Kau- und Schluckmuskulatur betroffen ist nennt man dies progressive Bulbärparalyse, die sich durch Dyarthrien und Dysphagien bemerkbar macht. Ist das Maß der Nervenschädigung auf 30-50% angestiegen, treten auch bei gelähmten Muskeln Faszikulationen (unwillkürliche Muskelzuckungen) auf.

Zudem haben viele Patienten psychische Störungen, Obstipation, Symptome der chronischen Atemnot und chronische Schmerzen. Aufgrund der regelmäßigen Schädigung der Atemmuskulatur erleiden sie letztendlich einen Erstickungstod, denn ALS verläuft progredient und ist weder heil- noch aufhaltbar.

Diagnostik

Da die Ursachen bisher unklar sind, kann die Krankheit kaum diagnostiziert werden, sie erfolgt meistens nach dem Ausschlussprinzip. Die WFN (World Federation of Neurology) gibt Kriterien an, die alle zutreffen müssen, um die Diagnose ALS erheben zu dürfen:

- klinischer, elektrophysiologischer oder neuropathologischer Nachweis von Zeichen der degenerativen Veränderung des zweiten Motoneurons
- klinischer Nachweis von Zeichen der degenerativen Veränderung des ersten Motoneurons
- sich steigernde Symptomatik der Muskulatur
- Ausschluss von Erkrankungen, die ebenfalls das erste und zweite Motoneuron betreffen, dessen Ursachen jedoch eindeutig nachweisbar sind

Zu den Untersuchungsmethoden gehören in der Regel das EMG, Muskel-CT, -Biopsie und die gründliche durch einen Neurologen.

Verlauf

Meist ist der Krankheitsverlauf relativ rasch progredient. Die mittlere Überlebensdauer nach der Diagnosestellung liegt unter drei Jahren. Etwa 10% der Pateinten überleben 10 Jahre oder länger.

Therapie

Solange die Ursachen der Erkrankung nicht geklärt sind, kann eine kausale Therapie nicht angeboten werden. Helfen im Sinne von Lindern der Symptome oder Erleichtern des Alltages der Patienten kann demzufolge nur die symptomatische Therapieform.

Medikamentös können bspw. Magnesium und Chininsulfat gegen die Faszikulationen und Krämpfe wirken, Baclofen und Tetrazepam senken den Muskeltonus und das Ausmaß der Spastiken. Ergotherapeuten trainieren die Sprachfähigkeit und lehren Schlucktechniken, um der Erstickungsgefahr vorzubeugen. Manchmal ist auch eine perkutane Entero-Gastrostomie notwendig. Aufgabe des Physiotherapeuten ist es, die Muskelschwächen in Griff zu bekommen, um Atrophien vorzubeugen und Aktivitäten des alltäglichen Lebens zu beüben, sodass der Patient so lange wie möglich selbständig bleibt und weniger auf die Hilfe anderer Personen angewiesen ist. Sofern möglich, sollte natürlich gemeinsam mit ihm auch die Behandlung der Spastiken erfolgen. Nicht zu vergessen ist die dem Stadium angemessene Atemtherapie, da sich die Schwächen und Lähmungen auch auf die Atemmuskulatur auswirken. Eventuell wird in späterem Verlauf eine Sauerstoff-Beatmung hilfreich sein. Die Überlebensdauer ALS-Erkrankter richtet sich je nach Zeitpunkt der Diagnose und Therapieerfolg: ca. 10% der Patienten überleben die 10-Jahres-Grenze, doch die mittlere Überlebenszeit liegt derzeit bei weniger als 3 Jahren.

Infantile Cerebralparese (ICP)

Definition:
Kinder mit ICP (oder CP) haben vor allem motorische Störungen unterschiedlicher Art. Kausal besteht ein nichtprogredienter Hirnschaden, welcher pränatal, perinatal oder während der Neugeborenenperiode entstanden ist.

Epidemiologie:
Die Häufigkeit wird mit 1 bis 2 ICP pro 1.000 Geburten angegeben.

Ursachen:
Die Hauptursache der Infantilen Cerebralparese ist die Asphyxie, d.h. der starke Sauerstoffmangel des Kindes im engen Zeitfenster der Geburt.

Tabelle 7. 15. Details zur Kausalität der Infantilen Cerebralparesen

- Sauerstoff-Mangel = Asphyxie (vor, während, nach der Geburt)
- Pränatale Infektionen (Röteln, Toxoplasmose, Zytomegalie)
- Meningitis, Encephalitis
- Kernikterus
- Cerebrale Blutungen
- Frühgeburt (40-faches Risiko bei vor der 32. SSW geborenen Kindern

Symptome
Es kommt zu Haltungs- und Bewegungsstörungen, dies sich erst im Laufe des ersten und zweiten Lebensjahres manifestieren.
Weitere Symptome sind:

- Die Willkürmotorik entwickelt sich nicht regelrecht
- Die primitiven Neugeborenen-Reflexe persistieren, und pathologische Reflexe treten auf
- Inadäquater Muskeltonus (erhöht, verringert oder wechselnd)
- Muskuläre Dysbalance (mit gestörter Grob- und Feinmotorik, Gleichgewichtsstörungen, Kontrakturen und Fehlstellungen).

7.1 Die neurologischen Krankheitsbilder

Außerdem gibt es eine Reihe von Kombinationen zwischen der ICP und anderen Entwicklungsstörungen: Wahrnehmungsstörungen, Hör- und Sprachentwicklungsverzögerung, Sehstörungen, unter anderem Strabismus (Schielen), Intelligenzminderung, Apathie, Affektinkontinenz, cerebrale Anfälle.

Es werden drei grundlegende Gruppen von ICP unterschieden:
1. Spastische Formen der ICP
2. Dyskinetische Formen der ICP
3. Ataktische Formen der ICP

Spastische Formen der ICP

Die spastischen Formen der ICP betreffen 75% der ICP-Kinder. Es liegt ein erhöhter muskulärer Grundtonus vor, wobei Rumpf und Extremitäten betroffen sind.

Untere Extremitäten: Tonus der Extensoren und Adduktoren erhöht, auch Tonus der IR erhöht

Obere Extremitäten: Tonus der Flexoren erhöht

Die Erhöhung des Tonus verstärkt sich bei körperlicher Anstrengung und bei Stress, bei emotionaler Erregung. Man unterscheidet verschiedene Typen der spastischen Form der ICP (siehe Tabelle).

Tabelle 7.16. Verschiedene Typen der spastischen Form der Infantilen Cerebralparese

Spastische Hemiparese = Paresen einer Körperhälfte
• Gestrecktes Bein, adduziert, gebeugter Arm
• Entweder arm- oder beinbetont
• Begleitsymptomatik: Wahrnehmungsstörungen, Hörstörungen, Sehstörungen, Apathie, cerebrale Anfälle etc.
• Ursache vor allem ischämische Läsionen im Versorgungsgebiet der A. cerebri media
Spastische Diparese = Parese beider Beine
• Beinbetonte Tonuserhöhung mit Spitzfusshaltung und Überkreuzungsphänomen (Scissoring)
• Ursache: vor allem Schädigungen des periventrikulären Marklagers (also in Nähe der Ventrikel = Liquorräume) führen zu einer spastischen Diparese oder zu einer beinbetonten Tetraparese
Spastische Tetraparese = Spastik der Arme, Beine und des Rumpfes
• Neben den Bewegungsstörungen ausgeprägte Begleitsymptomatik
• Ursache: Spastische Tetraparesen treten vor allem nach globaler ischämischer oder hämorrhagischer Läsion des Gehirns auf

Das Hauptproblem der spastischen ICP sind dann relativ schnell die Kontrakturen! Folge der Kontrakturen sind Wachstumsstörungen und schmerzhafte Gelenkveränderungen, z.b. die Entwicklung einer Coxa valga und antetorta oder die Ausbildung einer Patella alata oder von Knick-Plattfuss-Deformitäten oder eine mehr oder minder starke Skoliose-Entwicklung.

Dyskinetische Formen der ICP

Hier liegt kausal eine Schädigung der Basalganglien vor. Symptomatisch kommt es im Wachzustand zu einem ständigen Wechsel des Tonus von Agonisten und Antagonisten. Die Symptomatik verstärkt sich bei Anstrengung.

Bei den dyskinetischen Formen der ICP ist die gezielte Willkürmotorik erheblich erschwert. Wichtige Teilsymptome sind Athetose, Chorea, Dystonie '

Athetose: langsam ablaufende, wurmartige Bewegungen der Extremitäten

Chorea: ruckartige Bewegungsunruhe

Dystonie: ständiger Tonuswechsel betrifft vor allem die Rumpfmuskulatur; grimassierende Mimik tritt auf

Bei den dyskinetischen Formen der ICP ist meist eine starke Störung der Sprachentwicklung vorhanden. Die Intelligenz ist meist normal.

Ataktische Formen der ICP

Begriffsbestimmung

> Ataxie heißt, dass ein extrem verringerter Grundtonus der Muskulatur plus eine gestörte Tonusabstimmung von Agonisten und Antagonisten vorliegen

Bei den ataktischen Formen der ICP sind die Muskeleigenreflexe gesteigert. Bei den Patienten kommt es zu ausfahrenden und überschießenden Bewegungsabläufen. Eventuell ist ein Intentionstremor vorhanden.

In der Tabelle werden die Schweregrade der Infantilen Cerebralparesen beschrieben.

7.1 Die neurologischen Krankheitsbilder

Tabelle 7.17. *Schweregrade der Infantilen Cerebralparesen (ICP)*

Grad der ICP	Beschreibung der Beeinträchtigung	Bemerkungen
Grad I	Leichte CP, die v.a. bei schnellen Bewegungen sichtbar wird	Keine wesentlichen funktionellen Beeinträchtigungen
Grad II	Freies Gehen möglich, aber deutliche Beeinträchtigungen	Deutliche funktionelle Beeinträchtigungen, z. B. Beeinträchtigung der Handmotorik
Grad III	Kein freies Gehen möglich	Fortbewegung durch Krabbeln, Robben, Rollen
Grad IV	Schwerste Beeinträchtigungen	Keine selbständige Fortbewegung möglich

Diagnostik

In der Anamnese Erfassung von Risikofaktoren im Verlaufe der Schwangerschaft: z.B. Infektionen, Rh-Unverträglichkeit, Placentainsuffizienz etc., von Risikofaktoren während der Geburt, Hinweise auf Asphyxie, siehe APGAR-Index.

In der neuropädiatrischen Untersuchung Bewertung der motorischen Entwicklung, des Muskeltonus, der Neugeborenenreflexe, Lagereaktionen (Traktionsversuch, Landau-Reaktion, Axillar-Hänge-Reaktion, Seitkipp-Reaktion nach Vojta, horizontale Seithänge-Reaktion nach Collis, vertikale Hänge-Reaktion nach Peiper und Isbert sowie vertikale Hänge-Reaktion nach Collis), Ergebnisse der Tests mit der Altersnorm vergleichen; je nach Abnormalität der Lagereaktionen Befundinterpretation:

- 1-3 abnorme Lagereaktionen: leichtester Befund
- 4-5 abnorme Lagereaktionen: leichter Befund, der kontrollbedürftig und bei zusätzlicher Asymmetrie therapiebedürftig ist
- 6-7 abnorme Lagereaktionen: mittelschwerer Befund, der therapiebedürftig ist
- 7 abnorme Lagereaktionen kombiniert mit einer Tonusveränderung: schwerer Befund, der therapiebedürftig ist

Differentialdiagnostik (DD)

Ausschluß von Hirnfehlbildungen, Hirntumoren, neurodegenerativen und neuromuskulären Erkrankungen.

Therapie

Bei den Kindern mit ICP erfolgt eine interdisziplinäre Therapie mit zentraler Stellung der Physiotherapie.

Es erfolgt krankengymnastische Behandlung auf neurophysiologischer Basis, die so früh wie möglich beginnen soll. Die Therapie soll sinnvoller Weise auf jeden Fall in den ersten sechs Lebensjahren beginnen. Angewendet werden die Vojta-Methode, die Bobath-Methode und andere Techniken. Daneben sind selbstverständlich in den therapeutischen Prozess einbezogen: Pädiater, Orthopäden, Ergotherapeuten, Logopäden. In der Orthopädie erfolgt die Behandlung und Prävention von Deformitäten. Ziele der Therapie sind: Verbesserung der Mobilität, das Erreichen der Geh- und Steh-Fähigkeit, das Erzielen möglichst großer Selbständigkeit. Es werden häufig auch Orthesen genutzt. In Betracht gezogen wird mitunter die operative Kontrakturbeseitigung, auch andere operative Verfahren und Ziele kommen zum Einsatz. In der Ergotherapie geht es um das Training der ADL. In der Logopädie wird die Verbesserung der Kommunikationsfähigkeit trainiert.

Tabelle 7.18. *Therapieziele bei Patienten mit Infantiler Cerebralparese (ICP)*

- Regulation des gestörten Muskeltonus
- Reduktion der abnormen Bewegungsmuster
- Verbesserung der Grob- und Feinmotorik
- Förderung der normalen sensomotorischen Erfahrungen
- Stimulation der körperlichen und mentalen Mobilität und Aktivitäten
- Prävention von Sekundärschäden (Kontrakturen, Weichteilschäden etc.)

7.2 Physiotherapeutische Anwendungen in der Neurologie

Grundsätze erfolgreicher neurologischer Rehabilitation

In zahlreichen wissenschaftlichen Studien zeigten sich diejenigen Konzepte als überlegen, die ein aktives Üben betonen. Hohe Wiederholungszahlen und das Üben von Bewegungsabläufen, die für den Patienten relevant sind, sind dabei entscheidend. Die wesentlichen Elemente einer erfolgreichen Rehabilitation sind dabei:

1. Wiederholung (Repetition)
2. progressiv steigende Anforderungen (Shaping)
3. Kräftigung
4. Aufgabenorientierung

Forced-Use-Therapie

Die Forced-Use-Therapie wird auch als Bewegungsinduktionstherapie, Constrained-Induced-Movement-Therapie oder als Taubsches Training bezeichnet. Sie kann in allen Heilungsphasen nach Schlaganfall Anwendung finden. Bei dieser Therapieform wird eine Restriktion des nicht-betroffenen Arms mittels einer Schiene oder Schlinge vorgenommen. Dadurch forciert bzw. induziert man einen verstärkten Einsatz des betroffenen Arms.

Mit der Forced-Use-Therapie versucht man folgende Ziele zu erreichen:

- Verhinderung eines gelernten Kompensationsverhaltens des nicht-betroffenen Arms
- Lenkung der Aufmerksamkeit auf den betroffenen Arm-Basis-Training
- Steigerung der Motivation, den betroffenen Arm einzusetzen
- Intensivierung des Übens mit dem betroffenen Arm

Die Forced-Use-Therapie kann auch noch sehr spät nach einem Schlaganfall gute Ergebnisse nachweisen.

Eine konkrete Ausgestaltung der Therapie sieht häufig folgendermaßen aus:

- Therapie an 5 Tagen pro Woche über 2-3 Wochen
- an 90% der Wachstunden wird eine Schiene oder Schlinge getragen, die den nicht-betroffenen Arm funktionsunfähig macht
- pro Tag wird ein 6 stündiges Verhaltenstraining mit dem betroffenen Arm ausgeführt

Das Training umfasst dabei alltagsrelevante grob- und feinmotorische Bewegungen. Selbst kleinste Fortschritte werden positiv verbal verstärkt. Bewegungsverschlechterungen werden nicht kommentiert.

Trotz einer sehr guten Studienlage wird die Forced-Use-Therapie im klinischen Alltag nur selten eingesetzt. Ein erfolgreicher Einsatz dieser Therapieform ist jedoch an gewisse Bedingungen geknüpft:

- teilnehmende Patienten müssen ausreichend motiviert sein
- 10° Bewegungsspielraum der Metakarpophalangeal- und Interphalangealgelenke
- 20° Bewegungsspielraum am fallenden Handgelenk
- Teilnehmer sollten über ein ausreichendes Verständnis für die Therapie verfügen und emotional stabil sein!

Arm-Basis-Training und Armfähigkeitstraining

Das Arm-Basis-Training ist eine Behandlungsmethode für Patienten mit schwerer Armparese. Beide Formen des Trainings werden auch als "Impairment Oriented Training" bezeichnet Es handelt sich um ein systematisches repetitives Training. Ziele:

- vollen aktiven Bewegungsumfang der Gelenke wiederherstellen
- schnelle Kraftgeneration verbessern
- schnelle Kraftmodulation verbessern
- Selektivität und Ausdauer verbessern
- Kombination von Halteaktivität und dynamischer Bewegungskontrolle verbessern.

Das Arm-Basis-Training läuft in 3 Stufen ab. Stufe 1 beinhaltet selektives Üben ohne Halteaktivität. Eingelenkige Übungen mit konzentrischen Kontraktionen, jedoch nicht gegen die Eigenschwere werden trainiert. Ziel in Stufe 1 ist eine schnelle, kraftvolle Bewegungskontrolle über das ganze Bewegungsausmaß einzelner Gelenke. In Stufe 2 werden dann selektive Bewegungen mit Halteaktivität ausgeführt. Die Übungen sind immer noch eingelenkig. Halteaktivität und dynamische Aktivität werden kombiniert. Es wird außerdem isometrisch gegen die Schwerkraft und gegen Widerstand trainiert. Ziel in Stufe 2 ist es, unter Einbeziehung der posturalen Stabilisierung volle aktive Bewegungen der einzelnen Gelenke ausführen zu können. In Stufe 3 wird konzentrisch, exzentrisch und isometrisch trainiert. Ziel ist es, eine gut gesteuerte Bewegung über mehrere Gelenke hinweg zu erreichen.

Merkmal des Arm-Basis-Trainings ist, dass komplexe Bewegungen zunächst in einzelne einfache Bewegungen zerlegt werden. Aufgaben des Therapeuten ist es, diejenigen Anteile der Bewegung zu unterstützen oder auszuführen, die der Patient noch nicht durchführen kann.

Das Arm-Basis-Training ist sehr stark standardisiert, zeichnet sich durch viele Wiederholungen aus und ist sehr strukturiert. Der Therapeut unterstützt die Bewegungsanteile, die der Patient noch nicht selber ausführen kann. Dabei erhält der Patient ein somatosensorisches Feedback über die tatsächlich geforderte Bewegung. Das Arm-Basis-Training ist den traditionellen neurophysiologischen Verfahren (z.B. Bobath, PNF) sowohl im subakuten als auch im chronischen Stadium signifikant überlegen.

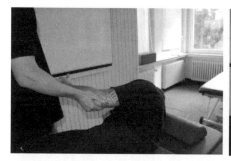
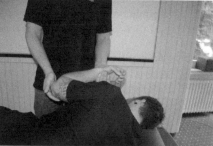

Abb. 7.11. Arm-Basistraining in Seitlage. Beübung der Ellenbogenextension und -flexion

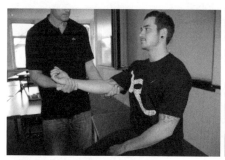
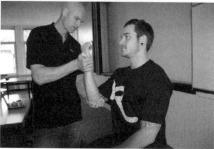

Abb. 7.12. Arm-Basistraining im Sitzen. Beübung der Ellenbogenextension und -flexion

Im Gegensatz zum Arm-Basis-Training zielt das Arm-Fähigkeits-Tining auf Patienten mit leichter Armparese ab. Solche Patienten haben ein fast vollständiges Bewegungsausmaß und besitzen die Fähigkeit, Bewegungen dynamisch zu kontrollieren und Halteaktivität bei komplexen Bewegungen sicherzustellen. Jedoch wirken ihre Bewegungen im Vergleich zum Gesunden oft ungeschickt, da die Geschwindigkeit und Präzision der Bewegungsausführung reduziert ist. Hier soll das Arm-Fähigkeits-Training ansetzen. Es trainiert die grobe manuelle Geschicklichkeit, die feine Fingergeschicklichkeit, die Arm-Hand-Ruhe, die Zielorientiertheit von Bewegungen, die Auge-Hand-Koordination und die Geschwindigkeit der Ausführung von Hand- und Fingerbewegungen. Komponenten dieser Trainingsform sind Geschwindigkeit und Präzision der Ausführung, hohe Wiederholungszahlen und Variation der Übungen.

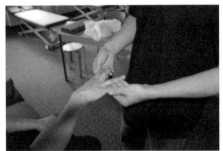
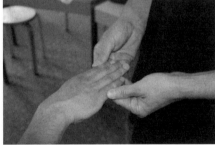

Abb. 7.13. Arm-Fähigkeitstraining im Sitzen. Beübung der Fingerabduktion und-adduktion

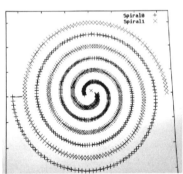
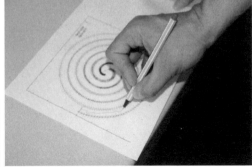

Abb. 7.14. Spiraltest und feinmotorische Ausführung des Tests

7.2 Physiotherapeutische Anwendungen in der Neurologie

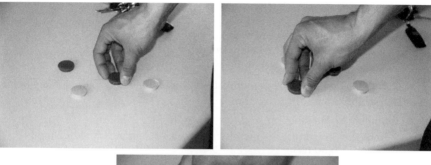

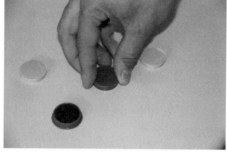

Abb. 7.15. Arm-Fähigkeitstraining: feinmotorisches Training des Pinzettengriffs und der Fingeraktivität

- Erfolge wann?
- Schwere Plegien?
  - 4-6 Monate für erste dynamische Muskelaktivitäten
  - ca. 12 Monate für volles Bewegungsausmaß

Laufbandtherapie

Training auf dem Laufband bewirkt deutliche Verbesserungen der Gangsymmetrie und Gehgeschwindigkeit. Die Patienten tragen meist einen Sicherheitsgurt. Die Gehgeschwindigkeit sollte in kleinen Schritten stufenlos veränderbar sein. Der Patient sollte über ein Mindestmaß an Rumpfstabilität verfügen. Außerdem sollte er ausreichend kardiovaskulär belastbar sein. Der Physiotherapeut unterstützt dabei assistiv die Gangbewegung. Ein Spiegel kann dem Patienten Rückmeldung bezüglich seiner Gangqualität geben. Das Training auf dem Laufband besitzt eine hohe Alltagsrelevanz. Das Wiedererlangen der Gehfähigkeit ist eines der wichtigsten Ziele neurologischer erkrankter Menschen.

- Voraussetzungen:
  - freier Bettkantensitz
  - ausreichende kardiovaskuläre Belastbarkeit
  - keine schweren Kontrakturen
- Störungen im Bereich Kommunikation, Kognition oder Wahrnehmung keine Ausschlußkriterien!
- Empfehlung Therapie:
  - schnelle Steigerung der Geschwindigkeit von anfangs 0.15-0,2 m/s auf 0,25-0,30 m/s
  - Gewichtsentlastung durch Gurt
  - rasche Belastungssteigerung
  - kein Sitzen im Gurt
  - kein Kollabieren des Kniegelenks
- Dauer:
  - 2x 10 Minuten Training
  - dazwischen 10 Minuten Pause
- Durchführung:
  - 2 Therapeuten unterstützen passiv / assistiv Beine
  - visuelles Feedback kann hilfreich sein (Spiegel)!
  - in Frühphase manchmal von Nachteil!
  - Tragen von Sprunggelenksorthesen, Bandagen

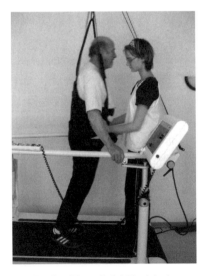

Abb. 7.16. *Therapeuten gesteuerte Laufbandtherapie bei Hemiplegie*

Weshalb wirksam?
- hohe Motivation durch hohe Alltagsrelevanz
- konkrete Ziele in Bezug auf Gehstrecke und gute Messbarkeit
- Visualisierung geleistete Gehstrecke auf Display

Spiegeltherapie
Die Spiegeltherapie kombiniert mentales und motorisches Training. Sie besteht aus 3 Teilen:
- zunächst bittet man den Patienten, sich die Bewegung vorzustellen
- dann bewegt der Patient die weniger betroffene Extremität. Er erhält über einen Spiegel, der der weniger betroffenen Seite zugewandt ist, eine Rückmeldung über die Ausführung. Aufgabe des Physiotherapeuten ist es, die Bewegung mit der mehr betroffenen Extremität zeit- und richtungsgleich zu imitieren. Für den Patienten entsteht so der Eindruck, dass sich seine mehr betroffene Extremität ebenfalls bewegt. Er erhält so visuelle, extero- und propriozeptive Rückmeldungen.
- letzter Schritt ist das aktive Bewegen ohne Zuhilfenahme des Spiegels.

- stelle dich hinter den Patienten
- ergreife den betroffenen Arm
- führe den betroffenen Arm
- ahme die Bewegung des nichtbetroffenen Arms nach

- optimale Bedingung:
  - Patient sitzt vor Tisch
  - seitlich vor ihm Spiegel
  - Spiegel gesunder Seite zugewandt
  - Greifbewegungen mit nichtbetroffener Hand ausführen
  - Patient schaut in Spiegel
  - Therapeut führt zeitgleich Bewegung auf betroffener Seite aus (Therapeut spiegelt)
- Patient bekommt Eindruck, dass sich sein paretischer Arm ebenfalls bewegt
- Patient erhält
  - visuelles
  - taktil-kinästhetisches Feedback

- Empfehlung:
  - 5x / Woche
  - 2x 20 Minuten mit ½ Stunde Pause dazwischen
  - mindestens 1000x Vorstellen der Bewegung
- mentales Training kann physisches Training nicht ersetzen
- mentales Training durch ausschließlich visuellen Input führt zu keiner Verbesserung der Motorik
- mentales Training ist sinnvoller Pausenfüller

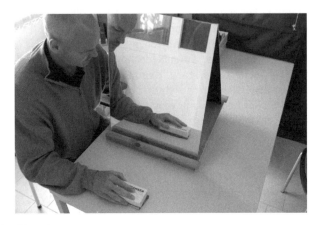

Abb. 7.17. Spiegeltherapie

Die Spiegeltherapie bewirkt Verbesserungen der Ökonomisierung von Bewegungen, der Kraft und der Tiefen- und Oberflächensensibilität. Ein Bewegungstraining ohne Verwendung eines Spiegels ist deutlich weniger wirksam!

Das Spiegeltraining wird meist über 3 bis 4 Wochen ausgeführt. Behandlungszeit: 30 Minuten werktäglich. Theoretischer Hintergrund der Therapie ist das Vorhandensein sogenannter Spiegelneurone. Als Spiegelneurone bezeichnet man Neuronenarten, die sowohl bei eigener Bewegung als auch bei Bewegungsbeobachtung aktiv werden.

Multisensorische Stimulation

Eine Multisensorische Stimulation versucht durch verschiedene Reizdarbietungen Verbesserungen des Zustandes des Komapatienten zu erreichen. Zu den dargebotenen Reizen zählt man

- propriozeptive (durch passives Bewegen),
- vestibuläre (durch Lagewechsel, Kopfbewegungen),
- akustische,
- taktile,
- visuelle,
- olfaktorische und
- gustatorische Reize.

Die taktile Stimulation umfasst Bürstungen, Streichungen mittels warmen und kalten Tüchern, Einreiben mit Körperlotion, Handkontakt, etc. Je nach Geschwindigkeit der Ausführung kann man einen beruhigenden oder eher aktivierenden Effekt erzielen.

Bei der visuellen Stimulation zeigt man den Patienten farbige, kontrastreiche Bilder. Ziel ist eine Blickfixierung und Blickfolgen zu erreichen.

Innerhalb der olfaktorischen Stimulation arbeitet man mit Düften. Angenehme Gerüche haben eine eher entspannende Wirkung, scharfriechende eher aktivierende Funktion.

Bei der gustatorischen Stimulation bringt man über Watteträger Lebensmittel auf die Zunge.

Krafttraining

Kraftdefizite sind in der Neurologie häufig anzutreffen (Hemiplegie, Kinderlähmung, Parkinson, Multiple Sklerose). Die Ansicht, dass eine erhöhte Koaktivierung der Antagonisten eher für motorische Probleme ursächlich ist und weniger eine Kraftminderung, ist wissenschaftlich nicht untermauert! Bei Schlaganfall-Patienten ist immer eine deutliche Kraftminderung der betroffenen Seite anzutreffen. Auch die ispsilaterale Seite (bezogen auf die Seite der Hirnläsion) zeigt ein signifikantes Kraftdefizit. Dies gilt sowohl für die Extremitäten als auch für die Rumpfmuskulatur. Reduzierte Kraft der oberen Extremität führt zu einer Abnahme der Geschicklichkeit, Handkraft und -funktion. Die Ansicht, dass die Flexoren der oberen Extremität bei Schlaganfall-Patienten stärker sind als die Extensoren, ist falsch!

Das Kraftdefizit nach Schlaganfall scheint nicht nur durch Nichtgebrauch bedingt zu sein, da es schon früh nach der Läsion nachweisbar ist.

Schwäche der unteren Extremität korreliert signifikant mit der Gehgeschwindigkeit und Aktivitäten des täglichen Lebens.

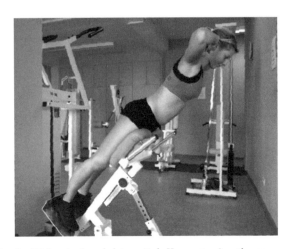

Abb. 7.18. Training der Rückenstreckmuskulatur mittels Hyperextensionsübungen

Veraltete Ansichten stehen einer weiten Verbreitung des Krafttrainings entgegen. Der häufigste Einwand ist folgender: Krafttraining führe zu einer Erhöhung der Spastizität, die wiederum zu unerwünschter Kokontraktion der Antagonisten, assoziierten Reaktionen und einer Verschlechterung der Motorik führe. Zahlreiche gut designte Studien haben diesen Einwand längst widerlegt. Das Gegenteil ist der Fall: Krafttraining kann in der Neurologie sicher ausgeführt werden, die Muskelkraft erhöhen, zu einer Verbesserung der Durchführung der Alltagsaktivitäten führen ohne die Spastizität zu erhöhen!

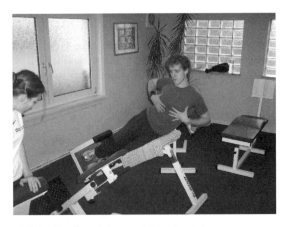

Abb. 7.19. Training seitlichen Bauchmuskulatur und Rumpfmuskulatur

Bei der Durchführung des Krafttrainings bei Multipler Sklerose ist darauf zu achten, dass die Körperkerntemperatur nicht deutlich zunimmt. Das Training sollte dann in klimatisierten Räumen oder mit Kühlwesten durchgeführt werden. Es empfiehlt sich ein Training am frühen Morgen.

Richtlinien für das Krafttraining in der Neurologie:
- 8-10 Übungen für die größeren Muskelgruppen
- 8-12 Wiederholungen (entspricht einer Intensität von 60-65% des 1-Wiederholungsmaximums; sehr schwache Patienten sollten das Gewicht weiter reduzieren und 15 Wiederholungen ausführen.
- 2x/Woche
- Die Übungen sollten - wenn möglich - über den vollen Bewegungsspielraum ausgeführt werden
- Das Training ist vom Therapeuten zu überwachen!
- Als Trainingsmittel können freie Gewichte oder Maschinen eingesetzt werden.

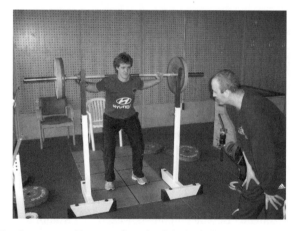

Abb. 7.20. Training der gesamten Extensorenkette durch funktionelle Kniebeuge (Squats)

ADL: Aufstehen

Das Aufstehen aus sitzender Position ist eines der fordernsten Aktivitäten des Alltags. Es ist Voraussetzung dafür, Stehen und Gehen zu können.
Folgende Voraussetzungen müssen gegeben sein, um aufstehen zu können:
1. der Patient muss im Hüftgelenk extendieren können
2. der Patient muss im Kniegelenk extendieren können
3. eine ausreichende Dorsalextension des Sprunggelenks muss vorhanden sein

Die Unterstützungsfläche ist im Sitzen groß, im Stehen dagegen klein.

Seltenes Aufstehen führt zu einer Schwäche der Muskeln der unteren Extremität und einer Einschränkung der Beweglichkeit des Sprunggelenks. Aufstehen erfordert eine gute Balancierungsfähigkeit. Das Körpergewicht muss gleichmäßig über den Füßen verteilt werden.

Das Aufstehen wird über eine Vorwärtsbewegung in den Hüftgelenken eingeleitet. Die Trägheit des Rumpfes beschleunigt dabei auch die Oberschenkel nach vorne. Die Unterschenkel rotierten im Sprunggelenk über die fixierten Füße. Im Knie kommt es zunächst zu einer Flexion im Sprunggelenk zu einer Dorsalextension.

Zwei kritische Aspekte sind beim Aufstehen zu beachten:
1. der Körper muss über die neue Unterstützungsfläche (=Füße) nach ventral beschleunigt werden
2. es muss ein reibungsloser Übergang von ventraler in die vertikale Beschleunigung erfolgen

Die horizontale (ventrale) Beschleunigung erfolgt über die Rotation in den Hüft- und Sprunggelenken. Der Rumpf bewegt sich dabei über die Hüft-, der Unterschenkel über die Sprunggelenke.

Durch Extension in den Hüft- und Kniegelenken sowie durch eine Plantarflexion in den Sprunggelenken kommt es zu einer vertikalen Beschleunigung.

Während der horizontalen Beschleunigung bewegen sich Rumpf und Unterschenkel nach ventral. Bei der vertikalen Beschleunigung bewegen sich Rumpf und Knie nach dorsal, die Unterschenkel weiter nach ventral!

Horizontale und vertikale Bewegungen überlappen sich fließend beim Aufstehen. Bewegungen in der Wirbelsäule finden allenfalls in einem sehr geringen Ausmaß statt. Becken, Wirbelsäule und Kopf scheinen sich als eine Einheit zu bewegen.

Der M. tibialis anterior ist einer der ersten Muskeln, der beim Aufstehen aktiv wird. Er ist beim Zurückstellen des Fußes aktiv und zieht den Unterschenkel bei fixiertem Fuß nach ventral.

Hüft- und Knieextensoren sind fast simultan aktiv und zeigen eine Spitzenaktivität, wenn der Oberschenkel vom Sitz abhebt.

Mit großer Wahrscheinlichkeit sind Bauchmuskeln und der M. rectus femoris kaum an der Einleitung der Rumpfbewegung über die Hüfte beteiligt. Hierfür scheint wohl der M. iliopsoas verantwortlich sein. Elektromyografisch läßt sich dies allerdings schwer nachweisen.

Während der Hüftflexion sind sowohl der M. rectus femoris als auch die Ischiokruralmuskeln sehr aktiv. Die Ischiokruralmuskeln werden dabei exzentisch aktiv.

Je weiter die Füße beim Aufstehen vor dem Sitz stehen, desto mehr horizontale Beschleunigung ist notwendig. Ein optimales Aufstehen aus dem Sitz ist so nicht möglich!

Die Rumpfbewegung über das Hüftgelenk sollte aus gerader Oberkörperstellung beginnen, um die Beschleunigungsstrecke zu vergrößern. Der Patient ist zu einer Schwungbewegung nach vorne zu motivieren. Ein Verzicht auf die Rumpfflexion über die Hüftgelenke oder ein Start aus flektierter Rumpfbewegung macht das Aufstehen für Patienten mit schwacher Beinmuskulatur extrem schwierig.

Für die horizontale Beschleunigung ist eine ausreichende Geschwindigkeit notwendig. Wird dies sichergestellt, ist nur eine geringe Extensionskraft für die vertikale Beschleunigung nötig. Fazit: Ein Schwingen des Oberkörpers nach ventral ist ausreichend zu beüben. Auf eine entsprechend Geschwindigkeit des Schwingens ist zu achten.

Die in der Neurologie zu beobachtende Praxis, die Arme schon vor dem Aufstehen nach ventral zu schieben, erfordert mehr Kraft in den unteren Extremitäten.

Möchte man die Belastung eines Beins steigern, empfiehlt es sich, den Fuß etwas weiter nach vorne zu stellen.

ADL: Hinsetzen

Beim Hinsetzen handelt es sich nicht um ein umgekehrtes Aufstehen! Hier fehlt das Drehmoment des Rumpfes. Die Extensoren von Hüfte und Knie sowie die Plantarflexoren des Sprunggelenks kontrollieren das Hinsetzen. Im Vergleich zum Aufstehen dauert das Hinsetzen länger.

ADL: Probleme beim Aufstehen und Hinsetzen

Ältere Patienten benötigen mehr Zeit für das Aufstehen und Hinsetzen. Zum Stabilisieren setzen sie häufiger ihre Hände und Arme ein, um dadurch die Gelenkbelastung zu verringern und Schmerzen zu vermeiden.

Hemiplegiker belasten das weniger betroffene Bein stärker.

Folgende Probleme sind in der Neurologie häufig zu beobachten:
1. Schwierigkeiten, die Extensoren für die Vertikalbewegung zu nutzen
2. Unfähigkeit, aufgrund einer Verkürzung des M. soleus, die Füße ausreichend zurückzustellen
3. Unfähigkeit, den Rumpf ausreichend nach ventral zu beschleunigen

Schwache Fuß- und Knieextensoren führen zu Schwierigkeiten, den Fuß und das Knie während der horizontalen Beschleunigung zu stabilisieren.

Bei unilateraler Schwäche der unteren Extremität verlagert sich das Körpergewicht zwangsläufig auf das stärkere Bein.

Häufig ist die Adduktion auf der betroffenen Seite mit der Innenrotation verknüpft. Vermutlich können die Adduktoren so besser für die Extension eingesetzt werden.

Weiter ist folgendes zu beim Aufstehen zu beobachten:
1. Flexion der Wirbelsäule (normalerweise bleibt die Wirbelsäule gerade)
2. Abstützen mittels beider Hände oder auch
3. betonter Schwung der Arme nach vorne-oben

ADL: Training des Aufstehens und Hinsetzens

Voraussetzungen für das Aufstehen und Hinsetzen sind:
1. ausreichende Dorsalextension im Sprunggelenk
2. ausreichende Kraft der Extensoren der unteren Extremität (Hüftextensoren, Knieextensoren, Plantarflexoren)

Für das Training ergeben sich deshalb folgende Maßnahmen:
1. Mobilisierung des Sprunggelenks bzw. Dehnen der Plantarflexoren
2. Variierung der Sitzhöhe
3. Verzicht auf Armlehnen

Übungen sind häufig zu wiederholen, da sich Timing und Koordination mit der Anzahl der Übungen verbessern!

Um dem Patienten Rückmeldung über seine Fortschritte zu geben, sollte man Videos und eine Körperwaage (Belastung des betroffenen Beins) einsetzen.

7.3 Testfragen und Aufgaben

Wie können Schlaganfälle entstehen?

Was ist TiA und was ist PRiND?

Was sind häufige Symptome nach Schlaganfällen?

Welches sind die Kardinalsymptome des Morbus Parkinson?

Wie therapiert man bei Morbus Parkinson?

Wo liegt die Substantia nigra?

Welche Symptome gibt es bei Multipler Sklerose?

Was ist Commotio cerebri, Contusio cerebri und compressio cerebri?

Wo sind die häufigsten Schädigungsorte bei Läsionen des Nervus ulnaris, des Nervus medianus und des Nervus radialis?

Wie äußert sich eine Läsion des Nervus radialis?

Was versorgt der Nervus Trigeminus?

Wie äußert sich die ALS im klinischen Bild?

Was ist eine iCP?

Welche 3 Formen der iCP unterscheidet man?

Was versteht man unter Asphyxie?

Was sind Athetosen?

Nenne 4 wesentliche Elemente einer erfolgreichen Neurorehabilitation!

Beschreibe die Forced-Use-Therapie!

Nenne wesentliche Voraussetzungen für den Einsatz der Forced-Use-Therapie!

Was versteht man unter dem Arm-Basis-Training?

Was versteht man unter dem Arm-Fähigkeits-Training?

Nenne Voraussetzungen für den Einsatz des Laufbandtrainings!

Beschreibe das Vorgehen bei der Spiegeltherapie!

> Was versteht man unter multisensorischer Stimulation?
>
> Nenne Richtlinien für ein Krafttraining in der Neurologie!
>
> Welche Voraussetzungen an die Beweglichkeit sind für ein erfolgreiches Aufstehen maßgeblich?
>
> Wie verhält sich die Wirbelsäule beim Aufstehen?
>
> Beschreibe den Vorgang des Aufstehens und Hinsetzens!
>
> Nenne Voraussetzungen, um effizient Aufstehen zu können!

Weiterführende Literatur

Carr J, Shepherd R: Neurological Rehabilitation - Optimizing Motor Performance. Sydney 1998.

Carr J, Shepherd R: Stroke Rehabilitation. Sydney 2003.

Stokes M.: Physical Management in Neurological Rehabilitation. 2nd. Edition. Edinburgh 2004.

Gehlen W, Delank H-W: Neurologie. Thieme, Stuttgart, 2010.

Krzovska M: BASICS Neurologie. Urban & Fischer / Elsevier, 2009.

Mumenthaler M, Mattle H: Neurologie. Thieme, Stuttgart, 2008.

Hufschmidt A, Lücking CH, Rauer S: Neurologie compact. Buch und CD-ROM: Leitlinien für Klinik und Praxis. Thieme, Stuttgart, 2009.

Mehrholz J: Frühphase Schlaganfall: Physiotherapie und medizinische Versorgung. Thieme, Stuttgart, 2008.

Thümler R: Die Parkinson-Krankheit: Diagnose, Verläufe und neue Therapien: Hilfreiche Antworten auf die 172 häufigsten Fragen. Trias, 2006.

Köster A, Clarenbach P: Morbus Parkinson: Ein Leben mit Bewegung. Meyer & Meyer Sport, 2010.

Gerlach M, Reichmann H, Riederer P: Die Parkinson-Krankheit: Grundlagen, Klinik, Therapie. Springer, Wien, 2007.

Mayer C, Siems W: Hundert Krankheitsbilder in der Physiotherapie. Springer, Heidelberg 2011.

Brüggemann K, Laschke S, Pape A, Scheidtmann K: Physiotherapie in der Neurologie. Thieme, Stuttgart, 2010.

Hüter-Becker A, Dölken M: Physiotherapie in der Neurologie. Thieme, Stuttgart, 2007.

8 Schmerztherapie

ARNE SUND, DR. RENATE SIEMS, DR. WERNER SIEMS

8.1 Bedeutung des Schmerzes für den Menschen und Definition des Begriffes

Der Tatsache, dass auch der Mensch ein Teil der Natur ist und damit deren Einflüssen unterliegt, wurde mit der 1859 von Charles Darwin begründeten Evolutionstheorie eine wissenschaftliche Grundlage gegeben. Jedes Lebewesen dieses Planeten hat infolge der evolutiven Adaptation an seinen natürlichen Lebensraum einen Toleranz- bzw. Vorzugsbereich mit einem individuellen Optimum bezüglich der umgebenden ökologischen Umweltfaktoren. Hier ist es lebens- und gedeihfähig - in Bezug auf den Menschen würden wir sagen: "gesund". Zur besseren Orientierung in seiner Umwelt, d.h. um sich nach Möglichkeit den optimalen Bedingungen annähern und den außerhalb des Toleranzbereiches liegenden, lebensgefährlichen Bedingungen fern bleiben zu können, hat der Mensch verschiedene Systeme entwickelt, welche allesamt von den zwei großen Steuereinheiten des Körpers, dem Zentralen Nervensystem und dem Hormonsystem, koordiniert werden. Neben den Sinnessystemen (sehen, hören, fühlen/ tasten, riechen, schmecken), dem Vestibularsystem und den Reflexen (damit zusammenhängend nicht zuletzt das Brechzentrum) fällt auch der Nozizeption, der Schmerzwahrnehmung, eine hohe Bedeutung im Sinne eines Schutz- und Warnsystemes zu.

Der natürliche Zustand des Menschen ist zunächst einmal die Gesundheit, verbunden mit Unversehrtheit und Wohlbefinden. Alles, was sich von diesem Zustand des Organismus zu sehr abhebt, fällt entsprechend stark auf. So können Störungen und Ungleichgewichte in Anatomie und Physiologie, aber auch in psychologischer Hinsicht, Beschwerden auslösen, die sich in den meisten Fällen als Schmerzen äußern.

Schmerz ist das häufigste Symptom des Menschen und der Hauptgrund für die Entscheidung, einen Arzt aufzusuchen. Er geht oft als Kombination aus unangenehmer Sinnesempfindung und negativem Gefühlerlebnis einher, wodurch die Aufmerksamkeit des Patienten sofort geweckt wird. Die Effektivität des Schmerzes als Alarmsystem, welches den Organismus vor Schäden warnt, liegt insofern in seiner Negativität für den Menschen! Vor diesem Hintergund definiert die **International Association for the Study of Pain** den Schmerz wie folgt:

"Schmerz ist ein negatives Sinnes- oder Gefühlserlebnis, das mit tatsächlicher oder drohender Gewebeschädigung einhergeht oder von betroffenen Personen so beschrieben wird, als wäre eine solche Gewebeschädigung die Ursache. Schmerz ist immer subjektiv."

Schmerz im weiteren Sinne trägt die lateinische Bezeichnung "dolor", in physiologischen Zusammenhängen wird von "Algesie" gesprochen und Schmerz als Sinneswahrnehmung wird lateinisch als "Nozizeption" beschrieben. In Wortverbindungen taucht er in Form der Suffixe -algie, -algesie oder -odynie auf (z.b. Neuralgie, Analgesie oder Allodynie).

Allein auf physiologischer Ebene ist die Schmerzwahrnehmung bereits ein sehr komplexes Phänomen. Versteht man Schmerz infolge einer Schädigung oder Krankheit allerdings als Symptom für die Abweichung vom Zustand der Gesundheit - laut der WHO einem *"Zustand völligen körperlichen, seelischen und sozialen Wohlbefindens"* - nimmt dieses Phänomen noch an Komplexität zu. Unter der ganzheitlichen Bretrachtung des Menschen als biopsychosoziale Einheit bekommt die Schmerzwahrnehmung eine ganz andere Dimension. Diese Erkenntnis ist besonders für die Behandlung von chronischen Schmerzen von Bedeutung.

8.2 Schmerzphysiologie

Im einfachsten Fall kann unser Gehirn potentielle Bedrohungen und Gefahren für unseren Körper wahrnehmen und analysieren, indem schädigende Reize unsere Schmerzrezeptoren, die Nozizeptoren in Haut, Muskulatur und inneren Organen (mit Ausnahme der Leber und des Gehirns selber), aktivieren und die Erregung über spezielle Nervenbahnen und den Thalamus ins ZNS weitergeleitet wird. Dabei kann es noch vor der eigentlichen Schmerzwahrnehmung zu Reflexverschaltungen im Rückenmark kommen, die zum Schutz vor weiteren Schädigungen Fluchtbewegungen auslösen.

Insgesamt erfolgen mit der Nozizeption auch Lernvorgänge, aus denen Verhaltensänderungen resultieren, die einerseits die Heilung fördern und andererseits die Ursache der Verletzung/ Krankheit zukünftig zu vermeiden helfen.

Allerdings besteht kein unmittelbarer Zusammenhang zwischen Schmerz und Schweregrad einer Verletzung. Der Grund liegt in der Fähigkeit des Gehirns zur **Schmerzausblendung** mittels der Ausschüttung körpereigener Endorphine. Dieser Mechanismus wird ausgelöst, sobald die Schmerzwahrnehmung für das Überleben mehr hinderlich denn sinnvoll wäre. In lebensgefährlichen Situationen haben Verletzte direkt nach dem Trauma oft keine Schmerzen - sie treten erst später auf, wenn sich die Situation entspannt hat, und führen dann nicht selten Symptome wie Unwohlsein und Schlaf-/ Ruhebedürfnis mit sich, die nach Eintritt der Wundheilung wieder verschwinden. Anhand der Schmerzausblendung lässt sich die Bedeutung des Zusammenspiels von ZNS und Hormonsystem erkennen, denn sie beruht auf einer sympatho-adrenergen Reaktion.

8.2 Schmerzphysiologie

In manchen Fällen verfehlt das Schmerzsystem seine Aufgabe auch. So bleiben maligne Tumoren u.U. lange Zeit unentdeckt, da sie in ihrem Anfangsstadium keine Schmerzen verursachen. Ferner sind Schmerzen auch ohne Gewebeschädigung möglich - ebenso wie Gewebeschädigungen ohne Schmerzen.

8.2.1 Schmerzentstehung

Nozizeptoren

Die Begriffe "Noziception" (Schmerzwahrnehmung) und "Nozizeptor" (Schmerzrezeptor) lassen sich aus dem lateinischen Verb nocere = schädigen/ schaden herleiten. Nozizeptoren könnte man demnach auch als "Schadensmelder" oder "Schmerzfühler" bezeichnen. Sie sind der Ausgangspunkt für die Entstehung und die Weiterleitung von Schmerzen. Genauer betrachtet sind Nozizeptoren im gesamten Körper vorkommende, freie und unmyelinisierte Nervenendigungen des *Peripheren Nervensystems*. Bedenkt man, dass wir über die Haut, unserem größten Sinnesorgan, mit unserer Umwelt in Kontakt stehen, liegt es nahe, dass unter allen Hautrezeptoren die Nozizeptoren die größte Dichte besitzen. Diese Tatsache spiegelt die hohe Bedeutung des Schmerzsystemes für den Menschen wieder. Die Nozizeptoren befinden sich in der Lederhaut (Dermis), nur teilweise dringen sie bis in die Oberhaut (Epidermis) ein. Auch in der Knochenhaut, dem Periost, ist ihre Zahl sehr hoch, was u.a. die Empfindlichkeit des Schienbeines gegenüber Tritten und Stößen erklärt. Darüber hinaus befinden sich Nozizeptoren in den Muskeln und den inneren Organen (Leber und Gehirn ausgenommen).

Schmerzen können auf ganz unterschiedliche Weise hervorgerufen werden und gleichzeitig gibt es verschiedene Nozizeptortypen, welche nur auf für sie spezifische Reize ansprechen:

- **A-Mechanonozizeptoren**: reagieren auf starke mechanische Reize
- **A-polymodale Nozizeptoren**: reagieren auf mechanische Reize, Hitze und starke chemische Reize
- **C-polymodale Nozizeptoren**: reagieren auf mechanische, thermische und chemische Reize

Im Gegensatz zu den beiden zuerst genannten, mit "A" gekennzeichneten Typen, haben die C-polymodalen Nozizeptoren keine markhaltigen Fasern und leiten somit langsamer; "polymodal" beschreibt hier die Eigenschaft, auf Reize verschiedener Art ansprechen zu können.

Schmerzerzeugende Gewebeschädigungen lassen sich zusammengefasst also durch **mechanische Reize** (Durchtrennung, starker Druck/ Quetschung), **thermische Reize** (Hitze und Kälte), **chemische Reize** (Säuren- und Basenverätzungen), aber auch durch **Elektrizität** oder **Entzündungen** auslösen.

Transduktion und Transformation

Da die intraneuronale Informationsweiterleitung auf elektrischem Wege geschieht - die interneuronale Informationsübergabe an den Synapsen ist wegen der beteiligten Neurotransmitter chemischer Natur - muss ein exogener noxischer (= schädigender) Reiz zunächst in ein elektrisches Potenzial umgewandelt werden. Dieser Vorgang heißt **Transduktion**. Sie erfolgt über reizspezifische Ionenkanäle in der Nozizeptormembran, welche sich sich bei Eintreffen eines spezifischen Reizes öffnen. Das dabei aufgrund eines Kationeneinstroms entstehende Potential steigt graduell mit der Reizintensität und wird daher bis zum Erreichen der Reizschwelle als *Generatorpotential* bezeichnet. Nach Erreichen des Schwellenwertes entsteht infolge einer durch massiven Na^+-Einstrom hervorgerufenen Depolarisation ein Aktionspotenzial, welches hinsichtlich seines Entstehungsortes *Rezeptorpotenzial* genannt wird. Über die zeitliche Summation (Frequenzcodierung) solcher im Nozizeptor entstehenden Rezeptorpotenziale kann im anschließenden Neuron eine Aktionspotenzialfolge codiert werden, aus der letztendlich die Schmerzinformation hervorgeht. Dies wird als Transformation bezeichnet. Transduktion und Transformation umschreiben im Wesentlichen die Hauptaufgaben der Nozizeptoren und die Grundvoraussetzung der Nozizeption.

Spezifische Reize

Worin aber bestehen die spezifischen Reize genau?

Forscher vermuten **Membrandeformierungen** als noxischen *mechanischen Reiz* für die Öffnung der Kanäle. Spezifisch für die *thermische Reizung* ist die Aktivierung der VR1-(Vanilloid-)Rezeptoren an den Ionenkanälen durch die Substanz **Capsaicin**, die sich besonders in scharfen Nahrungsmitteln wie Pfeffer, Chili oder Paprika befindet, und durch **Hitze**. Kälterezeptoren funktionieren nach einem ähnlichen Prinzip.

Chemische Reizungen kommen bei der Aktivierung von Rezeptoren durch **Entzündungsmediatoren** zustande. Dazu gehören u.a. Bradykinin, Prostaglandin E2 (PGE2), Serotonin, Histamin und ATP. Ebenfalls bekannt sind „Acid sensing Ion Channels" (säurefühlende Ionenkanäle), welche einen Na+-Einstrom bewirken, sobald sie Kontakt zu **Protonen** aufnehmen. Deren Konzentrationerhöhung infolge einer ischämischen Situation, wie z.B. beim Myokardinfarkt, ist nämlich identisch mit einer Senkung des pH-Wertes ins saure Milieu. Dies erklärt mitunter auch die Angina pectoris als Ischämieschmerz der KHK.

Nozizeptorsensibilisierung

Im Gegensatz zu den normalen, niederschwelligen Mechano- oder Thermorezeptoren des Körpers, die auf Reize im physiologischen Bereich reagieren, können Nozizeptoren aufgrund der Tatsache, dass es hochschwellige Rezeptoren sind, nur durch tatsächlich noxische Reizstärken angesprochen werden. Sie können jedoch sensibilisiert, d.h.

ihre Schwelle kann bis in den physiologischen Bereich herabgesetzt werden, sodass selbst Reize, die unter normalen Bedingungen schmerzlos sind, ein Aktionspotenzial auslösen. Das Prinzip der **Nozizeptorsensibilisierung** beruht auf der wirkungsverstärkenden Informationsweitergabe von *Signalketten*. Diese treten immer dann in Kraft, wenn extrazelluläre **Botenstoffe** (messenger) die Zellmembran nicht passieren können und stattdessen ihre Information über die Bindung an ein Membranprotein, d.h. an einen Rezeptor, ins Zellinnere vermitteln. Die für die Nozizeptorsensibilisierung verantwortlichen Botenstoffe sind wieder die **Entzündungsmediatoren** – besonders *Prostaglandin E2* hat hier einen hohen Stellenwert (näheres zur Funktion von PGE2 im Abschnitt „Schmerztherapie" unter „Nicht-Opioide"). Die Mediatoren binden als First-messenger an extrazellulären Rezeptoren und übermitteln ihr Signal über daran gekoppelte G-Proteine an intrazellulär befindliche Enzyme. Diese schütten eine Vielzahl weiterer, als Second-messenger wirkende Botenstoffe aus, woraus eine Informationsverstärkung resultiert. In Folge dessen wird die Reizschwelle herabgesetzt und so die Empfindlichkeit der Nozizeptorenden erhöht. Sie können nun durch eine spezifische Reizung mittels Depolarisation aktivert werden. Genauso werden auch „stumme"/"schlafende", d.h. durch noxische Reize normalerweise nicht erregbare Nozizeptoren in näherer Umgebung bei Entzündungsprozessen mittels Sensibilisierung rekrutiert – es kommt zu einer **Hyperalgesie**.

Ist eine reizspezifische **Aktivierung** erfolgt, entlassen die Nozizeptoren in ihrem Soma gebildete *Neuropeptide* in das umliegende Gewebe. Dazu gehören die „Substanz P" und CGRP (Calcitonin Gene-Related Peptide). Beide wirken auf verschiedene Zellen - an den Gefäßen erzeugen sie eine Vasodilatation und erhöhen gleichzeitig deren Permeabilität, Mastzellen veranlassen sie zur Degranulation, der Ausschüttung von Histamin, und sie aktivieren Immunzellen. Das Resultat ist eine **neurogene Entzündung**, welche ihren Teil zum Gesamtbild der bereits durch die Gewebeschädigung eingeleiteten Entzündungsreaktion beiträgt. Des Weiteren regt die Freisetzung des so genannten *Nerve Growth Factors* (NGF) die Ausspossung der Nervenfasern in das Nachbargewebe an – die Hyperalgesie wird verstärkt, was es Ärzten und Physiotherapeuten ermöglicht, schmerzhafte Stellen durch Palpation zu lokalisieren. Die Bereitstellung der Substanz P, welche außer von den Nozizeptoren noch von Leukozyten exprimiert wird, die es gleichzeitig über Chemotaxis auch zum Schädigungsort locken kann, ist Bedingung für die Sensibilisierung der Rückenmarksneurone und damit unverzichtbar für die Schmerzweiterleitung.

8.2.2 Schmerzweiterleitung

Mit dem Nervensystem als wichtigem Steuerorgan des Körpers wird die Weiterleitung der an den Nozizeptoren aufgenommenen Schmerzreize ermöglicht. Gehirn und Rückenmark bilden das ZNS – alle dort ein- und ausgehenden Nerven das Periphere Nervensystem.

Nozizeptoren sind über sensible **periphere Nervenfasern** mit dem Rückenmark verbunden. Je nachdem, ob sie eine Myelinschicht besitzen oder nicht, können die für die Schmerzweiterleitung verantwortlichen Nervenfasern in schnelle und langsame unterteilt werden. Die *A-Delta-Fasern* (20m/s) sind myelinisiert. Sie leiten folglich den hellen, stechenden und an der Oberfläche gut lokalisierbaren Sofortschmerz, während die unmyelinisierten und dadurch langsameren *C-Fasern* (2m/s) den etwas später einsetzenden, allmählich an- und abklingenden, dumpferen und in der Tiefe schlecht abgrenzbaren Schmerz leiten.

Im **Rückenmark** wird der Schmerzreiz vom peripheren auf das Zentrale Nervensystem übertragen. Noch bevor der Schmerz bewusst wahrgenommen wird, kann es hier (Rückenmark = spinale Ebene) zur sensomotorischen Verarbeitung des Reizes in Form eines Reflexes, also einer motorischen Reaktion, kommen, welche weitere Schäden vermindern oder sogar vermeiden kann. Wichtig ist hier vor allem der Beugereflex, wie er z.B. bei der Berührung einer heißen Herdplatte ausgelöst wird. Darüber hinaus werden auch vegetative Reaktionen hervorgerufen, die sich in einer Veränderung der Durchblutung, der Schweißsekretion und des Herzschlages äußern.

Parallel dazu werden Informationen über den Tractus spinothalamicus (Vorderseitenstrang: aufsteigende Faserbahn der weißen Substanz des Rückenmarks) zum Thalamus geschickt, wo alles zentral erfasst, verarbeitet und an höhere Areale der Großhirnrinde (Kortex) weitergesendet wird.

Neben den Impulsen der Nozizeption empfängt der **Thalamus** als „Tor zum Bewusstsein" sämtliche Sinnesreize des Körpers. Er ist die subcorticale Sammelstelle aller proprio- und exterozeptiven Signale und hat bezüglich dieser eintreffenden Afferenzen eine Filterfunktion. Da er dazu in der Lage ist, ihre Weiterleitung zum Kortex zu unterbinden, entscheidet sich erst im Thalamus, welche Signale sich tatsächlich dem Bewusstsein erschließen werden. Hierdurch wird ersichtlich, dass Schmerzen aufgrund der Vielzahl parallel eintreffender Sinnesreize modulierbar, d.h. veränderbar werden. Die Nozizeption ist damit abhängig von visuellen, taktilen, auditiven, chemischen (Geruchssinn) und Geschmacksreizen, von Temperatur sowie von Gleichgewichts- und Bewegungsreizen – letztendlich von der Gesamtheit der uns umgebenden Umwelteinflüsse. Und da diese stets individuell verarbeitet werden, definiert die IASP den Schmerz als *„immer subjektiv"*.

Lässt der Thalamus den Schmerzreiz passieren, gelangt dieser in den **Kortex.** Erst jetzt wird er bewusst wahrgenommen. Im Kortex besteht auch eine Verbindung zum **limbischen System**, welches u.a. für die Steuerung und den Ausdruck emotionaler Stimmungen und Gefühle verantwortlich ist. Hier findet also unter dem Einfluss bereits gespeicherter Emotionen eine Wertung des Schmerzes statt, was unmittelbare Auswirkungen auf das Allgemeinbefinden des Organismus hat. So kann Schmerz Missmut, Trauer und sogar Aggression hervorrufen. Andersherum kann die allgemeine Gefühlslage auch die Schmerzwahrnehmung beeinflussen – im positiven Sinne – gute Laune verringert die Schmerzen – wie auch im negativen – Unglück verstärkt sie. Diese Tatsache beschreibt erneut eine Modulation und ist ein weiterer Grund für die Subjektivität der Schmerzwahrnehmung. Des Weiteren kann eine durch das limbische System vermittelte Endorphinausschüttung über das Andocken an Opioidrezeptoren im ZNS die Verminderung des Schmerzempfindens bis hin zur Schmerzausblendung erreichen.

Das bewusste Wahrnehmen von Schmerzen inklusive deren genaue Lokalisation und Abgrenzung unterliegt einem Lernprozess, welcher durch den **Gyrus postcentralis** ermöglicht wird, denn dieser enthält Projektionsareale für jeden Hautbereich des Körpers, den *sensorischen Homunculus*, sodass Verletzungen auch genau dort wahrgenommen werden können, wo sie sich tatsächlich befinden.

8.2.3 Differenzierung von akutem und chronischem Schmerz

Akuter Schmerz übernimmt gemäß der Definition der IASP die Funktion eines nicht nur nützlichen, sondern auch notwendigen Warnsystems, welches durch das Hervorrufen von Schutzreaktionen den körperlichen Schaden in Grenzen halten kann. Er besteht nur vorübergehend und kann mit der Behandlung seiner Ursache recht leicht und schnell behoben werden.

Chronischer Schmerz aber hat diese sinnvolle Melde-, Schutz- und Heilfunktion verloren und wird zu einem eigenständigen Krankheitsbild. Es ist ein Schmerz, der sich über einen Zeitraum von mindestens 3 bis 6 Monaten verselbstständigt hat, da die afferenten Nervenzellen infolge dauerhafter Impulssendung zum Gehirn eine Stoffwechselveränderung vorgenommen haben und somit nicht mehr abschalten können, obwohl der eigentliche Schmerzreiz nicht mehr vorliegt. Dies wird auch als *Schmerzgedächtnis* der Zelle bezeichnet.

Weiterhin ist es ein Schmerz, dessen Ursache entweder nicht mehr besteht oder nicht (mehr) behoben werden kann. Letzterem liegt besonders die Komplexität der auf den Menschen als biopsychosoziale Einheit einwirkenden Umweltfaktoren zugrunde. Chronischer Schmerz führt über eine physische, psychische und soziale Erschöpfung außerdem häufig zu depressiver Verstimmung, Reizbarkeit, der Verminderung eigener Interessen und sozialer Kontakte, zu einem erhöhten Arzneimittelverbrauch und zu einer Belastung familiärer Verhältnisse. Die Therapie chronischer Schmerzen ist daher eine *große medizinische Herausforderung*, die einer interdisziplinären Zusammenarbeit mit viel Geduld bedarf.

Die wichtigsten und häufigsten Beispiele für chronische Schmerzen sind Rückenschmerzen (Nervenwurzelkompression, Bandscheibenvorfall), Kopfschmerzen, Neuralgien (Trigeminusneuralgie), Rheumatische Schmerzen (Rheumatoide Arthritis), Degenerative Schmerzen (Arthrose) und psychosomatische Schmerzen.

8.3 Schmerzdiagnostik

Eine ausführliche und sorgfältige Erhebung möglichst aller schmerzbedingenden Umstände ist unverzichtbar für die erfolgreiche Behandlung von Schmerzpatienten. Sie bildet die Grundlage der gesamten Therapie, da aus ihr die nötigen Kenntnisse hervorgehen, welche der Therapeut benötigt, um zusammen mit seinem Patienten ein Ziel zu formulieren und das weitere Vorgehen eingehend planen zu können. Aufgrund der Tatsache, dass Schmerzen – vor allem bei chronischen Patienten – durch eine hohe Komplexität hinsichtlich ihrer Entstehungsfaktoren charakterisiert sind, erfordert besonders die Erstuntersuchung viel Zeit. Bei einem chronischen Schmerzpatienten dauert sie nicht weniger als 2 Stunden. Die Erstuntersuchung umfasst das Ausfüllen eines Patientenfragebogens, das Durchsehen der ärztlichen Briefe, Kommentare und Befunde durch den Therapeuten, eine gründliche Anamnese, eine klinische Untersuchung und die Planung weiterer Untersuchungsschritte mittels apparativer Methoden, falls diese notwendig sind.

Fragebögen

Standardisierte Fragebögen stellen ein einfaches und praktikables Mittel dar, um **allgemeine therapierelevante Informationen** zusammenzutragen und zu sichern. Darunter fallen z.B. *Personalien* wie Name, Alter, Geschlecht, Wohnort, Beruf, der Name des *Hausarztes*, eventuelle *Nebenerkrankungen, Medikamente* und *Allergien*. Des Weiteren können sie verschiedene Skalen zur subjektiven Bewertung der Schmerzintensität enthalten.

Mithilfe der **verbalen Rangskala** kann der Patient die Stärke seiner Schmerzen ausdrücken, indem er zwischen wertenden Begriffen wählt, die von „kein Schmerz" bis „unerträglicher Schmerz" reichen.

Die **numerische Rangskala** bietet zur Bewertung der Schmerzintensität die Zahlen von 0 (= kein Schmerz) bis 10 (= unerträglicher Schmerz) an. Hier kann der Patient diejenige Zahl kennzeichnen, die am besten zu seinem Schmerz passt.

Bei der **visuellen Analogskala** kann der Patient unabhängig von Zahlen oder Worten auf einer in der Regel 100mm langen Linie, deren Enden wieder durch die Intensitäten „kein Schmerz" und „unerträglicher Schmerz" markiert sind, einen Strich genau an der Stelle setzen, wo er seinem Gefühl nach den Schmerz empfindet. Für die Dokumentation kann diese Stelle schließlich mit einem Lineal als Millimetermaß abgelesen werden.

Die o.g. Skalen eignen sich gut zur Bewertung des akuten Schmerzes – bei chronischen Schmerzen reicht die Erfassung der Schmerzintensität allein jedoch nicht aus. Hier werden zusätzlich Aspekte wie die Schmerzqualität – hiermit ist die affektive Bedeutung, z.B."quälend" oder „lähmend", und die sensorische Wahrnehmung, z.B. „dumpf", „brennend" oder „pochend", gemeint – die schmerzbedingte Einschränkung bei alltäglichen Aktivitäten, die Fähigkeit zur Schmerzbewältigung und der psychische Zustand hinzugezogen.

Anamnese
Während ein Fragebogen der gezielten Erfassung von Daten und Informationen dient, sollte der Therapeut das Anamnesegespräch möglichst nicht mit konkreten Fragen eröffnen und damit den Patienten in seinen Antwortmöglichkeiten einschränken. Vielmehr sollte er ihm zu Anfang die Möglichkeit geben, seine Beschwerden, Sorgen und Ängste von sich aus strukturiert darzulegen. Je nach Chronologie, Betonung und Umfang seiner Schilderung wird dabei deutlich, was speziell in seinem Fall hinsichtlich der Schmerzursachen oder der späteren Behandlung von Bedeutung sein könnte. Auf diese Weise lernt der Therapeut den Patienten mit seiner ganz individuellen Problematik kennen, ohne ihn lediglich auf seine Schmerzsymptomatik zu reduzieren und dadurch wichtige Informationen zu übergehen.

Im Laufe dieser **Eigenanamnese** wird der Patient wahrscheinlich bereits viele Aspekte ansprechen, die auch von anderen Formen der Anamnese abgedeckt werden. Je nachdem, wie ausführlich sie ausgefallen ist und es die Diagnose erfordert, muss der Therapeut eventuell durch gezielte Fragen noch näher auf diese Anamneseformen eingehen.

Als Bestandteil der **Schmerzanamnese** zählt z.B. die Frage nach Art, Stärke, Lage und Ausstrahlung des Schmerzes. Es muss außerdem deutlich werden, *seit wann* die Schmerzen bestehen, *wann*, d.h. bei welchen Tätigkeiten die Beschwerden auftreten und – damit zusammenhängend – *wodurch* sie ausgelöst, verschlimmert oder gelindert werden und *was bisher* unternommen wurde.

Während der **medizinischen Anamnese** erkundigt sich der Therapeut nach eventuellen *Nebenerkrankungen, Medikamenten, Unfällen* und *Operationen* in der Vergangenheit, nach *Allergien* und anderen Überempfindlichkeitsreaktionen sowie nach *Alkohol bzw. Drogenkonsum*. Dieses Vorgehen ist äußerst sinnvoll, da Schmerzen in der Regel nun einmal ein Symptom und damit eine Begleiterscheinung anderer dem Körper schadender Faktoren sind. Somit ist das Erkennen solcher Faktoren und deren Einbeziehung in die diagnostischen Überlegungen für die Behandlung des Schmerzes auf kausaler Ebene wichtig.

Um Gewissheit über mögliche erbliche Veranlagungen des Patienten zu bekommen, führt der Therapeut eine **Familienanamnese** durch. Dabei fragt er nach häufig innerhalb der Familie vorkommenden *Krankheiten*. Darunter fallen z.B. solche, die den Stoffwechsel, das kardiale, das pulmonale, das neurologische System oder genetische Defekte wie Tumoren betreffen.

Im Rahmen der **Sozialanamnese** wird abgeklärt, inwiefern soziale und private Lebensumstände hinsichtlich *Partnerschaft, Familienstand, Kinder, Wohnverhältnisse* etc. mit dem Schmerzgeschehen zusammenhängen könnten. Insbesondere chronische Schmerzen haben oft einen hohen psychosomatischen Anteil, daher nimmt hier die Frage nach sozialen Problemen, aus denen starke psychische Belastungen resultieren können, einen hohen Stellenwert ein. Zur Sozialanamnese gehört u.a. auch die **Berufsanamnese.** Diese ist aber nicht nur bezüglich *psychischer Belastungen* wie ein angespanntes Arbeitsklima, Leistungsdruck, Rivalität oder Zukunftsängsten interessant, sondern auch die *physischen Komponenten* wie starke körperliche Belastung, monotone Bewegungen, zwanghafte Fehlhaltungen und ein hohes Arbeitspensum müssen abgewogen werden.

Klinische Untersuchung

Die bloße Befragung des Patienten nach bestimmten Begleiterkrankungen würde einer ausführlichen Diagnostik nicht Genüge tun. Darüber hinaus überprüft der Therapeut in einer **allgemeinen Untersuchung** den gesamten Körper des Patienten, spezieller auch seine Organsysteme, mittels *Inspektion, Palpation* und *Auskultation*. Dies ermöglicht ihm, vom Patienten vielleicht unbemerkt gebliebene körperliche Veränderungen aufzuspüren, die mit der Schmerzproblematik zusammenhängen oder ihr sogar vorausgehen könnten. Besonders gründlich wird dabei die schmerzhafte Körperstelle und deren nähere Umgebung untersucht. Mitunter sollte auf Narben, Rötungen, Schwellungen, Wunden, Funktionseinschränkungen, Schonhaltungen, Atrophien u.ä., aber auch auf Gemütszustände wie Nervosität, Aufgeregtheit, Angst, Aggression gachtet werden. Die allgemeine Untersuchung wird durch die folgenden, an der Schmerzsymptomatik orientierten Untersuchungsschritte ergänzt.

Wie im vorangegangenen Abschnitt „Schmerzphysiologie" ersichtlich geworden ist, spielt das Nervensystem eine herausragende Rolle bei der Schmerzentstehung, -weiterleitung und -wahrnehmung. Es liegt also sehr nahe, auch das Nervensystem auf Störungen zu untersuchen. In der **neurologischen Untersuchung** erfolgen neben einer Überprüfung der *Hirnnerven* einige Tests zur Bewertung der *Reflexfunktionen*, der *motorischen* Fähigkeiten, der *sensiblen* Wahrnehmung und der *Koordination*. Außerdem muss der jeweilige *Schmerzcharakter* ermittelt werden:

Hyperalgesie: erhöhte Schmerzwahrnehmung bei noxischem Reiz
Hyperästhesie: erhöhte Schmerzwahrnehmung bei nicht noxischem Reiz
Hypalgesie: verminderte Schmerzwahrnehmung bei noxischem Reiz
Analgesie: aufgehobene Schmerzwahrnehmung trotz noxischem Reiz
Allodynie: Schmerzwahrnehmung bei nicht noxischem Reiz
Hyperpathie: den Reiz überdauernde, verzögert einsetzende und erhöhte Schmerzwahrnehmung
Parästhesie/ Dysästhesie:
nicht schmerzhafte Missempfindung (Kribbeln, Jucken, Wärme etc.)
Neuralgie: Schmerzwahrnehmung im Innervationsgebiet eines Nerven
Neuritis: Nervenentzündung

Für den Physiotherapeuten ist vor allem die **orthopädische Untersuchung** interessant. Bei einem Großteil der Schmerzpatienten sind die Beschwerden auf Störungen im Bewegungsapparat zurückzuführen. Dementsprechend erfordert die orthopädische Untersuchung eine Analyse der aufrechten *Haltung* bzw. des *Ganges* und – unweigerlich damit verbunden – des *aktiven* sowie *passiven Bewegungsapparates*. Unphysiologische Veränderungen treten vorrangig muskulär in Form von Verspannungen, Zerrungen, Myogelosen, Triggerpunkten, Atrophien und allgemeinen Muskelverletzungen auf, können aber ebenso als Kapsel-Band-Verletzung, Knorpeldegeneration, Instabilität oder Entzündung von den Gelenken ausgehen. Um diese aufzuspüren, kommen erneut Inspektion und Palpation zum Tragen. Als zentrales Verbindungsglied zwischen oberer und unterer Extremität nimmt die *Wirbelsäule* im Rahmen der Untersuchung eine ganz besondere Rolle ein. Durch sie können sich statische Ungleichgewichte und Gelenkfehlstellungen schnell auf die gesamte Körperhaltung negativ auswirken.

8.4 Schmerzarten

Die Abb. 8.1 gibt einen schematischen Überblick über Arten des Schmerzes. Einzelne Schmerzarten werden im Folgenden erläutert.

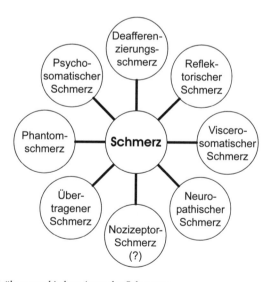

Abb. 8.1. *Überblick über verschiedene Arten des Schmerzes*

Psychosomatischer Schmerz

Körperliche Symptome können auch Ausdruck einer seelischen Belastung sein, z.b. gibt es posttraumatische Belastungsstörungen, Zustände nach Mobbing usw. Psychosomatische Schmerzen sprechen auf eine Veränderung der Lebensführung und auf psychotherapeutische Verfahren an. Gegebenenfalls kann eine medikamentöse Therapie mit Psychopharmaka versucht werden.

Deafferenzierungsschmerz

Er entsteht durch Schädigung der Nervenfaser, d.h. axonal: wie z.b. beim Motorradunfall mit Ausriß des Plexus axillaris. In der Folge treten starke Schmerzen auf .beim Plexusausriß fallen auch hemmende A -beta- Fasern weg, was zu Veränderungen der neuronalen Verarbeitung zu führen scheint. es kommt weiterhin zu Veränderungen in den segmentalen Hemmmechanismen im Bereich des Rückenmarks. Möglicherweise kommt es zu spontaner Hyperaktivität der enthemmten Rückenmarksneurone und in der Folge zu schwersten Schmerzen (z.b. Phantomschmerz).

In der medikamentösen Therapie sind Analgetika wenig erfolgreich. Zum Einsatz kommen hauptsächlich Antiepileptika und Antidepressiva.

Reflektorischer Schmerz

Zu den reflektorischen Schmerzen gehören Schmerzen, verursacht durch eine gestörte Motorik. Der Muskelhartspann verursacht eine Erregung von Schmerzrezeptoren. Die Schmerzen führen zu weiterer Verstärkung der Muskelverspannung. Es entsteht ein Circulus vitiosus. Ein ähnlicher Teufelskreis entsteht auch durch unadaptierte sympathische Reflexantworten; früher sympathische Reflexdystrophie genannt, heute in die Gruppe von Erkrankungen unter dem Begriff des komplexen regionalen Schmerzsyndroms (CRPS) eingeordnet. Zu einer Verstärkung primärer Schmerzen kommt es hierbei durch eine Durchblutungsveränderung. Diese sich selbst unterhaltenden Teufelskreise lassen sich am effektivsten durch Blockaden mit Lokalanästhetika behandeln.

Visceraler/ somatischer Schmerz

Viscerale Schmerzen gehen von den Eingeweiden aus und sind charakteristisch dumpf und schlecht lokalisierbar. Sie werden über marklose Nervenfasern vermittelt und häufig von vegetativen Begleiterscheinungen flankiert. Die Schmerzausstrahlung erfolgt hierbei oft in die korrespondierenden Headschen Zonen.

Somatischer Schmerz

Man unterscheidet einen Tiefen- von einem oberflächlichen Schmerz. Der Tiefenschmerz wird verursacht von Muskeln, Bindegewebe, Knochen und Gelenken. Typischerweise ist er eher dumpf, neigt zu Ausstrahlungen und wird oft von vegetativen Erscheinungen begleitet z.b. bei Muskelschmerzen und Kopfschmerzen. Seine Leitung erfolgt über A - delta und C-Fasern. Der Oberflächenschmerz ist anfangs hell und gut lokalisierbar (A - delta- Faser- vermittelt) und geht kurz nach Reizende in einen dumpfen, schlecht lokalisierbaren , C- Faser- vermittelten Schmerz über. Der Erstschmerz dient v.a. der Auslösung von Fluchtreflexen, während der Zweitschmerz affektbeladen ist und den Reiz überdauert.

Neuropathischer Schmerz

Bei geschädigten Nerven erfolgt die Impulsauslösung nicht nur an den Nervenendigungen sondern auch im geschädigten Faserverlauf. Die Schmerzempfindung wird dabei in das Ursprungsgebiet des Nerven projeziert. Sie haben entweder anfallsartigen, einschießenden Charakter wie z.b. bei der Trigeminusneuralgie oder dumpfen Charakter, wie bei der Kausalgie. Für die Therapie der einschießenden Schmerzen sind Antiepileptika (Carbamazepin) für die kontinuierlichen, brennenden Schmerzen sind trizyklische Antidepressiva, Neuroleptika und Nervenblockaden Mittel der Wahl.

Nozizeptorschmerz

Bei einer Gewebsschädigung durch Trauma, Entzündung oder Tumor werden die Schmerzrezeptoren direkt erregt. Für die Behandlung kommen Antipyretika und Opioidanalgetika zum Einsatz.

Übertragener Schmerz

Im Bereich des Hinterhornes konvergieren Afferenzen aus inneren Organen und bestimmten Hautarealen auf ein gemeinsames, nach zentral ziehendes Neuron. Zentral kann daher nicht mehr unterschieden werden, wodurch diese Erregung ausgelöst wurde, ob durch eine Stimulation im Bereich der Haut oder durch eine Stimulation des entsprechenden inneren Organs. Da der Körper jedoch gelernt hat, daß Reize nahezu immer aus der Haut stammen, nimmt er dies auch in den Situationen an, in denen ausnahmsweise ein Schmerzreiz im Bereich eines inneren Organs vorliegt. Der zu einem inneren Organ zugehörige Hautbereich wird als Headsche Zone bezeichnet. Typisches Beispiel für einen übertragenen Schmerz sind z.B. die Schmerzen bei einem Herzinfarkt. Hierbei wird der Schmerz oft im linken Arm empfunden. Bei Erkrankungen eines inneren Organes kann im Bereich der Headschen Zone eine verstärkte Schmerzempfindung (Hyperalgesie) bestehen.

8.5 Schmerztherapie

8.5.1 Medikamentöse Schmerztherapie - Analgetika

Die symptomatische Behandlung von Schmerzen mit Medikamenten nimmt in der Schmerztherapie nach wie vor den größten Stellenwert ein - dennoch finden Analgetika im Alltag leider viel häufiger als eigentlich nötig Gebrauch. Weder die Bereitschaft, den *akuten* Schmerz innerhalb seiner erträglichen Grenzen zu akzeptieren, bis er vorrübergeht, noch die Erkenntnis, dass dieser Schmerz eine Aussage hat, ist mehr Bestandteil der Betrachtungsweise vieler Menschen auf ihren eigenen Körper. Zu schnell und leicht lassen sich die Schmerzmittel besorgen und einnehmen.

Etwas anders verhält es sich bei *chronischen* Schmerzen: sie bewirken mit ihren umfangreichen Entstehungsursachen meist einen bedeutenden Einschnitt in der Lebensqualität. Die Bekämpfung chronischer Schmerzen erfordert aber ein hohes Maß an Eigeninitiative im Sinne einer Umstellung von Lebensgewohnheiten, sozialen Kontakten, Arbeitbedingungen oder sogar der Ernährung. Hier sind Schmerzmittel durchaus sinnvoll einsetzbar, um über die Analgesie die *Compliance* des Patienten zu fördern.

Analgetika können in Nicht-Opioide und Opioide unterteilt werden. Opioide enthalten Opium, bzw. darin vorkommende Alkaloide wie Morphin oder Codein. Schon früh wurde Opium aus dem getrockneten Milchsaft des Schlafmohns gewonnen und als Rauschgift missbraucht - im 19. Jahrhundert lag diese Substanz sogar dem Opiumkrieg (1840-1842) zwischen China und Großbritannien zugrunde. Erste vollsynthetisch hergestellte Opioide erschienen in den 1930er Jahren. Im menschlichen Körper kommen auch unter physiologischen Bedingungen endogene Opioide vor - sie werden Endorphine, bzw. Enkephaline genannt.

Nicht-Opioide

Bei den Nicht-Opioiden ist eine Differenzierung zwischen sauren und nicht-sauren Analgetika möglich. **Die sauren Nicht-Opioide** unterscheiden sich von den nicht-sauren in ihrer Eigenschaft, dass sie neben einer analgetischen und antipyretischen Wirkung auch *antiphlogistisch* wirksam und somit für die Therapie entzündungsbedingter Schmerzen unerlässlich sind. Darüber hinaus haben sie entsprechend ihres Namens einen sauren Charakter, sie sind stark polar und weisen eine feste Bindung an Plasmaproteinen (> 90%) auf. Aus diesem Grund ist ihr bevorzugter Wirkort das entzündete Gewebe selber.

Um eine Abgrenzung zu den ebenfalls antiphlogistisch wirksamen Glukokortikoiden zu erreichen, wurde der Begriff der "non-steroidal antiinflammatory drugs" (NSAIDs = nicht-steroidale Antiphlogistika) eingeführt. Bekannte Namen in dieser Wirkstoffgruppe sind z.B. Aspirin (ASS) oder Ibuprofen (2-Aryl-Propionsäure).

Den **nicht-sauren Analgetika** fehlt die antiphlogistische Wirkung - sie sind lediglich analgetisch und antipyretisch aktiv. Außerdem sind sie neutral bis schwach basisch, nur gering polar und und binden sich schlechter an Plasmaproteinen. Hier gehört u.a. das Medikament Paracetamol zu.

Die sauren Analgetika hemmen das Enzym **Zyklooxigenase** (COX), welches für die *Prostaglandinsynthese* verantwortlich ist, indem es diese aus der bei Gewebeschädigungen ausgeschütteten Arachidonsäure herstellt. Die Zyklooxigenase kommt im Körper in zwei Isoformen vor.

COX1 kommt nahezu in allen Organsystemen vor und reguliert *physiologische Funktionen*, ist dadurch auch an der Aufrechterhaltung der Homöostase beteiligt. Es produziert schützende Prostaglandine, mitunter auch Prostaglandin E2, die über Mukosasekretion zum Schutz der Schleimhäute im Gastrointestinaltrakt beitragen, die Nierendurchblutung unterstützen und die Thrombozytenaggregation im Rahmen der Hämostase fördern.

COX2 ruft im Wesentlichen die *Entzündungsreaktionen* und den damit verbundenen Schmerz hervor. Es produziert ebenso wie COX1 das *Prostaglandin E2* (PGE2) - im entzündeten Gewebe sensibilisiert dieses die Nozizeptoren, indem es deren Reizschwelle herabsetzt, es erhöht die Gefäßpermeabilität, erzeugt eine Vasodilatation und verstärkt die Wirkung weiterer Entzündungs- bzw. Schmerzmediatoren.

Bei der Einnahme saurer Analgetika wird die Prostaglandinsynthese gehemmt, die PGE2-Konzentration sinkt, die Nozizeptorreizschwelle wird nicht herabgesetzt und das Auslösen eines für die Schmerzweiterleitung notwendigen Aktionspotenzials unterbleibt.

Da Wirkstoffe wie Acetylsalicylsäure (ASS) jedoch nicht selektiv arbeiten, d.h. allein die für die Entzündung relevante COX2 hemmen können, sondern immer auch die COX1 hemmen, kommt es bei dauerhafter Einnahme sehr oft zu **Nebenwirkungen** wie Gerinnungsstörungen, Ulzera im Magen-Darm-Trakt, Gastritis, Magenblutungen oder Niereninsuffizienz. In geringeren Dosen von 50-100 mg/Tag wird ASS aufgrund ihrer über die COX1-Hemmung zustande kommenden antikoagulativen Wirkung dennoch gerne zur Reinfarktprophylaxe genutzt.

Die Wirkung nicht-saurer Analgetika ist noch nicht vollständig erforscht. Trotzdem ist bekannt, dass sie die Prostaglandinsynthese weniger hemmen als die sauren und folglich weniger Nebenwirkungen dieser Art aufweisen. Nicht-saure Analgetika konzentrieren sich wegen ihrer geringen Proteinbindungsfähigkeit im Gegensatz zu den sauren Analgetika weniger im entzündeten Gewebe, sondern entfalten ihre Wirkung im Rückenmark, wo sie vermutlich die Aktivität von C-Fasern und spinalen Neuronen senken. Ebenso scheint eine hemmende Beziehung zur schmerzrelevanten Substanz P zu bestehen.

Opioide

Opioide lassen sich entsprechend ihrer intrinsischen (von innen her angeregten) Aktivität in verschiedene Gruppen einteilen. Dabei werden *reine Agonisten* (hohe intrinsische Aktivität) von *partiellen Agonisten* (geringe intrinsische Aktivität) und *Antagonisten* (keine intrinsische Aktivität) sowie gemischten *Agonisten-Antagonisten* unterschieden. Ebenso möglich ist die Einteilung nach hochpotenter und niedrigpotenter Wirkung.

Opioidrezeptoren befinden sich vorrangig im ZNS, hier vor allem im Rückenmark, der Medulla oblongata sowie im limbischen System, es gibt sie allerdings auch im Peripheren Nervensystem, so z.b. an vegetativen Nerven. Die **Wirkung** der Opioide beruht auf der Hemmung der für die Schmerzweiterleitung verantwortlichen Signalkette. Dabei stehen sie mit **inhibitorisch** wirksamen G-Proteinen in Verbindung, was eine Unterbindung der Nozizeption zur Folge hat, sobald das Opiat als First-messenger die Rezeptoren besetzt. Diese G-Proteine hemmen nun das im Zellinneren befindliche Enzym Adenylatzyklase, welches daraufhin die Umwandlung von ATP in cAMP stoppt. Letzteres ist als Second-messenger tätig und aktiviert unter normalen Bedingungen, d.h. wenn keine Analgesie in Form einer Opioidgabe erfolgt, eine Proteinkinase. Charakteristisch für solche Kinasen ist die Aktivierung anderer Proteine mittels Phosphorylierung. Infolge der Opioidbindung an den Rezeptoren unterbleibt nun die Phosphorylierung von Na+-Kanälen durch die Proteinkinase, daher kommt es nicht zum Einstrom von Natrium, es entsteht kein Aktionspotenzial und die Schmerzweiterleitung ist gehemmt.

Über die analgetische Wirkung hinaus kann es – je nachdem welche Rezeptorarten im ZNS durch die Opioide angesprochen werden – zu unerwünschten **Nebenwirkungen** wie Übelkeit, Sedierung, euphorischen Zuständen und Pupillenverengung (Miosis) kommen, aus einer Beeinträchtigung des Atemzentrums kann Atemnot folgen, und die Konzentrationserhöhung von Antidiuretischem Hormon (ADH) kann eine Antidiurese hervorrufen. Peripher äußern sich die negativen Effekte der Opioidmedikation in Obstipation durch erhöhte Wasserrückresorbtion im Dickdarm aufgrund verlangsamter Peristaltik, in Harnverhalt infolge einer Sphinkterkonstriktion im Harnableitenden System, in Hypotonie, welche aus einer Vasodilatation resultiert, und in Bronchokonstriktion, die ebenso wie die Hemmung des zentralen Atemzentrums zu Atembeschwerden führt.

Der große Umfang an Opioidnebenwirkungen erfordert in der Therapie fast immer die Einnahme weiterer Medikamente, die einer Verminderung der Compliance des Patienten entgegenwirken sollen. So werden neben dem eigentlichen Opioid häufig noch Laxanzien gegen Obstipation oder Antiemetika gegen Erbrechen verschrieben.

Ein weiterer unerwünschter Effekt in diesem Zusammenhang ist die **Toleranzentwicklung** gegenüber dem jeweiligen Opiat, welche eine Dosiserhöhung erfordert, um die Wirkung aufrecht erhalten zu können. Ein Erklärungsmodell für diesen Vorgang ist die Entkopplung der Opioidrezeptoren von der Adenylatzyklase, sodass deren Tätigkeit – und damit verbunden die Schmerzweiterleitung – nicht mehr ausreichend gehemmt wird. Eine andere Theorie geht von Adaptationsprozessen im ZNS aus. Dabei reagiert der Körper auf die kontinuierliche Besetzung der Opioidrezeptoren mit einer erhöhten Synthese derselben. Folglich erhöht sich auch die Aktivität der Adenylatzyklase, es wird wieder vermehrt cAMP hergestellt und die Opioidwirkung lässt nach. Eine Gewöhnung tritt ein. Die ursprüngliche Wirkung kann nur noch über eine Dosiserhöhung erreicht werden.

Die Opioideinnahme ist aus diesem Grund ein Eingriff in die Homöostase des Körpers. Über kurz oder lang entwickelt sich damit infolge einer Stoffwechselumstellung aus der Toleranz eine **physische Abhängigkeit**. Der Organismus kann ohne das Medikament nicht mehr funktionieren, was sich deutlich in den Entzugssymptomen nach Absetzen des Medikaments erkennen lässt. In der Entzugstherapie wird daher Wert auf eine schrittweise Reduktion der Dosierung und den Gebrauch von Antagonisten gelegt. *Antagonisten* wirken aufgrund ihrer höheren Bindungsfähigkeit an den Opioidrezeptoren gegenüber den Agonisten nach dem Prinzip der kompetitiven (= verdrängenden) Hemmung, allerdings ohne dabei eine intrinsische Wirkung hervorzurufen. Bei einer akuten Opioidintoxikation wird häufig Naloxon verwendet, für die Opioidentzugstherapie kommt wegen der längerfristigen Besetzung der Rezeptoren eher Naltrexon in Frage.

Eine **psychische Abhängigkeit** äußert sich letztendlich in dem zwanghaften Verlagen nach wiederholter Einnahme des berauschenden und euphorisierenden Mittels.

Das Risiko sowohl der Toleranzentwicklung als auch der beiden Abhängigkeitsformen steigt bedeutend mit einer Anwendung des Opioids „nach Bedarf". Im Umkehrschluss kann diesen beiden Zuständen durch eine regelmäßige und kontinuierliche Einnahme mit angepassten Dosen über den auf diese Weise gleichmäßigen Opioidwirkspiegel vorgebeugt werden.

Indikationen für die Gabe von Opioiden sind hochgradige Schmerzen, die von anderen Analgetika nicht mehr gelindert werden können. Dazu gehören u.a. Infarkt- und Tumorschmerzen sowie Schmerzen infolge großer Operationen. Die Anwendung kann kurzzeitig über parenterale Applikation oder kurzzeitig wirksame Opioide erfolgen, bei dauerhafter Opioidtherapie greift man auf verzögernde Darreichungsformen wie retardierte Tabletten oder lang anhaltend wirksame Opioide zurück.

Kontraindikationen stellen Funktionsstörungen der Leber und der Nieren dar, ebenso Lungenerkrankungen wie die chronische Bronchitis/ COPD, Darmverschluss, oder auch chronische Schmerzen, bei denen die Ursache nicht eindeutig ist. Vorsicht ist bei Schwangerschaft, dem Geburtsvorgang und der Laktation (Milchabsonderung) geboten, da Opioide sowohl dazu in der Lage sind, die Plazenta zu passieren, als auch über die Muttermilch übertragen zu werden.

Das WHO-Stufenschema

Das Stufenschema der WHO besteht aus einem dreiteiligen Plan zur Therapie chronischer Schmerzpatienten, vorrangig von Patienten mit tumorbedingten Schmerzen, im Rahmen einer systemischen, d.h. auf den gesamten Organismus wirkenden, medikamentösen Therapie. Ziel dieses Schemas ist die individuell höchstmögliche **Schmerzlinderung** mit Verbesserung der Lebensqualität. Jede Stufe legt die Indikation bestimmter Analgetika anhand entsprechender Schmerzintensitäten fest. Ist die analgetische Wirkung der Medikamente einer Stufe trotz Maximaldosierung nicht mehr ausreichend, muss zur nächst höheren Stufe übergegangen werden.

Dies stellt allerdings auch ein **Nachteil** des Stufenschemas dar, denn die Tatsache, dass es für die Medikamentenindikation von Schmerzintensitäten ausgeht, Schmerzen jedoch stets subjektiv und damit nicht objektivierbar sind, kann vor allem nach einer unvollständigen diagnostischen Untersuchung zu unangemessenen Therapieansätzen in Form einer Unter- oder Überdosierung führen. Des Weiteren erweckt das Stufenschema den Eindruck, als seien Nichtopioidanalgetika grundsätzlich schwächer in ihrer Wirkung als Opioidanalgetika. Da unterschiedliche Schmerzarten jedoch verschieden gut auf bestimmte Analgetika ansprechen, lässt sich dieser Sachverhalt nicht verallgemeinern.

Stufe 1: Nichtopioidanalgetika bei leichten bis mäßigen Schmerzen

Stufe 2: Nichtopioidanalgetikum in Kombination mit einem niedrigpotenten Opioidanalgetikum bei persistierenden und verstärkten Schmerzen

Stufe 3: Nichtopioidanalgetikum in Kombination mit einem hochpotenten Opioidanalgetikum bei maximalen Schmerzen

In jeder Stufe kann die Gabe von *Adjuvanzen* (Begleitmedikamente zur Reduzierung der medikamententypischen Nebenwirkungen) und von *Koanalgetika* (den Analgetika nicht zugehörige Medikamentengruppe, die dennoch schmerzlindernd wirken können, z.B. Kortikosteroide, Antidepressiva, Antikonvulsiva etc.) erfolgen.

Applikationsformen von Analgetika

Analgetika werden in der Regel als Tabletten angewendet. Darüber hinaus gibt es Medikamente in Tropfenform, in Form von Zäpfchen (Suppositorien) und als Pflaster. Außerdem werden Analgetika und Lokalanaesthetika häufig injiziert: subkutan, intramuskulär oder intravenös. Es gibt aber auch regionale bzw. rückenmarknahe Applikationsformen. Die Rückenmark-nahen Applikationen werden peridural bzw. intrathekal (in den Liquorraum) vorgenommen. Der Vorteil einer Rückenmark-nahen Applikation liegt in der geringeren Belastung des Gesamtorganismus durch das jeweilige Medikament (geringere Dosierung → geringere Medikamenten-Nebenwirkung). Neben den

8.5 Schmerztherapie

kurzzeitigen Periduralkatheter-Implantationen in der Geburtshilfe spielen diese Katheter-Implantationen eine Rolle in der operativen Medizin mit dem Ziel der geringeren Zufuhr von Narkosemitteln und auch in der postoperativen Schmerzmedizin. Die Langzeitapplikation der Katheter erfolgt entweder über ein Port-System mit externer Medikamentenzufuhr über eine Pumpe oder die direkte Implantation einer Medikamentenpumpe. Die nachfolgenden Abbildungen zeigen technische Möglichkeiten von Katheter-Port-Systemen und die Anwendung eines Intrathekalkatheter-Systems.

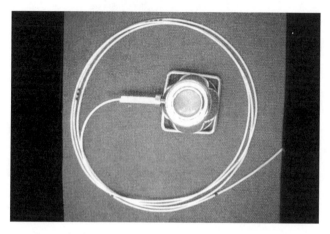

Abb. 8.2. Port-a-cut-System für die invasive Schmerztherapie über Periduralkatheter

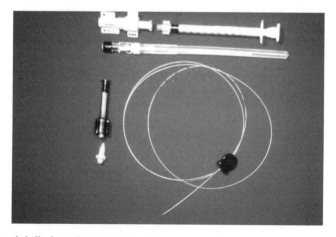

Abb. 8.3. Intrathekalkatheter-System 28G für rückenmarknahe Schmerztherapie

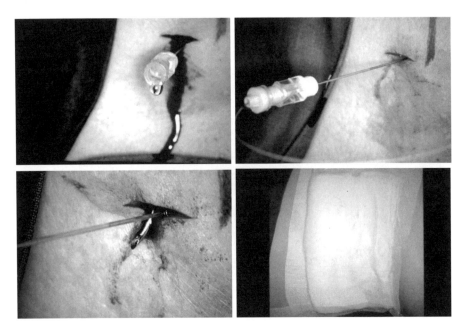

Abb. 8.4.-7. Applikation des Intrathekalkatheter-Systems: Punktion des Liquorraumes, Einführen des Katheters, Tunnelung zur seitlichen Ausleitung des Katheters, Verband für den Katheter

8.5.2 Physiotherapeutische Schmerztherapie

Die Evolution hat Lebensformen begünstigt, deren Organismen als Resultat der über das Nerven- und Hormonsystem vermittelten Koordination von aktivem und passivem Bewegungsapparat zur Fortbewegung in ihrer Umwelt fähig waren. Die *Muskulatur* als aktiver Bestandteil des Bewegungsapparates nimmt in diesem Zusammenhang als Mittel zum Zweck einen hohen Stellenwert ein. Doch gerade in der heutigen Zeit gewinnt sie infolge mangelnder, aber auch monotoner Bewegung, sowie zwanghafter Belastungssituationen und dadurch bedingter Haltungsfehler als Schmerzursache immer mehr an Bedeutung. Im Folgenden sollen drei Behandlungsformen vorgestellt werden, wie sie sich die Physiotherapie zur Reduzierung muskuloskelettaler Schmerzen zu Nutze macht.

Massage (siehe auch Klassische Massage und BGM)

Die Massage im herkömmlichen Sinne ist die wohl älteste manuelle Behandlungsform zur Schmerzreduktion in oberflächlichen, vorrangig muskulösen Beschwerdezonen des Körpers und noch heute sowohl bei den Patienten als auch bei den Therapeuten sehr beliebt, da sie relativ leicht erlernbar und praktikabel ist, als wohltuend, entspannend sowie angenehm lindernd empfunden wird und unter Berücksichtigung der Kontraindikationen praktisch keine Nebenwirkungen hervorruft.

8.5 Schmerztherapie

Für die Codierung noxischer Reize aus peripheren Geweben im **Rückenmark** stehen dem Organismus zwei Arten von Zellen zur Verfügung. Während *Nozizeptiv-spezifische-Neurone* ausschließlich Informationen von den hochschwelligen Nozizeptoren erhalten und somit nur infolge noxischer Reize Aktionspotenziale erzeugen, empfangen *Wide-Dynamic-Range-Neurone* (WDR-Neurone) sowohl von Nozizeptoren als auch von niederschwelligen Nicht-Nozizeptoren (z.b. Mechanozeptoren) Impulse, d.h. sie bilden zusätzlich bei nicht-noxischen Reizen Aktionspotenziale aus. Wenn nun bei akuten Schmerzen die zahlreichen verschiedenen Rezeptortypen in Haut, Muskulatur, Sehnen und Gelenken/ Gelenkkapseln auf adäquate Reizung in Form von Massagegriffen mit der Entsendung von Aktionspotenzialen über niederschwellige, dickmyelinisierte A-Beta-Fasern zum Rückenmarkshinterhorn reagieren, werden dort schließlich über die Beeinflussung der WDR-Neuronen die für die Schmerzweiterleitung wichtigen dünnmyelinisierten C-Fasern gehemmt. Dieser Mechanismus wird **Gate-Control-Theorie** genannt.

Sie ist nicht mehr gültig, wenn sich die WDR-Neurone durch sehr langwierige Schmerzreize verändern und sich der Schmerz konsequenter Weise chronifiziert. Die WDR-Neurone differenzieren nun nicht mehr zwischen noxischen und nicht-noxischen Reizen, sondern senden <u>alle</u> Impulse im Hinterhorn als noxischen Reiz und damit als Schmerz nach supraspinal. Aus diesem Grund sollte eine Massage keine Schmerzen erzeugen, wenn der Patient ohnehin schon Angst vor Schmerzen hat, denn dies würde einer Linderung der chronischen Schmerzen im Weg stehen.

Bei großflächigeren Muskelverspannungen kann hier eine langsam ausgeführte, entspannende Massage Abhilfe verschaffen. Über die Drosselung des Sympathikus wird auf diese Weise eine Vasodilatation hervorgerufen, das behandelte Gewebe wird besser durchblutet (Hyperämie), kann folglich auch besser mit Nährstoffen versorgt werden, Laktate werden vermehrt abgebaut, die ATP-Bereitstellung wird verbessert – insgesamt wird also die Stoffwechsellage der Muskulatur optimiert und eine Tonussenkung erreicht.

Anders sieht es bei Patienten aus, die einen vom Therapeuten ausgelösten Schmerz als therapierelevant, also als für den Genesungsprozess hilfreich und sinnvoll ansehen. Bei ihnen ist eine Gegenirritation, welche Schmerz als Mittel zur Überwindung von Schmerzen vorsieht, durchaus angebracht. Hier erfolgt die Schmerzlinderung über die **Descending-Pain-Control** (absteigende Schmerzhemmung): Eine vom Therapeuten über Massagegriffe ausgelöste periphere Nozizeptorirritation veranlasst eine Informationsweitergabe über A-Delta-Fasern zu im ZNS befindlichen inhibitorischen Systemen, deren Impulse wiederum über descendierende Bahnen zum Hinterhorn gelangen und dort über den Einfluss auf WDR-Neuronen mittels Neurotransmittern die ascendierenden Schmerzfasern hemmen.

Sind die vom Therapeuten ausgelösten Schmerzen größer als die eigentlichen Schmerzen des Patienten (Triggerpunkt-Behandlung), kann über andere descendierende Bahnen auch eine schmerzlindernde *Endorphinfreisetzung* angeregt werden. Dieses Prinzip nennt sich **Diffuse-noxious-inhibitory-Control**.

Eine weitere positive Wirkung der Massage ist die **Freisetzung von Entzündungsmediatoren**. Die Entzündung als initialer Teil der Wundheilung trägt zur Vorbeugung einer Schmerzchronifizierung bei, welche infolge einer unvollständigen Heilung gefördert würde. Wenn trotz Verletzung z.b. aufgrund kontinuierlicher Eisanwendung, der Einnahme von Antiphlogistika oder einer nur minimalen Gefäßverletzung keine oder eine zu geringe Entzündungsreaktion auftritt, ist dies schlecht für eine angemessene Wundheilung. Um die natürliche Entzündungsreaktion unterstützend einzuleiten, kann der Therapeut mithilfe von Massagegriffen – besonders mit der Querfriktion – eine Degranulation von Mastzellen, also die Ausschüttung von Histamin, und darüber die für die Entzündung wichtige Vasodilatation und die Erhöhung der Gefäßpermeabilität erreichen. Die Histaminwirkung äußert sich in einer Hyperämie und damit schließlich in der für die Massage typischen Hautrötung. Allerdings wird Histamin nach 20-30 Minuten wieder abgebaut, womit dessen Wirkung von nur kurzer Dauer ist.

Eine längere lokale Behandlung von 15-20 Minuten kann jedoch zur Anregung enzymatischer Prozesse führen, in deren Folge direkt neben der im Zyklooxygenasezyklus gebildeten Prostaglandine (PGE2!) auch weitere Entzündungsmediatoren ausgeschüttet werden, was den Effekt insgesamt verlängert. Eine lokale Behandlung dieser Dauer braucht jedoch nur einmalig durchgeführt werden, um den Entzündungsprozess zu starten – die Dauer nachfolgender Behandlungen kann mit 3-5 Minuten deutlich kürzer sein.

Triggerpunktbehandlung

Die Behandlung der Muskulatur als Ursache von akuten, aber ebenso von chronischen Schmerzen hat sich auch die Triggerpunkttherapie zur Aufgabe gemacht. Doch unter welchen Bedingungen entstehen Triggerpunkte?

Die Ausgangssituation ist meist eine lokale **Hypoxie**. Sie kann durch muskuläre Überlastung, wie sie sich bei einem Ungleichgewicht zwischen Belastung und Belastbarkeit ergibt, oder durch Überdehnung hervorgerufen werden. Der *Sauerstoffmangel* ruft einerseits über die Freisetzung von Entzündungsmediatoren eine Entzündung hervor, in deren Zusammenhang auch ein lokales Ödem entsteht. Andererseits führt er zu dem Umstand, dass die während der Zellatmungsprozesse (Glykolyse und Citratzyklus) gewonnenen und zum Transport an Cofaktoren gebundenen Protonen in der Atmungskette nicht mehr in ausreichender Menge auf Sauerstoff übertragen werden können. Dadurch unterbleibt auch die Freisetzung der für die ATP-Synthese aus ADP+Phosphat benötigten „Energieportionen". Die Folge ist ein ATP-Mangel. Bei starkem Sauerstoffmangel kann es auch sein, dass nur noch die anaerobe Glykolyse ablaufen kann. Damit würde der Citratzyklus, dessen Aktivität den Großteil der Protonen bereitstellt, gar nicht mehr möglich. Ferner entstehen während einer Hypoxie – verstärkt durch die Vielzahl der an der Energiegewinnung beteiligten Säuren – *azidotische Bedingungen*, und da die Senkung des pH-Wertes mit der Anhäufung von Protonen einhergeht, werden gleichzeitig die „Acid sensing Ion Channels" angesprochen: ein *Ischämieschmerz* wird wahrgenommen.

Der aus der Hypoxie resultierende **ATP-Mangel** hat eine nachteilige Auswirkung auf die Muskelkontraktion. Ausgehend von der Aktivierung der ATPase im Myosinköpfchen durch Magnesium und von der darauf folgenden ATP-Spaltung kontrahieren die Sarkomere auf bekannte Weise. Da ATP aber ebenfalls für die Dekontraktion, genauer für die Trennung der Myosin- von den Aktinfilamenten, unerlässlich ist, verbleiben die Sarkomere aufgrund des ATP-Mangels in ihrem Zustand. Es ist **keine Muskelentspannung** möglich. Kam es im Zuge eines Traumas, einer Überlastung oder einer Überdehnung zusätzlich zu einer Muskelfaserläsion mit Schädigung des sarkoplasmatische Retikulums (ER des Sarkomers), wird diese Situation noch durch kontinuierlichen Kalziumausstrom verstärkt. Daraus ergibt sich ein insgesamt erhöhter Tonus, der sich in verhärteten und dadurch palpablen Muskelfasersträngen mit unterschiedlich stark empfindlichen Punkten bemerkbar macht. Der *Maximalschmerzpunkt* äußert sich hier als **Triggerpunkt**.

„Trigger" ist das englische Wort für „Auslöser" - damit soll die Eigenschaft der Triggerpunkte gekennzeichnet werden, bei Stimulation den klinischen Schmerz des Patienten auszulösen. Dieses Merkmal, die *Reproduktionsmöglichkeit der Symptome*, ist für den Triggerpunkt spezifisch und vollkommen valide. Bei ca. 90% aller Patienten mit Triggerpunktproblematik führt die Reizung der Punkte zum so genannten **Referred Pain**, d.h. der Entstehungsort des Schmerzes entspricht nicht dem Ort des Schmerzempfindens. So werden Kopfschmerzen häufig durch Triggerpunkte im Schulter-Nacken-Bereich oder Schmerzen im Ober- und sogar im Unterschenkel durch Triggerpunkte in der Gesäßmuskulatur hervorgerufen. Daher ist der Patient meist nur zu einer unsicheren Schmerzangabe in der Lage, was die Diagnostik oft erschwert. Nur etwa 10% der Patienten empfinden den Schmerz lokal am Entstehungsort. Aus diesem Grund ist der Referred Pain zwar spezifisch, weist aber keine hundertprozentige Validität auf.

In der Klinik kann man verschiedene **Triggerpunktarten** unterscheiden. An dieser Stelle sollen nur die aktiven von den latenten differenziert werden. Während *aktive Triggerpunkte* schon unabhängig jeglicher Provokation schmerzhaft sind, ist der Schmerz bei *latenten Triggerpunkten* erst bei deren Stimulation hervorrufbar. Letztere sind im Alltag unauffällig und können darüber hinaus nicht den klinischen Schmerz des Patienten auslösen. Triggerpunkte sind nur durch Palpation und Reizung diagnostizierbar, d.h. bei der Anwendung apparativer Untersuchungsverfahren bleiben sie unentdeckt. Insbesondere für Personen, die mit der Eigenschaft von Triggerpunkten nicht vertraut sind, ergänzt dieser Aspekt zusätzlich zur Schmerzprojektion des Referred Pain die Schwierigkeit der Diagnostik. Eine Hilfe stellen regelrechte „Triggerpunktkarten" dar, die die typische Lage und die bevorzugte Ausstrahlungsrichtung besonders häufiger Triggerpunkte abbilden.

Zusätzlich zu den oben beschriebenen Merkmalen können auch **Bewegungseinschränkungen** auftreten. Die Ruhespannung der betroffenen Muskulatur ist wegen der unterbleibenden Auflösung der *Aktin-Myosin-Komplexe* in den verkürzten Muskelfaserbündeln ohnehin merklich erhöht, *Schmerzen* verringern den Bewegungsumfang teilweise erheblich und allein die *Angst* vor ihnen lässt die Patienten automatisch Schonhaltungen einnehmen, und die bei bereits sehr lange bestehenden Triggerpunkten eintretende *Fibrosierung* stellt eine weitere mechanische Einschränkung dar. In der Folge müssen die zur betroffenen Muskulatur antagonistisch arbeitenden Muskeln bei aktiver Bewegung einen höheren Widerstand überwinden, was schnell zu *sekundären Triggerpunkten* führen kann.

Weiterhin ist eine **Muskelschwäche** zu verzeichnen, da die wegen des ATP-Mangels durchgängig kontrahierten Muskelfasern und -faserbündel während der eigentlichen Muskelarbeit ausscheiden. Dementsprechend werden vermehrt Synergisten gefordert. Vor diesem Hintergrund ist es wichtig, eventuell vorhandene Triggerpunkte aufzuspüren und zu behandeln, bevor mit Krafttraining begonnen wird – sei es aus therapeutischen Gründen oder im Rahmen des Freizeitsportes – da auch hier die Gefahr der Entstehung sekundärer Triggerpunkte besteht. Außerdem würde die Situation der aufgrund von Triggerpunkten geschwächten Muskulatur verschlechtert werden, wodurch wiederum latente in aktive Triggerpunkte umgewandelt werden könnten.

Die **Therapie** der Triggerpunkte erfolgt vorrangig manuell. Eine bewährte Methode ist hier die *Kompression* des Punktes über ca. eine halbe Minute, wobei das im Zuge der Entzündung entstandene lokale Ödem kurzzeitig mitsamt der Entzündungsmediatoren verdrängt wird. Gleichzeitig entsteht dabei eine lokale Ischämie, nach der sich, sobald der Druck nachlässt, regulativ eine Hyperämie einstellt. Die Stoffwechsellage der Muskelfaserbündel wird dadurch verbessert, was sich sowohl subjektiv als auch objektiv in einer Senkung des Muskeltonus bemerkbar macht.

Den gleichen Effekt hat die *manuelle Dehnung* der entsprechenden Partien in Kombination mit aktiver oder passiver Bewegung. Darüber hinaus können mit ihrer Hilfe aber auch Adhäsionen (bindegewebige Anhaftungen/ Verwachsungen) gelockert, pathologische Crosslinks im Bindegewebe aufgehoben und die Aktin-Myosin-Komplexe getrennt werden. Diese Dehntechniken lassen sich lokal ausführen, z.B. mit nur einer Fingerspitze direkt auf dem Triggerpunkt, sie können aber auch auf großflächigere Bereiche ausgeweitet werden, wie etwa bei der Behandlung verklebter Faszien im Inneren der einzelnen oder zwischen mehreren Muskeln. Ziel soll hier eine Verbesserung der intra- sowie intermuskulären Koordination und damit der muskulären Gleitfähigkeit und Flexibilität sein.

Die Behandlung von Triggerpunkten ist z.T. extrem schmerzhaft, weshalb es in diesem Zusammenhang von besonderer Bedeutung ist, den Patienten über die Wirkungsweise aufzuklären. Auch die Tatsache, dass u.U. Hämatome entstehen können, darf nicht unterschlagen werden. Der Patient muss sich im eigenen Interesse auf diese Therapieform einlassen und ihr bereitwillig zustimmen. Ebenso wichtig ist, dass der Therapeut nicht vorschnell handelt, sondern mit dem Patienten zusammenarbeitet und sich ausdrücklich an dessen Schmerzgrenze hält. Ist die Intensität zu hoch, muss der Therapeut sie senken.

TENS (siehe auch Elektrotherapie)

„TENS" steht für *transkutane elektrische Nervenstimulation* und ist eine Anwendungsform der Elektrotherapie – genauer, der Niederfrequenzstromtherapie. Die Stromform, welche die Niederfrequenzstromtherapie charakterisiert, ist der **Impulsstrom**. Dieser Strom löst, der Physiologie ihrer Zellmembranen entsprechend, Aktionspotenziale an Nerven- und Muskelfasern aus. Damit steht er im Gegensatz zur *Galvanisation*, der Durchströmung von Körperteilen mit Gleichstrom, bei dem das Membranpotenzial konstant auf einem Wert gehalten wird, denn solche Bedingungen sind mit dem Entstehen von Aktionspotenzialen, die sich in einer De- und Repolarisation der Membranen mit anschließender Refraktärzeit äußern, nicht vereinbar. Beim Impulsstrom liegt eine *Reizimpulssynchronizität* vor, d.h. mit jedem Impuls entsteht auch ein Aktionspotenzial. Werden dabei efferente Fasern gereizt, kommt es zu einer motorischen Antwort in Form einer Muskelkontraktion, was außer zur **Muskeltonisierung** über die nervale Ansteuerung auch zur **Atrophieprophylaxe** dienen kann.

Erfolgt eine Erregung afferenter Fasern, resultiert daraus eine sensible Wahrnehmung im Sinne eines „Stromgefühls" oder anderen *Parästhesien*. Eben dieser Effekt, das Hervorrufen von Parästhesien, kann zu therapeutischen Zwecken genutzt werden – es ist sogar wichtig für den Therapieerfolg, denn basierend auf der **Gate-Control-Theorie** führt eine möglichst intensive (allerdings immer noch angenehme!) Erregung sensibler Fasern zu einer **Schmerzreduktion.** Aber wie funktioniert das? Unter Betrachtung der Eigenschaften zweier Fasertypen, den von *Mechanorezeptoren* ausgehenden dicken, myelinisierten und daher schnell leitenden **A-Beta-Fasern** mit niedriger Reizschwelle, und den von *Nozizeptoren* ausgehenden dünnen, nicht myelinisierten und dadurch langsam leitenden **C-Fasern** mit hoher Reizschwelle, wird deutlich, dass die A-Beta-Fasern durch eine TENS-Anwendung sehr viel leichter und schneller selektiv erregt werden können. Nimmt der Patient nun über C-Fasern vermittelten Schmerz wahr, kann die TENS als Langzeitanwendung auf der Haut durch Dauererregung von A-Beta-Fasern eine Überlagerung der C-Fasern im Hinterhorn des Rückenmarks bewirken. Letztendlich erzeugt also eine nicht schmerzhafte Reizung von Mechanorezeptoren eine Hemmung der Weiterleitung der von pathologischen Reizen ausgehenden Signale zum Gehirn.

Die TENS hat einige **Vorteile** in der Schmerztherapie. Sie wird deswegen auch, wie bereits angedeutet, als *Langzeittherapie* angewendet. Als Stromform benutzt man aufgrund der Anwendungsdauer einen bidirektionalen nullsymmetrischen Wechselstrom, da dieser *keine Verbrennungen oder Hautverätzungen* durch Elektrolyseprodukte wie Natronlauge oder Salzsäure, wie es bei der Gleichstromtherapie der Fall sein kann, hervorruft. Er geht von kleinen, tragbaren und dadurch gut zur Eigenanwendung zu Ha*u*se geeigneten Geräten aus, welche die Patienten zur Schmerzbehandlung mindestens dreimal eine Stunde pro Tag, ansonsten aber immer nach Wunsch und Bedarf auch über Stunden, nicht aber länger als 24 Stunden mit denselben Elektroden, in Gebrauch nehmen sollten. Therapierelevante *Parameter* wie Stromstärke, Impulsfrequenz, -amplitude oder -dauer sind hierbei *individuell einstellbar*. Das ist auch unbedingt notwendig, da die Wirkung der TENS von Patient zu Patient starken Schwankungen unterliegt: eine Analgesie kann sofort während der Therapie oder erst eine halbe Stunde nach ihr eintreten, bei einigen ist eine kontinuierliche, bei anderen aber eine intermittierende Anwendung effektiver, die Schmerzlinderung kann stark oder schwach sein, sie kann aber auch lange oder nur kurz anhalten. Sehr wichtig ist es daher, sich für die Einstellungen Zeit zu nehmen und auszuprobieren, bis die optimalen individuellen Parameter gefunden worden sind. Außerdem weist die TENS *keine schwerwiegenden Nebenwirkungen* auf, weshalb sie innerhalb des möglichen Rahmens besonders gerne als *Alternative zu Analgetika* gebraucht wird.

Dem Physiotherapeuten steht über die drei genannten und beschriebenen Methoden hinaus eine Vielzahl von Behandlungsmethoden zur Auswahl, um schmerzgeplagte Menschen zu behandeln. Die Verfahren kann man in die passiven, die manuell-assistiven und die aktiven Verfahren einteilen. Innerhalb dieser drei Gruppen von Verfahren besteht eine große Vielfalt.

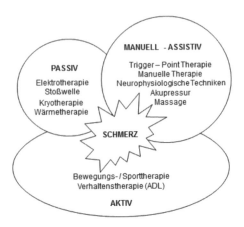

Abb. 8.8. Physiotherapeutische Methoden der Schmerztherapie. Einteilung in die passiven, die manuell-assistiven und die aktiven Verfahren

8.5 Schmerztherapie

Die folgende Tabelle gibt einen Überblick über passive Verfahren der Schmerztherapie, die durch Physiotherapeuten angewendet werden.

Tabelle 8.1. Passive Verfahren der Schmerztherapie

Kryotherapie	Wärmetherapie	Elektrotherapie	Weitere passive Verfahren
Kaltluft	Fango	TENS	Lagerung
Kältespray	Paraffinbad	Interferenzstrom	Stufenlagerung
Hydrotherapie (z.B. kalte Güsse)	Heiße Rolle	Diadynamische Ströme	Stosswelle
Crash-Eis	Infrarot-Bestrahlung IR-Kammer	Russische Stimulation	
Eislolly	Sandbäder, Ölbäder	Ultraschall	
Kältekammer	Thalassotherapie	Kurzwelle	
	Sauna	Mikrowelle	

In der Tabelle wird nun eine Übersicht über manuell-assistive Verfahren der Schmerztherapie gegeben.

Tabelle 8.2. Manuell-assistive Verfahren der Schmerztherapie

Manuelle Techniken	Neurophysiologische Techniken	TCM (Traditionelle Chinesische Medizin)	Massagen
Trigger-Point-Therapie	PNF	Akupunktur	Klassische Massage
Manuelle Therapie	Vojta	Akupressur	Narbenmassage
	E-Technik (?)	Moxibustion	Periostmassage
			Segmentmassage
			Fussreflexzonen-Therapie
			BGM
			Querfriktionen
			Deep frictions

8.5.3 Ernährung und Schmerztherapie

Die Ursachen für Schmerzen sind vielfältig. Einmal war es üppiges oder gar verdorbenes Essen, manchmal kommt es zu einem Kopfschmerz nach Weingenuss, manchmal ist der Grund für Schmerzen eine Verletzung oder Entzündung. Ohne jeden Zweifel spielen Faktoren der Ernährung eine Rolle bei der Entstehung und auch bei der Bekämpfung von Schmerzen.

Jeder Schmerzpatient hat die Chance, durch eine gezielt zusammengestellte Ernährung sein Wohlbefinden zu steigern und chronische Schmerzen günstig zu beeinflussen.

Was bedeutet "richtige Ernährung" für Schmerzpatienten?
Zentrale Bedeutung hat hier ein Stoff im zentralen Nervensystem mit dem Namen Serotonin. Serotonin ist ein bekannter Neurotransmitter. Gleichzeitig ist Serotonin ein so genanntes Gewebshormon, das nicht nur im Nervensystem, sondern auch in verschiedenen anderen Organsystemen gebildet werden kann.

Ein verminderter Serotoningehalt im Gehirn wird mit einer Erniedrigung der Schmerzschwelle und einer depressiven Stimmung in Verbindung gebracht.

Damit ausreichend Serotonin im Gehirn gebildet und somit das Schmerzempfinden und die Stimmung positiv beeinflusst werden kann, ist die Aminosäure Tryptophan notwendig. Tryptophan ist in zahlreichen eiweißhaltigen Lebensmitteln (z. B. Milch- und Vollkornprodukte, Hülsenfrüchte, Nüsse, Fleisch und Fisch) enthalten.

Es scheint deshalb logisch zu sein, dass man viel Eiweiß essen sollte, damit auch viel Tryptophan zu Serotonin aufgebaut werden kann. Dies ist allerdings leider falsch. Erst die Kohlenhydrate aus der Nahrung schaffen im Stoffwechsel die Voraussetzung für eine optimale Aufnahme und einen optimalen Transport des Tryptophans in das Gehirn.

Mindestens 55% der Gesamtenergie aus der Nahrung sollten daher Kohlenhydrate sein.

Gesunde Kohlenhydratquellen sind Vollkornprodukte, Kartoffeln und Hülsenfrüchte, Gemüse und Obst. Der Eiweißgehalt in der Nahrung sollte hingegen relativ gering (ungefähr 10% der Gesamtenergie) sein. Eiweiße sind enthalten in Milch, Milchprodukten, Fisch, Fleisch und Eiern. Die Empfehlungen sind folgende: ausreichend Aufnahme von Tryptophan durch Milch- und Vollkornprodukte, Hülsenfrüchte, Nüsse, Ölsaaten, Fleisch und Fisch.

Zugleich sollten Kohlenhydraten aus Vollkornprodukten, Hülsenfrüchten, Früchten und Obst, Trockenfrüchten, Gemüse und Milchprodukten zugeführt werden. Grundsätzlich empfohlen wird eine Ernährung mit Milchprodukten und vegetarischen Lebensmitteln (lakto-vegetabile Ernährung). Dabei wird der Speiseplan mit Milch und Milchprodukten, Fleisch, Fisch und Ei ergänzt.

Zusätzlich zur ausreichenden Tryptophan-Zufahr und damit Voraussetzung für die Serotonin-Bildung sollen einige zusätzliche Ernährungstipps gegeben werden, die sinnvoll für Patienten mit chronischen Schmerzen sein könnten. Dazu gehören:

- Eine ausreichende und ausgewogene Elektrolytzufuhr (verwiesen wird hier vor allem auf die Zusammenhänge zwischen Krampfschwelle und Tetaniepotential mit der optimalen Konzentration von Mg++ und Ca++ im Organismus),
- Eine optimale Zufuhr von Selen. Empfohlen werden 200 µg Selen-Zufuhr am Tage beim Erwachsenen. Dieses ist wirksam gegen Muskelsteife und chronische Muskelschmerzen.
- Empfohlen wird auch die Zufuhr der Aminosäure Phenylalanin, pro Tag von ca. 1,5 bis 3 g beim erwachsenen Menschen. Es regt die Schmerzlinderung durch das Endorphinsystem im Gehirn an.
- Auf die Zufuhr von ausreichend Tryptophan wurde bereits hingewiesen.
- 1 bis 2 g an Omega-3-Fettsäuren pro Tag für den Erwachsenen haben eine entzündungshemmende und damit auch schmerzlindernde Wirkung.

Von großer Bedeutung für den "Schmerzstatus" scheint auch die ausreichende Versorgung mit Vitamin E (den Tocopherolen) und Vitamin C (der so genannten Ascorbinsäure) zu sein. Vitamin E und Vitamin C gehören zu den antioxidativ wirksamen Vitaminen. Antioxidanzien sind in der Lage, die Wirkung von Sauerstoff-Radikalen abzuschwächen. Damit können Entzündungsreaktionen verringert werden (antiphlogistische Wirkung). Körpereigene Substanzen werden vor oxidativem Stress und Zerstörung geschützt.

Auch die richtige Zufuhr von Thiamin (Vitamin B1, Vitamin B2, Vitamin B6 und Vitamin B12 werden mit Schmerz und Schmerzintensität in Verbindung gebracht. Vitamin B1, Vitamin B6 und Vitamin B12 haben mit der Ernährung des Nervengewebes und der Regeneration peripherer Nerven zu tun und werden auch als Präparate bei Polyneuropathie verordnet. Allgemein bekannt ist, dass die Mischung von B-Vitaminen (Vitamin B-Komplex-Präparate) nützlich für regenerative Prozesse im Nervensystem ist.

Deshalb zu den B-Vitaminen einige besondere Bemerkungen: Hier handelt es sich um eine Sammelbezeichnung wasserlöslicher Vitamine unterschiedlicher chemischer Zusammensetzung. Vitamin B1 wird auch Thiamin genannt, Vitamin B2 Riboflavin, Vitamin B6 Pyridoxin und Vitamin B12 Cobalamin. Außer diesen eigentlichen B-Vitaminen B1 Thiamin, B2 Riboflavin, B6 Pyridoxin und B12 Cobalamin rechnet man noch Biotin, Folsäure, Nicotinsäure und Pantothensäure zur Gruppe der B-Vitamine hinzu.

Die Gruppe der B-Vitamine kommt in tierischen und pflanzlichen Lebensmitteln vor. Ohne die Faktoren der B-Gruppe laufen fast keine biochemischen Prozesse im Körper ab.

Einzelne B-Vitamine kommen in der Natur niemals isoliert vor. Aus diesem Grund wirken sie in der Regel auch im Verbund. Das Thiamin = Vitamin B1 wird im Volksmund auch Stimmungsvitamin genannt. Andere Namen für Thiamin bzw. Vitamin B1 sind Aneurin, antineuritisches Vitamin oder Antiberiberifaktor. Wird das Vitamin B1 für ca. 14 Tage dem Körper nicht mehr zugeführt, sind die Reserven zu 50 % aufgebraucht.

Das Vitamin B1 ist für die Verbrennung von Kohlenhydraten unbedingt erforderlich. Da Gehirn und Nervenzellen auf Energie aus Kohlenhydraten angewiesen sind, wirkt sich ein Thiamin-Mangel besonders auf alle Gehirn- und Nervenfunktionen aus. Es ist auch für die Umwandlung von Kohlenhydraten in Fette nötig. Als Thiamindiphosphat (TDP), Coenzym von Decarboxylasen und Transketolase, auch Thiaminpyrophosphat (TPP genannt) wirkt es beim Abbau von Kohlenhydraten im Gehirn und in den Muskeln. Auch Kondition und Gedächtnis hängen von diesem Vitamin ab. Es ist für die Produktion von Magensäure notwendig. Es ist auch ein Coenzym für die Pyruvat-Dehydrogenase, einen Multienzymkomplex, welcher Pyruvat zu Acetyl-CoA umsetzt. Das Acetyl-CoA ist die Verbindung, die als C2-Körper in den Citratzyklus einströmt und sich dort mit dem C4-Körper Oxalacetat zu einem C6-Körper verbindet. Damit handelt es sich hier um eine Schlüsselreaktion im gesamten Stoffwechsel, die durch Vitamin B1 getriggert wird.

Der Bedarf an Vitamin B1 beträgt für erwachsene Frauen 1,1 mg/Tag und für erwachsene Männer 1,3 mg/Tag. Eine so genannte Hypovitaminose an Vitamin B1, also Mangelerscheinungen dieses Vitamins, äußern sich in folgenden Symptomen:

- Störungen des Kohlenhydratstoffwechsels und Nervensystems
- Reizbarkeit und Depressionen
- Müdigkeit, Sehstörungen, Appetitlosigkeit, Konzentrationsschwäche, Muskelatrophie
- Blutarmut (Anämie)
- häufige Kopfschmerzen
- Gedächtnisstörungen, Verwirrungszustände
- Herzversagen, Ödem, niedriger Blutdruck, Kurzatmigkeit
- Verringerte Produktion von Antikörpern bei Infektionen
- gestörte Energieproduktion
- schwache Muskulatur (besonders die Wadenmuskulatur)

Riboflavin (auch Lactoflavin) ist die chemische/medizinische Bezeichnung für Vitamin B2, welches der Volksmund auch "Wachstumsvitamin" nennt. Riboflavin ist ein in Wasser nur schlecht lösliches Vitamin. Riboflavin ist zwar stark lichtempfindlich, dafür aber sehr hitzestabil, so dass es beim Kochen nicht zerstört wird. Riboflavin wird aufgrund seiner gelben Farbe auch als Lebensmittelfarbstoff (E101) eingesetzt. Riboflavin dient als Vorstufe für Flavocoenzyme (FAD, FMN), die insbesondere in Oxidoreduktasen z. B. im Zitronensäurezyklus eine große Rolle spielen. Das sind gewissermaßen die Taxis für die Wasserstoff-Atome, die im Citratzyklus entstehen und dann in den Mitochondrien an die Enzyme der Atmungskette transportiert werden müssen, damit sich Wasserstoff und Sauerstoff unter Energiegewinn (ATP-Erzeugung) zu Wasser vereinen können. Dadurch nimmt auch Vitamin B2 im Stoffwechsel eine zentrale Rolle ein.

Vitamin B2 kommt unter anderem in Milch und Milchprodukten, aber auch in Gemüse wie Broccoli, Spargel oder Spinat vor. Der tägliche Bedarf beträgt bei Erwachsenen etwa 1,2 bis 1,5 mg und wird üblicherweise durch die normale Nahrungsaufnahme gedeckt. Bei Schwangeren und Stillenden liegt der Bedarf an Vitamin B2 etwas höher.

Bei normaler Ernährung treten also keine Mangelerscheinungen auf. Allerdings kann es bei Schwangeren und Alkoholkranken zu Mangelerscheinungen kommen, die sich in Exanthemen, Hautrissen und Lichtüberempfindlichkeit äußern. Die klassische Mangelkrankheit, an der allerdings neben B2 auch ein Mangel an den Vitaminen B3, B6 und B9 beteiligt ist, heißt Pellagra. Sie war früher die Krankheit der armen Landbevölkerung. Der Name kommt aus dem lateinischen und bedeutet "rauhe Haut", denn die Krankheit beginnt immer mit typischen Veränderungen an Hautpartien, die der Sonne ausgesetzt sind. Die Krankheit konnte damals mit Hefe geheilt werden, da diese sehr viel Vitamin B2 enthält.

Vitamin B6 ist ein Sammelbegriff für Derivate einer Verbindung, die der Chemiker 5-Hydroxymethyl-2-methyl-3-pyridinol nennt. Vitamin B6 kommt als Pyridoxol, Pyridoxamin, Pyridoxal und deren Phosphorsäure-Estern vor. Der Sammelbegriff hierfür ist Pyridoxin. Die Vitamin B6-Derivate spielen eine wichtige Rolle in allen möglichen Reaktionen unseres Stoffwechsels, sie wirken nämlich als Coenzyme in etwa 100 enzymatischen Reaktionen mit. Fast alle diese Reaktionen finden im Aminosäure- und Eiweißstoffwechsel statt. Eine weitere wichtige Aufgabe übernimmt das Pyridoxalphosphat (PLP) als Cofaktor bei der Synthese der Delta-Aminolävulinsäure, eines Zwischenproduktes in der endogenen Häm-Synthese. Die Bildung des Häms ist bedeutsam für die Bildung des Hämoglobins, des roten Blutfarbstoffes, mit dem unsere roten Blutzellen - die Erythrozyten - reichlich angefüllt sind. Der rote Blutfarbstoff, also das Hämoglobin, ist erforderlich für den Transport von Sauerstoff durch unseren Körper, also somit für die Versorgung all unserer Gewebe und Organe mit Sauerstoff. Genannt sei auch die Beteiligung von Pyridoxalphosphat als Cofaktor beim Abbau der tierischen Stärke (Glykogen). Vitamin B6 kommt in geringen Dosen in fast allen Lebensmitteln tierischer und pflanzlicher Herkunft vor. Leber, Hühner- und Schweinefleisch, Fisch, Kohl, grüne Bohnen, Linsen, Feldsalat, Vollkorngetreide, Weizenkeime, Nüsse, Hefe und Bananen sind sehr gute Quellen. Da Vitamin B6 im Aminosäurestoffwechsel seine Wirkungen entfaltet, ist der Bedarf vom zugeführten Protein abhängig. Die Deutsche Gesellschaft für Ernährung (DGE) empfiehlt eine Dosis von 0,02 mg/g Protein. Wenn man das auf den erwachsenen Organismus hochrechnet, würde das für Männer einen Bedarf von 1,8 mg und 1,6 mg für Frauen bedeuten.

Weil in fast allen Nahrungsmitteln Vitamin B6 vorkommt, sind Mangelerscheinungen selten. Es tritt meistens gemeinsam mit einem Mangel eines anderen wasserlöslichen Vitamins auf und hat folgende Anzeichen:

- Appetitverlust, Durchfall und Erbrechen
- Dermatitis, Wachstumstörungen und Anämien
- Degeneration der peripheren Nerven mit Ataxie und Paralyse
- Krampfzustände in unregelmäßigen Intervallen
- Mikrozytäre, hypochrome Anämie, also eine Verminderung der Zahl der Erythrozyten (roten Blutzellen) mit Verkleinerung derselben und mit geringem Hämoglobin-Gehalt
- Seborrhoe-ähnliche Zerstörungen um Augen, Nase und Mund
- Glossitis (Entzündung der Zungenschleimhaut und -muskulatur)

Wenn man sich mit Schmerzen und mit Vitamin B-Mangel beschäftigt, sollte man sich schon mit dem Begriff der Polyneuropathie auseinandersetzen. Unter Polyneuropathie versteht man eine Erkrankung des peripheren Nervensystems. Abhängig von der jeweiligen Ursache können motorische, sensible oder auch vegetative Nerven schwerpunktmäßig betroffen sein. Die Erkrankung kann eher die Isolation des Nerven (Myelin) oder eher den Zellfortsatz (Axon) betreffen, sie kann sich eher körperfern oder körpernah zeigen, es gibt symmetrische und asymmetrische Formen; stets aber sind mehrere Nerven betroffen (poly = viele). Die Symptome sind je nach betroffenem Nervenfasertyp und Körperregion vielfältig.

Es können verschiedene Polyneuropathie-Formen auftreten:

- Polyneuropathie bei Stoffwechselstörungen, (Diabetes mellitus, Niereninsuffizienz, Leberzirrhose, Gicht)
- Toxische Neuropathie bei Alkoholmissbrauch, Medikamenten, Giftstoffen
- Polyneuropathie bei Infektionskrankheiten (Mononukleose, Ehrlichiose, Typhus, Diphtherie, HIV, Lues, Borrelien und andere)
- Polyneuropathie bei Krebserkrankungen
- Polyneuropathie bei schlechter Ernährung
- Idiopathische Polyneuropathie, d.h. ohne erkennbare Ursache
- Eine vererbbare Polyneuropathie (Morbus Charcot-Marie-Tooth = HMSN I)

Die Aufnahme und Verfügbarkeit von Vitamin B spielt eine große Rolle bei der Entstehung und auch bei der symptomatischen Behandlung von Polyneuropathien.

8.5 Schmerztherapie

Mögliche weitere Ursachen und Grundlagen für diätetische Empfehlungen im Zusammenhang mit Schmerzen können sein: Ein Vitamin E-Mangel, eine unnatürliche Speicherung von Phytansäure (Refsum-Syndrom), eine Hypocholesterinämie (das ist eine deutliche Verringerung des Cholesterinspiegels im Blut aufgrund einer Fettverdauungsstörung, man bezeichnet die entsprechende Krankheit Bassen-Kornzweig-Syndrom) und angeborene Störungen im Kohlenhydrat-Stoffwechsel, auf die hier nicht detailliert eingegangen werden soll.

Im Zusammenhang mit den Polyneuropathien wird darauf verwiesen, dass seit 1966 alpha-Liponsäure in Deutschland als Medikament zur Therapie von Lebererkrankungen und auch von Polyneuropathien eingesetzt wird.

In der Abb. 8.9 werden zusammenfassend Faktoren bzw. Bestandteile der Nahrung genannt, die offenbar ganz eng mit dem Schmerzstatus, also dem Auftreten und dem Grad von Schmerzen, zusammenhängen.

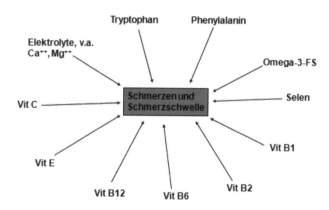

Abb. 8.9. Faktoren der Nahrung, die von besonderer Bedeutung für die Entstehung und auch für die Bekämpfung von Schmerzen sein können

8.5.4 TCM und Schmerztherapie

Die Traditionelle Chinesische Medizin (TCM) ist eines der ältesten Systeme zur Vermeidung und Beseitigung von Funktionsstörungen des menschlichen Organismus einschließlich der Bekämpfung und Reduzierung von Schmerzen.

Das Yin-Yang-Konzept ist die Grundlage der Chinesischen Medizin. Alle Aspekte der TCM werden letzten Endes auf Yin und Yang zurückgeführt. Das Yin-Yang-Konzept hat mit jenem vom Qi die chinesische Philosophie geprägt. Es unterscheidet sich extrem von den westlichen philosophischen Konzepten. Die westliche Logik basiert im allgemeinen auf der Gegenüberstellung von Gegensätzen. Zwei gegensätzliche Aussagen können nicht gleichzeitig richtig sein. A kann nicht Nicht-A sein. Yin und Yang repräsentieren eine andere Denkweise. Yin und Yang repräsentieren gegensätzliche, jedoch einander ergänzende Eigenschaften. Jeder Gegenstand, jedes Phänomen kann gleichzeitig es selbst und sein eigener Gegensatz sein. Auch enthält Yin den Keim des Yang und umgekehrt, so dass A auch Nicht-A sein kann. Im Band II von "Physiotherapie - Das Ausbildungsscript" werden das Wesen und die Bedeutung von Yin und Yang ausführlich erläutert.

Repetierend sollen hier nur einige Bedeutungen von Yin und Yang in Tabelle 8.3 aufgeführt werden.

Nun ist es so, dass die TCM in allen ihren Details auf die fundamentale Theorie von Yin und Yang zurückgeführt werden kann. Alle physiologischen und biochemischen Prozesse, alle Krankheitszeichen sowie jede komplexere Krankheit können auf der Grundlage dieses Konzeptes analysiert werden. Jede therapeutische Maßnahme zielt auf eine der folgenden Strategien ab: das Yang soll gestärkt werden oder das Yin soll gestärkt werden oder eine Yang-Fülle soll beseitigt werden oder eine Yin-Fülle soll beseitigt werden. Yin und Yang werden natürlich auch auf die Körperstrukturen bezogen. Jedes Organ bzw. jede Region des Körpers hat einen überwiegenden Yin- oder Yang-Charakter. Z.B. ist der Thorax im Verhältnis zum Abdomen Yang, da er höher als das Abdomen liegt. Der Thorax ist aber Yin in Bezug zum Kopf, da er tiefer als dieser liegt. Yang kennzeichnet auch außen, Yin innen. Yang ist auch eine dorsale Seite, also Hinterseite, Yin eine ventrale Seite, also Vorderseite. Yang ist der Kopf, Yin der Körper. Yang korrespondiert mit der Funktion, Yin mit der Struktur von Organen. Die Yang-Organe transformieren, verdauen und extrahieren sogenannte unreine Produkte aus Nahrung und Flüssigkeiten. Die Yin-Organe hingegen speichern die sogenannten reinen Essenzen, die bei der Umwandlung der Yang-Organe entstehen. Fünf Yin-Organe speichern und scheiden nicht aus, sechs Yang-Organe wandeln um, verdauen, speichern aber nicht. Die Krankheitszeichen oder Symptome werden als Gleichgewichtsverlust zwischen Yin und Yang interpretiert.

Das Prinzip der wechselseitigen Umwandlung von Yin und Yang hat viele praktische klinische Anwendungen. Dazu gehört auch der präventive Aspekt, der dann Berücksichtigung findet, wenn ein optimales Gleichgewicht von Yin und Yang angestrebt wird. Krankheitsvorbeugung kann im Sinne der TCM durch Ausgleich in unserem Leben erzielt werden, wobei ein Ausgleich hinsichtlich Ernährung, Bewegung, Arbeit, Emotionen und Sexualität gemeint ist. Zuviel oder Zuwenig einzelner Säulen können sowohl die Prävention als auch die Gesamt-Harmonie uneffektiv werden lassen, den Gesamt-Ausgleich so stören, dass die Veränderungen bereits Krankheitswert erhalten, also bereits eine Krankheit entsteht. Der Yin-Yang-Status und die Yin-Yang-Transformationen müssen in der klinischen Praxis erfasst werden, um eine therapeutische Strategie mittels TCM zu entwickeln und erfolgreich einsetzen zu können.

8.5 Schmerztherapie

Tabelle 8.3. *Yin und Yang als Grundlage der TCM; Repräsentationen bzw. Zuordnungen von Dingen oder Zuständen zu Yin und Yang (nach G Maciocia: Die Grundlagen der Chinesischen Medizin 1997)*

Yin	Yang
Dunkelheit	Licht
Schatten	Helligkeit
Mond	Sonne
Erde	Himmel
Ruhe	Aktivität
Wasser	Feuer
Materie	Energie
Unten	Oben
Rechts	Links

Die Meridiane

> In der TCM spielen Meridiane eine wesentliche Rolle. Dies sind Kanäle, auf denen die Lebensenergie fließt. Die Meridiane verlaufen in Umläufen und liegen in verschiedenen Körperschichten. Der Fluß durch die Meridiane kann gestört sein. Wenn zu wenig fließt, herrscht in dem entsprechenden Meridian eine Leere-Symptomatik. Wenn es einen Stau im Umlauf gibt, kommt es zu einer Fülle-Störung.

Verspannungszustände - z.B. in der paravertebralen Muskulatur - kommen meist durch einen Stau zustande und sind demzufolge Ausdruck einer Füllestörung. Nach einer umfangreichen Aufnahme von Nahrung und Flüssigkeit, auch Alkohol, kommt es zum Beispiel zu einer Leber-Fülle-Störung, wobei sich ein Stau im Lebermeridian aufgebaut hat.

Die Meridiane und Wirkungen auf ihnen haben einen engen Bezug zum Symptom Schmerz und zur Schmerztherapie. Insgesamt gibt es 12 Hauptmeridiane. Es gibt 48 so genannte Befehlspunkte, 28 Shu-Mo-Punkte, die die Organ-Organ-System-Situation kennzeichnen. Darüber hinaus gibt es 12 Ho-Punkte, 3 Punkte mit Ho-Funktion und 12 Ting-Punkte. Außerdem existieren Nebenmeridiane: Lo-transversale, TMM, acht außerordentlich Meridiane mit acht Kardinalpunkten, 12 Sondermeridiane und Lo-longitudinale.

Unter den weiteren Punkten findet man: psychisch wirksame, Schmerz-wirksame, korticotrope, spasmolytische und stabilisierende Punkte.

Diagnostik in der TCM

Für die Diagnostik einer Ordnungsstörung im Sinne der TCM werden die 4 Säulen der TCM-Diagnostik eingesetzt. Es sind dies die Inspektion, die Anamnese, die Pulsdiagnostik und die Zungendiagnostik. Dabei wird über die acht diagnostischen Kriterien (Ba-Gang), Yin / Yang, Fülle / Leere, Innen / Außen, Kälte / Hitze und über die Elemententheorie eine Syndromstörung oder ein komplexes Störungsmuster festgestellt. Auf dieser Grundlage können dann die therapeutische Werkzeuge der TCM (die chinesische Kräuterheilkunde, Akupressur, Akupunktur mit Moxibustion, Schröpfen, die Tuina-Massage, das medizinische Qi-Gong und die medizinische Ernährungslehre einzeln oder in Kombination zur Harmonisierung angewandt werden.

Konzept und Ausführung der schmerztherapeutischen Verfahren der TCM Akupunktur und Moxibustion

> Das chinesische Wort für Akupunktur besteht aus zwei Teilworten, die die Hauptanwendung der Akupunktur beschreiben, nämlich aus dem Einstechen der Nadel in die Akupunkturpunkte und dem Erwärmen (Moxibustion) der Punkte.

Akupunktur wird seit etwa vier Jahrtausenden in China ausgeübt. Es handelt sich um eine vielfach abgewandelte Methode. Die Akupunktur wurde im 18. Jahrhundert erstmals in westlichen medizinischen Zeitschriften erwähnt. In China wird sie seit 1958 sogar zur Schmerzausschaltung bei operativen Eingriffen eingesetzt. Ab 1970 zeigt sich ein zunehmender Eingang in die Erfahrungs- und auch wissenschaftliche Medizin in weiten Gebieten der Erde, also auch in Europa und Nordamerika. Die Hauptindikationen und Hauptanwendungsgebiete der Akupunktur in der westlichen medizinischen Praxis sind zu 20-30% Kopfschmerzen und zu 50% chronische Schmerzzustände des Bewegungsapparates.

In der Akupunktur wird die Existenz von 361 Akupunkturpunkten angenommen, die auf den Meridianen angeordnet sind. Demnach gibt es zwölf Hauptmeridiane, die jeweils spiegelverkehrt auf beiden Körperseiten paarig angelegt sind, acht Extrameridiane und eine Reihe von so genannten Extrapunkten. Nach Meinung der Anhänger der Traditionellen Chinesischen Medizin wird durch das Einstechen der Nadeln der Fluss des Qi beeinflusst.

8.5 Schmerztherapie

Die Akupunktur gehört zu den Umsteuerungs- und Regulationstherapien. Noch älter als die Akupunktur ist die Akupressur. Hier werden die Punkte mit Hilfe der Fingerkuppen massiert. Akupunktur- und Akupressurpunkte sind identisch. Im folgenden sollen einige Hinweise zur Auswahl solcher Punkte gegeben werden.

Man unterscheidet Lokal- oder Nah-Punkte, Areal-Fernpunkte, Meridian-Fernpunkte, Symptomatische Punkte, den Meisterpunkte und Energie-ausgleichende Punkte. Einige Regeln, die die Lokal- oder Nah-Punkte betreffen, sind:

- Jeder Punkt, der in einem betroffenen Gebiet liegt, kann als Nah-Punkt verwendet werden.
- Trotzdem muss seine Wirkweise mit bedacht werden.
- Es muss sich nicht um Akupunkturpunkte handeln.
- Jeder Schmerzpunkt (Ah-shi Pkt.) kann gewählt werden.
- Je nach Schmerztyp wird eine sedierende oder tonisierende Nadeltechnik eingesetzt.

In Tabelle IV des TCM-Kapitels in Band II von "Physiotherapie - Das Ausbildungsscript" werden Areal-Fernpunkte und Meisterpunktes sowie Meridian-Fernpunkte angegeben.

In zahlreichen klinischen Studien hat sich die Akupunktur als wirksame Methode der Schmerztherapie erwiesen. Die Evidenz-basierte Medizin (EBM) hat dazu beigetragen, dass heute auch in Europa die Akupunktur-Behandlung von Schmerzen bei Gonarthrose und bei LWS-Syndrom durch die Krankenkassen akzeptiert und finanziell getragen wird.

Weitere schmerztherapeutische Verfahren der TCM

Unter den weiteren zahlreichen Verfahren der TCM sollen nur einige genannt und kurz beschrieben werden. Bereits erwähnt wurde die Moxibustion, die manchmal mit der Akupunktur und seltener auch mit Akupressur kombiniert angewendet wird. Des weiteren kennt man die so genannte Elektrostimulations-Akupunktur, die Laserakupunktur, die Akupunktmassage etc.

Die Akupunktmassage (APM) [nach Prenzel] spielt eine gewisse Rolle in der Schmerztherapie. Sie kann immer dann wirken, wenn im Körper etwas "nur" funktionell gestört ist. Da, wo etwas zerstört ist, kann sie evtl. noch bedingt etwas erreichen, manchmal leider aber auch gar nichts mehr. Indikationen für die APM sind neben anderen:

- Rückenschmerzen
- Arthritis-bedingte Schmerzen
- Rheumatismus (rheumatischer Formenkreis)
- Migräne

- Nervenschmerzen (Neuralgien)
- merkliche Besserung von Schlafproblemen, vegetativen Störungen und Depressionen

Moxibustion ist das Anwärmen von Akupunktur- oder Akupressur-Punkten. Wie die Akupressur und wie die Nadelakupunktur hat die Moxibustion eine jahrtausendealte Tradition. Die Hauptanwendungsgebiete der Moxibustion sind Erkrankungen von chronischem Charakter, z.b. chronische Bronchitis, chronisches Asthma, Depressionen, Schwächezustände nach chronischen Erkrankungen, chronische Diarrhö sowie Erschöpfungsreaktionen.

Die Laserakupunktur ist eine moderne Art den Akupunkturpunkt mittels Licht schmerzfrei zu stimulieren. Geeignet bei Kleinkinder und Kinder. Darüber hinaus ist der medizinische Laser geeignet für die Behandlung orthopädischer Erkrankungen, schlecht heilende Wunden, Narbenentstörung u.v.m.

Die so genannte Elektro-Akupunktur arbeitet mit sehr schwachen elektrischen Impulsen, die dem Körper durch die Nadeln oder Hautpets zugeführt werden. Häufig eingesetzt wird sie bei Schmerzen am Bewegungsapparat, neurologischen Erkrankungen, chronischer Sinusitis usw.

8.5.5 Akupressur durch Physiotherapeuten

Die Akupressur ist eine nicht-invasive Methode und darf demzufolge in Deutschland auch durch Physiotherapeuten angewendet werden. Verschiedene Akupressurpunkte werden sogar im so genannten häuslichen Gebrauch durch medizinische Laien genutzt, um Linderungen bestimmter Beschwerden zu erzielen. Nichtsdestoweniger plädieren wir für die Anwendung der Akupressur durch Ärzte, Heilpraktiker und Therapeuten, setzen uns also für die Anwendung durch professionelles Personal ein. Die Akupressur kann in wesentlichen Anteilen für die Schmerztherapie eingesetzt werden.

Die Akupressur ist älter als die Akupunktur und ist ein wesentlicher Bestandteil der TCM. Per sanften Fingerdruck wird eine Harmonisierung von Energieströmen im Körper erreicht und schafft z.B. bei Kopfschmerzen, Rückenschmerzen, Gelenkschmerzen, Wadenkräpfen eine Linderung von Schmerzen und eine erhebliche Steigerung des körperlichen Wohlbefindes. Wie wendet man die Akupressur an? Bei starken Beschwerden oder akuten Erkrankungen wird einmal täglich, vorzugsweise morgens, die Akupressur eingesetzt, eventuell sogar morgens und abends. Bei chronischen Erkrankungen oder chronischen Schmerzen kann man ein- bis zweimal wöchentlich mit Akupressur arbeiten. Man sollte jedoch nicht mehr als 10 Behandlungen hintereinander durchführen. Nach einer Akupressur-Serie sollte eine Therapiepause für mindestens eine Woche zwischen geschaltet werden. Die Dauer einer einzelnen Akupressur-Sitzung kann erheblich variieren und ist abhängig vom Lebensalter.

8.5 Schmerztherapie

Im folgenden einige Hinweise für die Technik der Akupressur: Verwenden Sie für die gezielte Stimulation eines Akupressurpunktes am besten den Zeigefinger (alternativ: Mittelfinger), bei größeren zu behandelnden Flächen können Sie auch den Daumen benutzen. Achten Sie darauf, nicht zu stark zu drücken. Namentlich für Kinder, mitunter aber auch für Erwachsene, könnte die Akupressur sonst unangenehm sein. Die Druckstärke muss immer auch an Ihren Patienten angepasst sein: Je jünger, empfindlicher und schwächer Kinder sind, um so sanfter muss der Druck sein! Ganz wichtig ist, dass man auf kreisförmiges Drücken achten sollte. Drücken Sie den Akupressurpunkt mit der Kuppe des Zeigefingers und führen Sie bei gleichmäßigem Druck auf dem Punkt schnelle kreisförmige Bewegungen im Uhrzeigersinn aus (rechtsherum, etwa 2 Kreise pro Sekunde). Dabei wird mit den Fingern, der Handkante oder den Knöcheln über die Haut senkrecht ein gleichmäßiger Druck auf einzelne Akupunkturpunkte ausgeübt. Die Behandlung sollte maximal leichte Schmerzen hervorrufen, wonach der Punkt mit gleicher Stärke weiter gedrückt wird, bis der Schmerz nachlässt. Anschließend wird nur noch leichter Druck ausgeübt. Ein leichtes Pulsieren im Gewebe zeigt die richtige Druckstärke und die zunehmende Durchblutung an. Gleichmäßiger und längerer Druck (1 Minute) entspannen und beruhigen. Zunehmender und kürzerer Druck (3 bis 5 Sekunden) aktivieren und stimulieren eher. Auch leichtes Vibrieren, das gut geübt sein muss, kann hilfreich sein. Drücken Sie dazu den Akupressurpunkt mit der Kuppe des Zeigefingers und lassen Sie den Finger rhythmisch auf dem Punkt vibrieren, führen Sie also kleine "Auf-und-Ab-Bewegungen" aus. Weitere wichtige Aspekte sind Streichen, Reiben und Schieben. Streichen Sie mit den Fingerkuppen von Zeige und Mittelfinger rasch und mit wenig Druck über die Haut. Wenn Sie von der Körpermitte nach außen streichen, wirkt dies stärkend, während Streichungen von außen in Richtung Körpermitte beruhigend wirken. Legen Sie - je nach Größe der zu behandelnden Fläche - die Fingerkuppen oder Hände flach auf die Haut und reiben Sie in kreisenden Bewegungen über die Haut, wobei Sie wie bei einer "normalen" Massage die Fingerkuppen oder Hände auf der Haut fortbewegen (im Gegensatz zum kreisförmigen Drücken). Fassen Sie am unteren Rücken beidseits etwas neben der Wirbelsäule mit Daumen und Zeigefinger eine Hautfalte und schieben Sie diese Falte in einer flüssigen Bewegung kopfwärts. Die Akupressur ist - als nicht invasives Verfahren - eine dankbare TCM-Anwendung nicht nur durch Ärzte und Heilpraktiker, sondern auch durch Physiotherapeuten. Für die korrekte Punktsuche und Punktfindung ist der Druck mittels eines relativ spitzen Gegenstandes gut geeignet (Kugelschreiber-Druckmethode, siehe Abb. 8.10). In den folgenden Abbildungen wird die Akupressur an einigen wichtigen Stellen gezeigt.

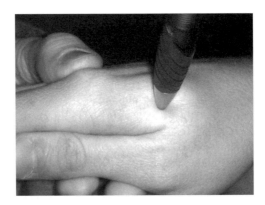

Abb. 8.10. Identifikation von Di 4 mit der Kugelschreiber-Druckmethode

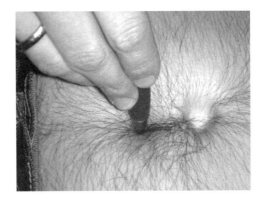

Abb. 8.11. Lokalisation von Ren 7 (KG 7) 1,5 cun caudal des Nabels (Ren 8)

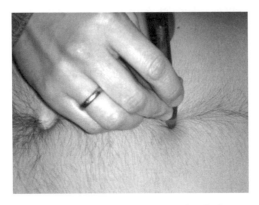

Abb. 8.12. Akupressur von Ren 12 mit der Kugelschreiber-Druckmethode

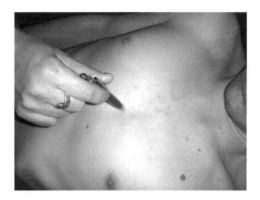

Abb. 8.13. *Identifikation von Ren 17 mit der Kugelschreiber-Druckmethode*

8.6 Testfragen und Aufgaben

Was sind Nociceptoren? Worauf können Nociceptoren reagieren und wo befinden sie sich?

Beschreiben Sie die schnelle und die langsame Schmerzweiterleitung!

Nennen Sie drei Beispiele für chronische Schmerzen!

Nennen Sie wichtige Teilpunkte der Schmerzanamnese!

Was ist viszeraler Schmerz, was ist reflektorischer Schmerz?

Welche zwei Hauptgruppen von Analgetika kennen Sie? Charakterisieren Sie kurz diese Analgetika-Gruppen!

Was sagt das WHO-Stufenschema der Schmerztherapie aus?

Nennen Sie verschiedene Applikationsformen von analgetisch wirksamen Substanzen und beschreiben Sie diese jeweils an einem Beispiel!

Geben Sie einen Überblick über die Formen von Schmerztherapie in der Physiotherapie!

Beschreiben Sie die Durchführung einer Triggerpunkt-Therapie an einem Beispiel!

Wie wirken Kälte und Wärme auf Schmerzen?

> Welche Substanzen unserer Nahrung haben Einfluß auf die Entstehung, Wahrnehmung oder Verhütung von Schmerzen?
>
> Nennen und zeigen Sie zwei wichtige Akupressur-Punkte!
>
> Beschreiben Sie die Durchführung einer Akupressur!

Weiterführende Literatur

Beck H, Martin E, Motsch J, Schulte am Esch J: Schmerztherapie. Thieme, Stuttgart New York, 2002.

Wieden T, Sittig H-B: Leitfaden Schmerztherapie. Urban & Fischer, München Jena, 2005.

Carr ECJ, Mann EM: Schmerz und Schmerzmanagement. Verlag Hans Huber, Bern Göttingen Toronto Seatle, 2002.

Siems W, Bremer A, Papke M, Loosen G: Physiotherapie Das Ausbildungsscript Band II Behandlungstechniken. Kapitel 8 Die Traditionelle Chinesische Medizin (Siems R, Kolbe A, Siems W). Verlag Wissenschaftliche Scripten, Auerbach, 2009, S. 99-138.

Stux G, Stiller N, Pomeranz B: Akupunktur - Lehrbuch und Atlas. 5. Auflage. Springer, Berlin Heidelberg New York, 1999.

Wagner F: Akupressur - Heilung auf den Punkt gebracht. 4. Auflage. GU Gräfe & Unzer, München, 2010.

Werner U: Seelische Ursachen von Schmerzen verstehen und behandeln. Kreuz Verlag, Stuttgart, 2004.

Gach MR: Heilende Punkte - Akupressur zur Selbstbehandlung von Krankheiten. Droemer Verlag Th. Knaur, München, 1992.

Laube W: Sensomotorisches System: Physiologisches Detailwissen für Physiotherapeuten. Thieme, Stuttgart, 2009.

Tarau L, Burst M: Chronischer Schmerz: Therapiekonzepte für die hausärztliche Praxis. Deutscher Ärzte-Verlag, 2008.

Siems W, Bremer A, Przyklenk J: Allgemeine Krankheitslehre für Physiotherapeuten: Ein Lehrbuch für Physiotherapeuten (Physiotherapie Basics). Springer, Berlin Heidelberg, 2008.

Butler DS, Moseley LG: Schmerzen verstehen. Springer, 2010.

Sachwörter

A

A. vertebralis-Test	115
Abduktionsfraktur	31
A-Beta-Fasern	291
AC-Gelenk	155
AC-Gelenkssprengung	155
ACG-Läsion	65
Achillessehne	55, 57, 109
Achillodynie	56
Adduktionsfraktur	31
ADL	225, 250, 262-263
ADL-Training	213
Agraphie	211
Akinese	213, 215
Akupressur	293, 303-305
Akupunktur	302-303
akuter Schmerz	273
Alexie	211
Algometer	90
Allodynie	276
ALS	244
Amnesie	211
amyotrophe Lateralsklerose	244
Analgesie	276
Analgetika	280
Anisokorie	233
Ankylosen	192
Aphasie	211
apoplektische Insulte	210, 212
Arm-Basis-Training	252-253
Armfähigkeitstraining	252-255
Arteria vertebralis-Test	116
Arthrodese	30, 112, 162, 168
Ascorbinsäure	295
Asphyxie	246
Athetose	248
ATP-Mangel	289
Aufrichtungsosteotomie	110
Auskugelung	11
Auto-Aggressions-Krankheit	188-191
Auto-Immun-Krankheit	229

B

Bänderriss	10
Bandscheibenvorfall	111
Barton-Fraktur	83, 169
Becken	27, 29, 31, 33, 35, 37, 39
Beckenabrissfrakturen	29
Beckenfraktur	18, 29
Beckenrandfraktur	29
Beckenringfraktur	29
Bewegungseinschränkungen	290
Bewegungslosigkeit	215
Bizepssehne	157
Bizepssehnen-Reflex	125
Blasen- und Mastdarmstörungen	211
Bobath-Methode	250
Botenstoffe	271
Brachioradialis-Reflex	125
Bradykinese	214-215
Bridging-Technik	117
BS-Prolaps	112
BWS-Syndrom	112

C

cerebrovaskuläres Syndrom	209
Chauffeur-Fraktur	83
Chorea	248
Chorea Huntington	226-227
chronischer Schmerz	273
Claviculafraktur	65
Colles-Fraktur	83, 169
Commotio cerebri	232
Coxarthrose	30
Crepitatio	12

D

Deafferenzierungsschmerz	278
Dekompressions-OP	237
Descending-Pain-Control	287
Differenzierungsphase	20
Diffuse-noxious-inhibitory-Control	288
Diparese	247
distale Radiusfraktur	17, 83
Distorsion	9
Dopamin	213
Druckpunkte	198
Dysästhesie	276
Dystonie	248

E

Elektrotherapie	291
embryonale Stammzellen	237
encephalomyelitis disseminata	229
Entzündungsmediatoren	271, 288
Entzündungsparameter	189
Epicondylopathie	84, 87
Epiphysenfugen-Verletzung	15
epiphysiolysis capitis femoris	28
Ermüdungsfraktur	14
Extensionsmobilisation	126-130, 133

F

Faszikulationen	244-245
Fazialisparese	242
Femurschaftfraktur	33
Fibromyalgie	197-198
Fibula-Fraktur	18
fibulare Bandrupturen	163
Fissuren	14
Flexionsmobilisation	34, 123, 137
Forced-Use-Therapie	251-152
Fraktur	12, 16, 61
Frakturheilung	15
Frakturheilungsstörungen	15
Frakturkrankheit	15
Fraktur-Typisierung	17
Frozen Shoulder	69
Fußdeformitäten	53
Fussreflexzonen-Therapie	293

G

Galeazzi-Fraktur	83
Gate-Control-Theorie	287, 291
Gicht	199
Gipsverbände	16
Glasgow Coma Scale	231
Golferellbogen	84, 90
Gonarthrose	40
Gravity sign	50
Gyrus postcentralis	273

H

Hallelujah-Manöver	129
Hallux valgus	53
Halswirbelsäule	103
Haltungsinstabilität	215
Hämarthros	44
Hammerzehe	53
Handwurzelfraktur	169
Hemiparese	211, 247
Hemiplegie	256
Hill-Sachs-Läsion	68
hintere Schublade	50
HLA	190
HLA-B27	109
Hüftdysplasie	27
Hüfte	27, 29, 31, 33, 35, 37, 39
Hüftkopfnekrose	30
Hüftluxation	33
Humerusfraktur	18, 67
Hypalgesie	276
Hyperalgesie	271, 276
Hyperästhesie	276
Hyperpathie	276
Hyperurikämie	188, 199
Hypoxie	288

I

ICP	246-248
Immobilisationsschaden	15
Impingement-Syndrom	69, 156
Impressionen	14
infantile Cerebralparese	246
Instabilitäten	43
ISG	143, 145, 147

K

Kahnbeinfraktur	91
Kalkaneusfraktur	52
Karpaltunnelsyndrom	92-93
Kinesiotaping	178-179
Klumpfuß	53-54
Kniegelenk	40-41, 43-45, 47, 49
Knie	46
Knochenbruch	12
Knochendichte	113
Knopfloch-Deformität	192
Knorpelfraktur	44
Knorpelimpression	44
Knorpelkontusion	44
Knorpeltransplantation	162
Kolonmassage	23
Kompression	14
Kompressionsbehandlung	76
Kontusion	9
Kopfgelenke	103
Kortex	272
Krafttraining	259, 261
Krallenzehe	53
Kreuzbandriss	175
Kreuzbandruptur	42, 165

L

Lachmann-Test	50
Laserakupunktur	304
Laufbandtherapie	255-256
L-Dopa-Test	217
Lendenwirbelsäule	132
Lig. talofibulare anterius	163
limbisches System	272
Liquor cerebrospinalis	212

Logopädie	213, 250	Nervus ischiadicus	240
Lumbago	110	Nervus medianus	167, 238
Lupus erythematodes	190, 196	Nervus peronaeus communis	239
Luxation	11, 27	Nervus radialis	167, 239
		Nervus trigeminus	240

M

		Nervus ulnaris	167, 238
Maisonneuve-Fraktur	161	Neuralgie	276
Malgaigne-Fraktur	29	Neuritis	276
Malleolarfraktur	161	Neurologie	209
Malleolengabel-Test	61	neuropathischer Schmerz	279
Meniskusläsion	41, 165	Nicht-Opioide	280
Meridiane	301	Nozizeptoren	269
Meyerding	106	Nozizeptorschmerz	279
Minitraktion der Schulter	73-74	Nozizeptorsensibilisierung	270-271
Mittelhandfraktur	91		
Mobilisation	75	**O**	
Mobilisation Rippengelenk	131	Ober-Test	39
Mobilisierung	23	Olecranonfraktur	82
Monteggia-Fraktur	82	Omarthrose	71
Morbus Bechterew	109, 193, 201-203	Omega-3-Fettsäuren	295
Morbus Dupuytren	93	Opioide	282
Morbus Parkinson	215, 218	Orthopädie	27, 65
Morbus Perthes	27	orthostatische Dysregulation	21
Morbus Scheuermann	107	Osteoporose	113
Moxibustion	302-304	Osteosynthese	18
Multiple Sklerose	229, 261	Ott-Zeichen	112
multisensorische Stimulation	259		
Muskelentspannung	289	**P**	
Muskelschwäche	290	Parästhesie	276
		Patellaspitzensyndrom	166

N

		pathologischen Fraktur	14
N. medianus	94	PECH	161
Nebenwirkungen	281, 292	Periarthropathia humeroscapularis	69
Nelson-Technik	129	Periostmassage	293
Nervus facialis	241	periphere Nervenläsion	238
Nervus femoralis	239	Pes equinus	53

Pes excavatus	53	Rigor	213, 215
Pes planus	53	Rotationsmobilisation	135
physiotherapeutische Schmerztherapie	286	Rotatorenmanschettenruptur	70, 159
physische Abhängigkeit	283	Rückenmark	272
Plantarfaszie	56	Ruptur	10
Pneumonieprophylaxe	23	Ruptur der Achillessehne	164
Polyneuropathie	298	**S**	
Positional Release	39, 124, 139, 148	Schädel-Hirn-Trauma	231
postoperative Zustände	21	Schenkelhalsfraktur	17, 31
posturale Instabilität	215	Schlaganfall	209-210, 251, 259
Prellung	9	Schmerzanamnese	275
PRIND	209	Schmerzarten	277, 279
Prolaps	111	Schmerzausblendung	268
Pronationstrauma	161	Schmerzbandbehandlung	49, 78
Protrusion	111	Schmerzdiagnostik	274-275
Psoriasis-Arthritis	195	Schmerzentstehung	269
psychische Abhängigkeit	283	Schmerzphysiologie	268-269, 271, 273
psychosomatischer Schmerz	278	Schmerzpunkte	49
Q		Schmerzreduktion	291
Querfriktion	37-38, 46, 56-58, 79-81, 88, 98, 293	Schmerztherapie	267, 280-281, 283, 285, 287, 289, 291, 293, 295, 297, 299, 301, 303, 306, 308
Querschnitt-Syndrom	234	Schmerzweiterleitung	271
R		Schmetterlingsfraktur	29
Radiusfraktur	169	Schmorl´sche Knötchen	107
RAS	213	Schulter	65, 67, 69, 71, 73, 75, 77, 79, 81
reflektorischer Schmerz	278	Schultergürtel	65
Reize	270	Schulterluxation	67, 160
Rheumatismus	187	Schwanenhals-Deformität	192
Rheumatoide Arthritis	187-188, 190-192, 201	Seitenbandruptur	43
Rheumatologie	187	Selen	295
Rhizarthrose	91, 97	Serotonin	294
rhythmische auditive Stimulation	213	Sharp-Purser-Test	116
		Skidaumen	170

Skoliose	108	Tennisellbogen	87, 90
SLAP-Läsion	157, 159	TENS	291-293
Smith-Fraktur	83, 169	Tetraparese	235, 247
Soft Tissue Release	60, 96	TFCC	167
somatischer Schmerz	278	TFCC-Läsion	170
Sozialanamnese	275	Thalamus	272
Spiegeltherapie	257-258	Thromboseprophylaxe	23
spinaler Schock	236	TIA	209
Spiraltest	254	Tibiakopffraktur	45
Spondylitis ankylosans	193, 203	Tocopherolen	295
Spondylodese	111	Traditionelle Chinesische Medizin	299
Spondylolisthesis	106	Transduktion	270
Spondylolyse	106	Transformation	270
Spontanfraktur	14	Traumatologie	23
Sportphysiotherapie	153, 172-173, 175, 177-178	Tremor	213-215
Sportphysiotherapie	173	Triangulärer Fibro-Cartilaginärer Complex	167
Sporttape	178-179	Trigeminusneuralgie	241
Spreizfuß	53	Triggerpunkt	289
Sprunggelenksfraktur	51	Triggerpunktarten	289
Strain-Counterstrain	139, 148	Triggerpunktbehandlung	77, 288, 124, 147
Sturzprophylaxe	23		
Subclavian steal syndrome	211	trimalleoläre Fraktur	51
Subklavia-Anzapfsyndrom	211	Trizepssehnen-Reflex	125
Substantia nigra	213	Tumornekrosefaktor	202
Substratphase	19		
Sudeck-Dystrophie	52	**U**	
Supinationstrauma	56, 161	übertragener Schmerz	279
Supraspinatussehnen-Syndrom	69	Ulcus cruris	19
Supraspinatus-Syndrom	156	Umstellungsosteotomie	162
Synovektomie	162	Unhappy triad	165
		Unkovertebralgelenke	103
T		Unterschenkelschaftfraktur	45
Taping	178		
TCM	299-301		
Tender points	198		

V

Verstauchung	9
viscerale Schmerzen	278
visuelle Analogskala	90, 274
Vitamin B-Mangel	298
Vitamin C	295
Vitamin E	295
VKB-Ruptur	176
Vojta	293
Vojta-Methode	250
vordere Schublade	44

W

Wand-Technik	128
WHO-Stufenschema	284
Wiegegriff	120
Wirbelkörperfraktur	113
Wulstbruch	14
Wundheilung	19-20
Wundheilungsstörung	20

X

Xanthin-Oxidase-Hemmer	200

Z

Z-Band der Schulter	66
zentrale Fazialisparese	243